암과 싸우지 말고
친구가 돼라

암을 이겨낸 前 서울대 병원장 한만청 박사의 유쾌한 암 치료론

암과 싸우지 말고
친구가 돼라

한만청 지음

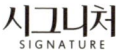

다 | 시 | 개 | 정 | 판 | 을 | 펴 | 내 | 며

왜 나는 살아남았을까?

2016년 암 생존율이 70퍼센트를 넘어섰다고 한다. 이제 암은 불치병이 아니다. 2001년 내가 이 책 『암과 싸우지 말고 친구가 돼라』를 통해 처음 주장했듯이 암은 잘 달래면서 함께 지내다 언젠가 되돌려 보내야 할 악동 같은 존재인 것이다. 문제는 내 몸에 찾아온 '일시적 위기 상황'에 어떻게 대처하느냐이다. 누군가는 절망하며 이런저런 검증 받지 않은 정보에 몸과 마음이 휘둘릴 것이고, 또 누군가는 희망의 끈을 놓지 않고 중심을 잡으려 노력할 것이다.

『암과 싸우지 말고 친구가 돼라』는 한평생 의사로 살아온 내가 처음이자 마지막으로 의학 분야가 아닌 일반 독자들을 위하여 쓴 책이다. 그리고 3번째 개정판을 선보이게 되었으니, 이 책의 생명력 또한 길다고 하겠다.

2017년 나는 이제 우리 나이로 여든넷이 되었고, 1998년 암에 걸려 암과 친구가 된 지도 벌써 19년이 되었다. 보통 암에 걸린 후 5년 동안 생존한 경우 '완치' 판정을 받는데, 이제는 암 환자나 암 생존자라는 말이 어색할 만큼 긴 시간이다. 하지만 나는 알고 있다. 암이란 녀석은 잊을 만하면, 내가 잠시 나약해지거나 나태해진 틈을 노려 다시 찾아온다는 사실을 말이다. 실제 2006년 방광과 간에

문제가 생겼고, 나는 다시 찾아온 암이란 친구를 잘 달래어 돌려보냈다.

그로부터 10년이 넘는 시간이 또 흘렀고, 현재까지 나는 별다른 이상 없이 잘 지내고 있다. 하지만 세월엔 장사가 없는 법. 얼마 전부터 감기 기운도 오래가고, 기력 또한 예전 같지 않다는 걸 느낀다.

그렇지만 내 나이를 생각하면 감사할 따름이다. 아직까지 사회활동을 하고 여가를 즐길 수 있는 체력이 있으니 말이다.

삼시 세끼에 집중하라

누군가 물었다.

"암에 걸린 사람도 많고, 5년 생존한 이들도 많습니다. 그러나 박사님처럼 20년 가까이 건강하게 생존한 사람은 드문데, 그 이유가 무엇입니까?"

그 물음을 받고 곰곰이 생각해보았다.

이것저것 잡스러운 치료법에 현혹되지 않고 증거중심의 의학을 믿어서?

신선한 음식을 먹고 건전한 생활습관을 유지해서?

수치에 일희일비하지 않고 절망에 쉽게 마음을 내어주지 않아서?

이 모든 것이 다 맞을 수도 있고 틀릴 수도 있는 말이다.

암에 걸리고도 내가 지금껏 건강하게 살 수 있었던 비결 아닌 비결은 바로 쓸데없는 약을 먹지 않아서라고 생각한다. 그 흔한 비타민, 보약, 건강식품 한번 먹지 않은 것이 바로 암 치료에 있어 최적화된 몸 상태를 만들지 않았을까 생각한다.

암 환자뿐 아니라 건강한 사람도 마찬가지다. 몸이 피곤하다고, 힘들다고 해서 삼시 세끼 이외 무언가를 더 먹어서 좋아지지 않는다. 검증되지 않은 것들에 몸과 마음을 더 쓸 시간에 매일 먹는 삼시 세끼에 더 집중하기 바란다. '내가 먹는 것이 바로 내가 된다'는 말은 그래서 옳다. 비싼 음식을 멀리하라. 제철이 아닐수록 더 비싸지기 마련이다. 되도록 산지에서 생산된 신선한 제철 음식을 먹어야 한다.

암이 찾아온다면 누구든 무너지게 마련이다. 왜 하필 내게 찾아왔냐고, 원망하고 절망하게 마련이다. 하지만 그 시간이 너무 길지 않았으면 좋겠다.

안 왔더라면 좋았을 녀석이지만, 왔다면 조금 끼고 살다가 다시 돌려보내면 된다. 그 누구도 아닌 당신 자신을 믿어라. 분명히 다시 일어설 수 있다.

알렉상드르 뒤마가 말했다. "신이 인간에게 미래를 밝혀주실 그 날까지 인간의 모든 지혜는 오직 다음 두 마디 속에 있다는 것을 잊지 말라. 기다려라! 그리고 희망을 가져라!" 이 책을 읽는 모든 분들께 행운이 함께 하기를 바란다.

2017년 봄을 기다리며.
한만청

개 | 정 | 판 | 을 | 펴 | 내 | 며

암, 여기에 답이 있다

한만청. 지난 십여 년간 내 이름 석자에는 평생 영상의학 분야에 매진하며 서울대 병원장을 지낸 것보다 말기 암을 이겨낸 의사라는 이력이 더 큰 훈장처럼 따라붙는다.

1998년 간에서 발견된 암 덩이를 잘라낸 후, 두 달만에 암이 폐로 전이되어 생존율 5퍼센트 미만이라는 소리를 들었던 때로부터 벌써 14년이 흘렀다.

처음 암 진단을 받았을 때 내가 살 수 있을 것이라고 생각한 사람은 별로 없었다. 그러나 나는 그 어떤 순간에도 절망하지 않았고, 의료진의 표현대로 '기적적으로 완치'됐다. 그리고 약 끊은 지 3년이 되던 해에 그 이야기를 담은 이 책을 펴내어 암 환자들과 그 가족들에게 조금이나마 희망을 주고자 했다.

어느덧 또 많은 세월이 흘러 2012년 우리 나이로 나는 일흔아홉이 되었다. 처음 암에 걸렸을 때 생의 마지막을 생각했던 내가 이 나이에도 산학연 운동, 몇몇 기관의 자문 활동과 강연, 학회 활동을 하면서 외국 여행과 골프 등 여가도 즐기며 살고 있다는 것은 정말 감사한 일이다.

암에 걸린 이후 지금까지 나는 처음 책에 밝힌 바대로 살았다. 왜 나에게 암이란 존재가 찾아왔는가 원망하지 않았고, 가능성이 희박하다는 소리에 섣불리 절망하지 않았다. 쓸데없는 잡약과 항암 식품에 몸을 혹사시키지 않았고, 나름의 원칙을 정해 일상을 지켜 나갔다.

한번 생각해 봤다. 만약 내게 암이란 친구가 찾아오지 않았다면 내 인생은 또 어떤 모습으로 흘러갔을까? 여러 가지 가능성이 있겠지만, 지금처럼 건강한 모습으로 살 수 있었을 것이란 확신은 섣불리 들지 않는다.

암에 걸려 죽을 고비를 몇 차례 넘나들었지만, 암이란 존재는 내게 그동안 알지 못했던 깨달음과 미리미리 건강을 챙기고 지키게 할 수 있는 또 다른 힘을 준, 말 그대로 '고마운 친구'이다.

암이 나에게 준 훈장

이 책을 펴내고 난 다음 많은 암 환자들과 그 가족들을 만났다. 내가 처음 책을 쓰기로 결심했던 이유대로 아직도 대부분의 암 환자와 가족들이 쉽게 절망하고 흔들리고 있다. 평생을 의사로 살아온 양심대로, 그리고 암에 걸리고 암을 잘 다스려 돌려보낸 환자의 입장에서 지난 십여 년간의 내 건강에 대한 보고를 짧게나마 드려야겠다.

나는 1998년 간우엽 절제술을 받고 이어서 화학 요법을 6개월 받은 후 고루고루 먹는 식생활과 분수에 맞는 운동으로 몸을 다스리면서 3~6개월 간격으로 혈액 검사, 복부 CT 등 정기적인 추적 검사를 받아 왔다.

지금도 내 오른쪽 가슴에는 훈장(?)이 달려있다. 1998년 항암 화학 요법 시 약물을 넣기 위해 동전 크기만한 중심정맥관 케모포트를 피하에 심었는데, 그 후 지금까지 한 달에 한 번씩 병원에 가서 청소해야 한다. 이 케모포트가 바로 암이 내게 준 훈장이자, 흐트러지려는 생활 태도를 점검하게 해주는 선물이기도 하다. 케모포트를 청소하러 병원에 들를 때마다 '아, 내가 보통 사람이 아니구나. 내가 암 환자이구나' 하는 사실을 되새기게 된다. 사람 맘이란 것이 참 간사해서 몸이 조금만 좋아지면 먹는 것, 생활하는 것 모두 해이해지기 마련이다. 그런데 이렇게 약해지려는 마음을 한 달에 한 번 병원에 가면서 다시 다잡게 되는 것이다.

암이 내게 준 선물이 또 있다. 간암 수술 후 정기적으로 추적 검사를 받던 중 2006년 7월 복부 CT에서 방광암이 발견됐다. 조직 검사를 해봤더니 2센티미터의 이행상피 세포암 1기에 해당되었다. 요도를 통한 방광경 절제술을 받고 일종의 면역 요법인 BCG 주입법으로 제거했다.

건강한 상태였으면 방광에 생긴 종양을 쉽게 발견하지 못했을 것이고, 결국 더 위험한 상황에 처해졌을 것이 뻔하다. 이것이 바로 간암이 내게 준 큰 선물이다.

같은 해 11월에는 역시 추적 복부 CT 검사에서 간에 1.2센티미터 크기 결절을 발견했다. 조직 생검 후 고주파열 치료법으로 제거했다.

그 이후에도 3개월에서 6개월마다 추적 검사를 받으며 건강을 체크해오고 있는데, 지금까지 별다른 문제는 없었다.

그동안 암이란 친구를 만났고, 잘 달래서 돌려보냈다. 그런데 그 친구가 잊을 만하면 자신을 잊지 말라고 신호를 보낸다. 많은 사람들이 처음 수술을 받거나 항암 치료를 받은 후에는 암을 잘 이겨내지만, 그다음 이처럼 재발하거나 다른 문제가 생기면 쉽게 분노하거나 좌절하는 모습을 많이 보인다.

다시 말하지만 암이란 녀석은 언제 어느 때 다시 찾아올런지 모르는 악동 같은 친구이다. 그때마다 쓸데없는 분노나 좌절이란 감정에 자신을 내어주지 말아라. 언젠가 돌아갈 친구라고 굳게 믿으면서 암이란 친구는 물론 자기 자신도 잘 달래야 한다.

지금은 의학도 발전에 발전을 거듭하지 않았는가. 처음 내가 수술을 받았던 1998년에만 해도 보통 암에 걸리면 50퍼센트가 생존

한다고 했지만 최근에는 평균 60퍼센트가 생존한다고 한다.(2016년 생존율 70퍼센트가 되었다.)

문제는 이 수치를 똑같이 보고도 어떤 사람은 그렇게나 많이 사냐고 하고, 또 어떤 사람은 그렇게나 많이 죽냐고 한다는 것이다.

나는 반드시 살 수 있다, 생존하는 확률에 반드시 들어갈 수 있다고 믿는 확신, 그 마음이 무엇보다 우선되어야 한다.

분자 생물학의 발전으로 암 발생기전과 진행 과정이 분자 또는 단백질 수준에서 연구되면서 큰 성과가 나고 있다. 암의 조기 진단을 위한 각종 검사 기능 또한 발전해 초음파, CT, MRI, PET 등의 영상 진단 장치의 해상도 향상과 영상 재구성 속도가 눈부시게 발전했다. 한마디로 기기는 더 정밀해졌고 검사는 더 정확해진 것이다.

암 치료에서도 큰 변화가 이루어지고 있다. 초기 암을 대상으로 한 내시경적 절제술이 많이 시행되고 있고, 로봇 수술을 비롯한 각종 새로운 수술 기법이 사용되고 있다. 경동맥 색전술, 고주파열 치료법 등 영상 유도하의 인터벤션 치료법도 그 범위를 넓혀가고 있다. 예전처럼 암에 걸렸다고 반드시 개복 수술을 해야 하는 것은 아니란 말이다.

방사선 치료에 있어서도 양성자 치료가 도입되었고, 영상 정보를 기반으로 하는 각종 첨단 제어 장치에 의해 좀 더 정확한 방사선 양의 투여가 가능하게 되었다.

암의 화학 요법 분야도 많은 발전을 이뤘다. 특히 분자 표적 치료제가 수십 종 개발되어 실제 임상에 많이 사용되고 있는 것은 반가운 일이다. 앞으로 더 좋은 약이 더 많이 개발되기를 기대한다. 최근 실용되고 있는 대표적인 약제는 부록 부분에 정리해 놓았으니 참고하기 바란다.

건전한 생활 태도의 기준

나는 지금도 암이란 친구가 사나워지지 않도록, 화가 나서 나를 다시 찾아오지 않도록 최선의 노력을 기울이고 있다. 언제나 더 조심하면서 건전한 생활 태도를 유지하려고 애쓴다.

'잘 먹고 잘 자고 잘 싸고 잘 움직이고 잘 지내는 것.' 이것이 바로 내가 생각하는 건전한 생활 태도의 기준이다. 내가 건강을 지키는 그 원칙은 원칙이랄 것도 없는 너무나 평범한 것들이다.

누구에게나 맞는 정답은 없다. 무엇보다도 자기 자신에게 맞는 부분을 스스로 찾아내야 한다. 그러기 위해서는 남이 좋다는 것도 해보면서 시행착오를 통해 자신의 것으로 만들어내는 노력이 필요하다.

이 때 잊지 말아야 할 두 가지 원칙이 있다.

첫째, '평양감사도 저 싫으면 그만'이라고 했다. 자기 스스로 즐거워야 한다.

둘째, 몰아치는 것은 아무 소용 없다. 매일매일 이어나가는 것이 중요하다. 한 방울씩 떨어지는 물방울도 쉬지 않으면 바위를 뚫는 법이다.

내가 지금 소개하는 방법들은 다시 한번 말하지만, 그저 내가 즐겁고 편하게 할 수 있는 나만의 방식이다. 이것이 정답도 아니고, 대안도 될 수 없다. 다만 나의 경우를 통해서 자신의 것을 발전시켜 나갈 수 있는 하나의 길을 찾을 수 있기를 바란다.

'북청물장수'처럼 먹어라

예전부터 나는 기호식품으로 커피를 즐겼다. 물론 암에 걸리기 전에는 담배도 많이 피웠다. 수술 후 담배는 끊었지만, 지금도 나는 하루에 한 잔 정도 커피를 마신다.

몇 해 전, 의대 선배와 함께 커피숍에 갔다가 커피와 녹차 논쟁을 벌인 적이 있다. 나와 마찬가지로 암 수술을 한 다음 완치한 그 선배는 내가 커피를 시키자 건강에 좋지 않은 커피를 마신다며 엄청나게 나를 나무랐다.

그때 나는 마음먹고 선배와 논쟁을 벌였다. 내가 주목한 점은 바로 식품의 신선도였다. 커피숍을 둘러봐도 녹차를 주문한 손님은 선배뿐이고, 거의 모든 손님이 커피를 마시고 있었다. 그 사실 하나를 놓고봐도 어느 식품이 더 신선하겠는가 말이다. 손님이 잘 찾지 않으니 몇 달 전 혹은 그보다 더 오래 전 주문한 차가 나올 것 아니겠는가. 반면 커피는 찾는 사람이 많으니 그만큼 회전율이 높아질 것이란 의미이다. 게다가 공정이 보편화된 커피보다 차는 생산지 정보 등을 알기 어려워 위생 상태 등에 대해서 자신할 수 없는 경우도 많다. 선배에게 대놓고 말했다.

"선배가 몸에 좋다고 드시는 그 녹차가 어떤 공장 어떤 생산자의 손을 거쳐 지금 식탁까지 올라왔을 지를 생각해보시라."

암에 걸리고 난 다음 나는 먹거리, 특히 식품의 신선도에는 온 신경과 정성을 쏟는다. 특히 내 마음대로 먹을 수 있는 아침 한 끼에 암에 대한 모든 것을 걸었다고 해도 과언이 아닐 정도로 중요하게 여긴다.

내가 아내에게 항상 강조하는 식생활의 원칙은 세 가지이다.

첫째, 신선하지 않으면 먹지 않는다.
둘째, 인스턴트 음식은 먹지 않는다.
셋째, 짜게 먹지 않는다.

요즘도 나는 아내에게 우스갯소리처럼 말한다.
"북청물장수처럼 먹어줄 테니, 그에 맞는 상을 차려 달라."
상하수도 시설이 요즘처럼 잘되어 있지 않은 시절, 집집마다 물을 길어다주는 물장수들이 있었다. 물장수들 중 함경도 북청 출신들이 가장 많아서, 이들은 흔히 북청물장수라고 불렸다.
보통 단골집에서 물장수들에게 고맙다고 밥상을 차려주는 일이 많았다. 이 북청물장수들은 기운을 그만큼 쓰는 일을 했기 때문인지 먹성 또한 보통 사람들보다 좋아 한번 상을 차려주면 그 위에 올라온 음식을 모조리 먹어치웠다. 부침개 옆에 놓여있는 간장 종지까지 싹 다 비워내서 그 당시 '북청물장수 밥상'이라는 말까지 유행할 정도였다.
내게 차려준 내 몫의 밥상을 온전히 비우는 것. 물론 여기서 전제는 이것저것 늘어놓는 것이 아니라 제철 음식 위주로 신선하고 정갈하게 단순히 차리는 밥상이어야 한다.
한꺼번에 음식을 많이 만들어서 냉장고에 넣었다 뺐다 하며 먹는 것이 아니라 한 가지라도 신선하게 만들어서 그때 다 먹어치우자는 것이 핵심이다. '냉장고를 비워라'라는 소리와 같은 이치이다.

아침 밥상에선 무엇보다 생야채를 많이 먹으려고 노력한다. 생야채를 처음 먹을 때는 이런저런 드레싱을 곁들였는데, 오히려 드레싱 맛에 물려 많이 먹지 못했다. 드레싱 없이 생야채만 먹어보니, 야채 본연의 맛과 향, 질감이 느껴져 더 많은 양을 먹을 수 있었다. 생야채에 토마토, 사과 같은 과일을 조금씩 섞어 드레싱 대용으로 먹기도 한다. 음식 본연의 맛과 질감을 그대로 살려 먹는 것이 가장 좋기 때문이다. 계란 하나와 우유 한 잔을 꼭 곁들이는데, 계란은 삶아 먹거나 끓는 물에 수란으로 조리해 소금을 치지 않고 먹는다. 하루에 필요한 단백질과 칼슘을 섭취하는 데 계란과 우유 만큼 좋은 식품은 없다. 또 죽 또는 쌀로 만든 것을 조금 곁들인다. 집에서 점심과 저녁을 먹을 때는 주로 한식을 먹는데, '고루 먹는다'는 원칙을 지키려고 한다. 이를 위해 가능하면 계절에 맞는 나물 두 가지 이상을 먹고 있다. 우리집 김치는 싱거워서 한 보시기를 먹는데 밥 한두 순가락이면 된다.

이렇게 말하면 사람들은 내가 이것저것 까다롭게 음식을 가리는 줄 알지만, 낮에는 사람들과 어울려 일반 음식점에서 조리한 음식도 즐겨 먹는다. 다만 아침 밥상만큼은 철저하게 원칙을 지켜나가고 있다.

사실 내가 할 수 있는 일이 숨쉬고 운동하고 먹는 것이 전부인데, 먹는 것만 내 맘대로 최선을 다할 수 있는 게 아닌가 싶다. 암에 걸리고 난 다음 무엇보다도 식사에 대한 태도가 진지해진 것이다. 운동도 중요하지만 사람의 생명력의 근원은 먹거리라는 것은 분명하다.

다시 말하지만 좋은 음식을 자신의 방법으로 맛있게 먹는 것이 가장 좋다. 다른 생활 습관이나 운동도 마찬가지이다. 분수에 맞는 방법을 찾아 즐겁게 해야 한다.

운동은 분수에 맞게, 즐겁게 하자

수시로 계단을 오르내리거나 맨손 체조 등 일상생활에서 가볍게 운동을 한다. 3년 전부터는 내 나름의 아침 운동을 개발했다. 변비 예방과 몸의 유연성 유지를 목적으로 시작했는데, 매일매일 꾸준히 하다보니 전보다 몸이 훨씬 가벼워진 느낌이다. 아침에 일어나자마자 하는 일종의 스트레칭인데, 간단하게 소개하자면 이렇다.

누운 자세에서

1. 주먹을 폈다 쥐었다 하는 '잼잼' 백 번을 한다.
2. 발만 직각으로 구부렸다 폈다 백 번을 한다.
3. 항문을 조였다 풀었다 백 번을 한다.
4. 회음부 마사지 백 번을 한다.
5. 손 올리고 숨 마음껏 들이마시고 버텼다가 손 내리면서 숨뱉기를 한 세트로 열 번을 한다.
6. 무릎 모아 위아래로 뒹굴며 숫자 열 세는 것을 열 번을 한다.
7. 자전거 타기 오십 번을 한다.
8. 발바닥치기 오십 번을 한다.
9. 등과 배만 올리기 스무 번을 한다.

일어나서 선 자세로
10. 등을 굽히고 팔을 뻗는 동작으로 스트레칭 오십 번을 한다.
11. 한 쪽 팔씩 반대로 끼고 돌리는 스트레칭 좌우 각 열 번을 한다.
12. 무릎 굽히기 운동 오십 번으로 마무리한다.

아침에 일어나자마자 45분에서 50분 정도 걸려 이렇게 운동을 하면 화장실 다녀오는 기분이 좋아질 정도이다.

지금까지 조금 지루하다 싶을 정도로 길게 내가 먹는 음식, 운동법을 소개한 것은 나의 방법을 참조해 각자 자신만의 암 예방, 관리법을 찾아내길 바라서이다.

　나는 지난 14년 동안 혈압약 하루 한 정 이외에는 어떤 약이나 건강 식품, 영양제도 먹은 일이 없다. 오로지 세끼 끼니에 나의 모든 것을 걸었다고 할 수 있다.

　천리길도 한 걸음부터이듯 무엇이든 일단 시작해 보라. 한꺼번에 몰아쳐서 하지 말고 조금씩 조금씩 시간을 늘려가면서 자신에게 맞는 방법을 찾아가길 바란다. 이때 억지로 등 떠밀려서 하는 것은 안 하느니만 못하다. 무엇을 하든 내가 즐거워야 한다. 남에게 약인 것이 나에게 독이 될 수도 있는 법이다.

　인생에서 장담할 수 있는 일은 아무것도 없다. 그리고 정답도 없다. 그 어떤 순간에도 포기하지 않고 희망을 잃지 않는 것만이 내가 할 수 있는 최선이다.

　지금까지 많은 사람들의 사랑과 격려 속에서 살아왔다. 지금 다시 펴내는 이 책이 누군가에게 또 다른 격려이자 희망의 메시지가 되기를 바란다.

2012년 봄.

프 | 롤 | 로 | 그

나는 암과 친구가 되어 암을 이겨냈다

나는 가능성 5퍼센트 미만의 확률 안에서 생존한 암 환자이다.

암 중에서도 가장 무섭다는 간암에 걸려 수술로 암 덩어리를 잘라낸 지 두 달만에 암세포가 폐로 전이됐을 때, 누구도 내게서 '희망'이라는 단어를 떠올리지 못했다.

그러나 나는 그 어느 순간에도 절망하지 않았다.

우선 나는 내 몸에 찾아온 암을 굳이 싸워 이겨야 할 정복의 대상으로 보지 않았다. 내게 있어 병은 다스림의 대상일 뿐 근절의 대상은 아니었던 것이다.

사실 암이 폐로 전이된 사실을 처음 알았을 때는 평생을 의사로 살아온 나도 평정을 유지할 수가 없었다.

'어떻게 암을 이겨낼 수 있을 것인가, 이 상황을 어떻게 받아들여야 할 것인가.'

나 역시 인간인 이상 삶을 갈망하는 만큼 암과 죽음에 대한 두려움도 점점 커지고 있었던 것이다.

불안과 초조 속에서 자꾸만 무너져가는 나 자신을 바라보던 어느 날, 문득 한 가지 의문이 들었다.

'왜, 무엇을 위해서 싸워야만 하는 것인가?'

그것은 암을 바라보는 태도에 대한 아주 원론적인 물음이었다. 질문을 던져놓고 보니 괴로워하며 보낸 나날은 그저 내 상상 속의 암과 싸워온 시간에 지나지 않았다.

암은 내 생명을 앗아갈 잔인하고 무서운 존재라는 생각이 나로 하여금 실제의 암이 아닌 상상 속의 암과 싸우게 했던 것이다. 더구나 암은 내가 안간힘을 다해 싸운다고 해서 순순히 물러날 존재가 아니었다. 암은 벗어나려고 발버둥치면 칠수록 더 깊이 빠져드는 늪과 같았다.

그날 이후 나는 비로소 불안과 초조에서 벗어날 수 있었다. 그리고 다시 찾아온 암에게 인사를 건넸다.

'그래, 우리 함께 사는 동안만이라도 잘 지내보자.'

싸운다고 해서 물러날 적이 아니라면 차라리 친구로 삼아버리자는 것이 내가 내린 결론이었다. 암은 억지로 떼어내려고 하면 할수록 더욱 강하게 나를 옥죄는 존재인 만큼, 있는 그대로 받아들이고 돌아가는 날까지 온 힘을 다해 대접하기로 마음먹은 것이다.

그때부터는 무엇을 하더라도 '싸워 이기겠다'가 아니라 '악동 같은 친구를 잘 달래보겠다'는 마음가짐을 가졌다. 그렇게 생각의 전환이 이루어지던 바로 그 순간부터 나는 실체를 알 수 없는 두려움과 집착으로부터 자유로워질 수 있었다.

음식 냄새에 구역질이 치미는 날이면 이렇게 생각했다.

'오늘은 유난히 더 악동처럼 구는군. 그러지 말고 조금이라도 먹

게 해주지 그러나.'

 아무것도 못 먹겠다고 전전긍긍하는 것보다는 내 안에 있는 암이라는 '친구'를 그렇게 달래는 편이 훨씬 마음이 편했다. 그리고 일단 한 걸음 뒤로 물러났다가 다시 도전해보았다. 운동 삼아 걷는 일이 힘에 부칠 때도 그랬다.

 '너무 무리하는 게 싫다는 말이지? 하지만 자네가 심술을 부려도 나는 포기하지 않을 거네.'

 억지로 싸워가면서 받는 치료와 상황을 받아들이고 그 안에서 온 정성을 다하는 치료는 엄청난 차이가 있다. 당시 내가 할 수 있는 최선의 선택은 첫째가 치료의 주체로 선 나 자신을 믿는 것이요, 둘째가 임상적으로 검증된 '증거 중심의 의학'을 따르는 것이었다. 내가 치료의 주체로 서야 한다는 것은 환자의 처지에서 얻은 깨달음이었고, 증거 중심의 의학을 따르고자 한 것은 평생 의사로 살아오면서 얻은 결론이었다. 아니, 어쩌면 그 둘은 하나가 되면 다른 하나는 절로 따라오는 불가분의 관계인지도 몰랐다.

 찾아온 암을 친구로 삼는 것도 나 자신이요, 그 암을 다시 돌려보내는 것도 결국은 나 자신이 될 수밖에 없었다. 그리고 그 자세를 끝까지 흔들리지 않고 유지하기 위해서는 오랜 세월 동안 검증에 검증을 거듭해 공인된 증거 중심의 의학을 따르는 것이 최선이었다. 검증되지 않은 비방(秘方)과 특효약으로는 혼란에 빠질 뿐임은 자명한 사실이었다.

나를 살린 증거 중심의 의학

그러나 현실에서 이를 지켜나가는 일이 결코 쉽지만은 않았다. 가장 당연한 선택이 인정받지 못하는 현실, 그것이 바로 지금 이 땅의 암 환자가 살아가는 모습이었다.

증거가 있는 치료법만 믿겠다는 생각으로 화학 요법에 매달리고 있을 무렵이었다. 몸무게는 이미 12킬로그램이나 빠져 있었고, 머리털은 물론 눈썹마저 휑해져 거울을 보는 것조차 꺼려지던 때였다. 그런 내게 온갖 유혹의 손길이 찾아들었다. 몸을 상하게 하는 화학 치료를 받지 말고 버섯을 먹어보라는 이도 있었고, 원기 회복에 좋다며 특별한 보약을 싸 보내는 이도 있었다. 심지어는 의사인 내게 의사만큼 못 믿을 사람도 없다며 은근히 다른 방법을 찾아보라고 권유하는 이도 있었다. 하나같이 나를 걱정해주는 사람들이었다. 그들의 말에 다른 뜻이 없다는 것은 누구보다 내가 더 잘 알고 있었다. 그러나 나는 '마음은 받고 선물은 버리겠다'는 생각으로 그런 유혹들을 정말 독하게 물리쳤다.

 나는 이제 다른 이들의 표현대로 '기적적'으로 암을 돌려보내고 건강한 삶을 살고 있다. 발병 당시 동료 의사들조차도 나의 죽음을 예견했지만, 나는 암을 친구 삼아 힘든 화학 치료를 묵묵히 견뎌냈다. 그 시간이 남들이 보기에는 '죽음의 시간'이었을지 몰라도 내게는 암과 함께 한 '유쾌한 여행'이었다. 때로는 벼랑 끝까지 내몰리기도 하고, 지쳐 넘어져 생채기를 입기도 했지만 흔들리지 않고 나의 선택을 지킨 결과, 나는 다시 삶을 선물 받을 수 있었다. 어쩌면 그동안 암이라는 친구는 나를 시험해보고 있었는지도 모른다. 자신이 부리는 심술에 흔들리지는 않을지, 죽음의 허상 앞에 절망하지는 않을지, 샛길로 유혹하는 손길에 넘어가지는 않을지 말이다.

"당신, 꼭 쓰셔야겠어요?"

 책을 쓰겠다는 내 말에 아내가 걱정스럽게 물었다.

 그러나 내 대답은 이미 정해져 있었다.

 "흔들리는 사람이 너무 많아."

 환자에게 찾아온 병을 가장 먼저 진단하는 방사선과(현 영상의학과) 의사로서, 죽음의 문턱까지 갔던 말기 암 환자로서 그동안 수많은 암 환자들의 면모를 지켜보았다.

아직도 많은 이들이 느닷없이 찾아온 암을 거부하고 분노를 토하다가 사소한 오해로 현대 의학을 불신하게 된다. 나아가 근거 없는 비방에 자신을 내맡기고, 그에 의지해 아까운 시간을 탕진하곤 한다. 먹으면 독이 될지도 모르는 잡약에 매달리는가 하면, TV나 신문에서 과장해 보도하는 '신치료'나 '특효약'에 촉각을 곤두세우기도 한다. 하나같이 치료의 주체인 '나'를 잃어버리고 스스로 남은 생을 재촉하는 모습들이다.

하지만 두려워해서는 절대 암을 이길 수 없다. 암은 함께 있는 동안 잘 달래서 결국은 되돌려 보내야 할 친구 같은 존재이다.

나는 암이란 존재 앞에서 그토록 나약하게 흔들리는 암 환자와 그 가족들에게 희망의 메시지를 전하기 위해 펜을 들었다. 이 책에서 나는 암을 친구로 삼아 무사히 돌려보내는 데 방해가 되는 모든 것들에 대한 거침없는 비판의 목소리를 담았다.

먼저 암이 찾아왔을 때 무조건 거부하고 싸우려고만 드는 환자 자신의 모습을 꼬집었다. 먹을거리에서부터 일상적인 삶에 이르기까지 '친구론'에 어긋나는 것들은 하나도 빼놓지 않으려 노력했다. 그리고 환자들을 부추기는 온갖 대체 요법과 근거 없는 비방을 실명까지 들어가며 조목조목 따졌다. 그것이 왜 잘못되었는가에 대한 의학적인 견해도 빠트리지 않으려고 했다.

상식이 아닌 것이 상식처럼 통용되고, 온갖 잘못된 비방이 난무하는 현실이니만큼 내가 하는 소리가 그다지 곱게 들리지는 않을 수도 있을 것이다. 어쩌면 아내의 걱정처럼 이런 거침없는 비판 덕분에 논란의 소용돌이에 휩쓸릴지도 모를 일이다. 하지만 나는 의사로서 또 암 환자로서 내 할 소리를 마다치 않겠다.

전임 강사 시절, 병원에서 만났던 할아버지 한 분이 생각난다. 내가 시행한 검사로 진단이 확정되었는데, 검사 다음 날 복도에서 한숨만 쉬고 계셨다.

'도대체 무슨 병인지, 낫기나 하는 병인지, 입원 절차는 어떻게 해야 하는지……'

마음만 앞서고 불안감과 초조감만 밀려온다고 하셨다. 안타까운 마음에 입원 수속도 거들어 드리고 주치의와도 상의하여 할아버지의 병세를 살펴 드렸다. 그 후 성공적으로 수술이 끝나 할아버지는 웃는 얼굴로 퇴원하셨다.

그로부터 얼마나 시간이 흘렀을까. 어느 날 할아버지는 손수 짜서 만드셨다는 화문석을 둘러메고 나를 찾아오셨다.

책을 쓰는 내내 그 할아버지를 생각했다. 어쩌면 이 땅의 모든 암 환자들도 그 할아버지 같은 마음이 아닐까 하면서 말이다. 단 한 사람만이라도 이 책을 읽고 자신에게 찾아온 암을 친구로 맞을 수 있다면 그 어떤 질타에도 기분 좋게 대응할 것이다. 결국 그것이 한 사람을 살리는 길이 되리라는 것을 확신하기 때문이다.

내가 암을 친구로 삼아 잘 돌려보내고, 이렇게 책을 쓸 수 있는 것은 울산 의대 외과 이승규 교수와 서울 의대 내과 김노경 교수를 비롯한 의료진과 사랑하는 가족, 주변 사람들의 도움이 절대적이었다. 그들에게 지면을 통해서나마 감사의 말씀을 전하고 싶다.

마지막으로 절망의 벼랑 끝에서 그 어떤 희망이라도 부여잡고자 애쓰는 암 환자와 그 가족들이 이 책을 읽고 완치에 한 걸음 더 다가설 수 있다면 그보다 더한 기쁨은 없겠다.

2001년 가을.

| 차 례 |

다시 개정판을 펴내며 | 왜 나는 살아남았을까? · 5
개정판을 펴내며 | 암, 여기에 답이 있다 · 9
프롤로그 | 나는 암과 친구가 되어 암을 이겨냈다 · 22

1장. 암이란 존재를 다시 봐야 할 이유

- 차라리 잘 달래며 끼고 살자 · 35
- '길어야 3개월'이라는 말 따위 · 43
- 암과 친구가 되는 5가지 원칙 · 50
- 암 진단을 받자마자 꼭 해야 할 일들 · 62
- 의사를 제3의 친구로 만들라 · 75
- 좋은 의사 선택하는 법 · 82

2장. 암 환자들이여, 이것만은 절대로 하지 마라

- '어설픈' 대체 의학에 목숨을 맡길 것인가 · 97
- 최선은 증거 중심 의학뿐이다 · 107
- 항암 식품에 현혹되지 마라 · 111
- 잡약 먹지 마라 · 118
- 헬스클럽 운동, 차라리 하지 마라 · 127
- TV, 신문, 인터넷에 속지 마라 · 133

3장. 암에 대해 꼭 알아야 할 몇 가지 진실

- 암은 럭비공 같은 존재다 · 143
- 수술, 화학 요법, 방사선 치료에 겁먹지 마라 · 149
- 암을 예방하려면, 이것 5가지는 지키자 · 160

4장. 내가 나를 지키는 일상의 원칙

- 암 때문에 일상을 포기할 필요 없다 · 175
- 무엇을 어떻게 먹을 것인가 · 181
- 때론 지나친 휴식이 독이 된다 · 190
- 암 환자를 위한 3가지 운동 · 194
- 대인 관계 조절도 전략이다 · 198
- 탈출구를 많이 마련하라 · 202
- 스트레스를 역으로 이용하라 · 206

5장. 암이 내게 준 선물

- 죽음에 대한 짧은 생각 · 213
- 하늘은 스스로 돕는 자를 돕는다 · 221
- 골프에서 배운 평상심 · 229
- 가족이 지켜야 할 4가지 약속 · 238
- 암 환자가 가족을 위해 지켜야 할 것들 · 249
- 전엔 몰랐던 인생의 또 다른 기쁨 · 260

6장. 그럼에도 절망스러울 때는

- 바람이 불 때 할 수 있는 일이란 · 271
- 지금 당장 말하라 · 274
- 당신이 할 수 있는 일과 할 수 없는 일 · 278
- 하나의 문이 닫히면 · 284

에필로그 | '나'를 지킬 수 있는 힘은 내 안에 있다 · 287
부록 1 | 한국인이 잘 걸리는 6대 암의 증상과 치료, 예방법 · 293
부록 2 | 암 환자들이 가장 궁금해 하는 37가지 베스트 질문 · 315

1장

암이란 존재를
다시 봐야 할 이유

병이란 게 무엇인가.
어느 날 문득 내 몸에 찾아와서 살다가 때가 되면 돌아가는 손님 같은 존재가 아닌가. 암이라고 다를 게 없다. 오히려 암은 그냥 스쳐 지나가는 손님이 아닌 친구 같은 존재다. 다른 병과는 달리 애초에 내 몸 안에서 함께 자라다가 뭔가 좀 못마땅한 구석이 있어 내게 반기를 들고 심통을 부리는 악동 같은 친구 말이다.

차라리 잘 달래며 끼고 살자

암이 폐로 전이되어 항암 치료를 받고 있을 때였다. 수술 이후 급작스레 찾아온 전이, 그로 인한 항암 치료는 내 몸을 망가뜨렸다.

다행히 화학 요법은 성공적이었다. 그러나 절대 안심할 만한 상황은 아니었다. 언제 상태가 악화될지 몰랐고, 그렇게 되면 항암 치료는 또 다른 국면을 맞게 될 터였다. 언제 어떻게 될지 모르는 상황에 대비해 자꾸만 소진되는 체력을 다잡을 필요가 있었다. 닷새 동안 계속되는 화학 요법을 끝내고 집에 돌아온 어느 날, 문득 주치의의 말이 떠올랐다.

"아무리 힘들더라도 조금씩 운동을 하십시오. 힘들다고 가만히 있으면 치료를 견딜 힘을 기를 수가 없습니다."

한평생 의사로 살아온 내가 어찌 그 말뜻을 모르겠는가. 힘들다고 누워만 있다 보면 나중에는 제대로 설 수도 없을 게 뻔했다. 그래서 수술을 받은 직후에도 이를 악물고 병원 계단을 오르내리는 등 조금이라도 몸을 움직이려고 노력했다. 그런데 한 달 간격으로 닷새씩 약물 주사를 맞고 나니 서 있을 힘조차 없었다.

그날도 한참을 방바닥에 앉아 숨을 가다듬은 다음 몸을 일으켜 벽을 짚고 느릿느릿 방안을 돌기 시작했다. 한 발 한 발 천천히 걸음을 옮겼지만 두 바퀴도 채 돌지 않아 다리가 후들거렸다.

아마 암 환자가 아니고서는 그럴 때 어떤 심정이 드는지 결코 알 수 없을 것이다. 후들거리는 것은 다리가 아니라 바로 내 마음이었다. 난생처음 맛보는 무력감이었다.

나는 이를 악물고 걸음을 뗐다. 그러나 결국 몇 걸음도 못 가서 털썩 주저앉고 말았다. 아마도 암이라는 존재가 지닌 상상도 못할 위력을 그때 처음 느꼈던 것 같다. 체력을 앗아가고 생명력을 앗아가는 건 표면적인 것에 지나지 않는다. 정말 무서운 것은 암 때문에 시시각각 달라지는 상황들에 환자의 마음을 빼앗긴다는 것이다.

얼마나 그렇게 주저앉아 있었을까. 문득 이런 의문이 들었다.

'내가 지금 분노하는 이유가 무엇일까?'

한창 마음을 다잡고 힘을 내도 모자랄 판에 주저앉아 분노하고 절망하고 있는 나 자신을 발견한 것이다.

그다음 찾아든 두 번째 물음.

'나는 지금 무엇과 싸우고 있는가?'

답은 자명했다. 내 싸움의 대상은 바로 암이다. 분노와 괴로움이 싸움의 결과이고 싸움의 대상이 암이라면 이번에는 왜 암과 싸워야 하는지 물을 차례였다.

'암과 싸우는 것은 결국 내가 살기 위해서다. 그러나 어떤 싸움이든 싸움은 분노와 적개심을 유발하고 스스로를 소모시킨다. 그렇다면 굳이 싸워야만 하는가, 암을 꼭 싸워야 할 대상으로만 바라봐야 하는가.'

그것은 내 마음 깊숙한 곳에 남아 있는 암에 대한 두려움과 적개심이 빚어낸 결과였다. 두려워하지 않는다면 작은 것 하나하나에 이렇게 마음을 졸여가며 안달할 이유가 없었다.

어느 날 내게 찾아온 악동 같은 친구, 암

병이란 게 무엇인가. 어느 날 문득 내 몸에 찾아와서 살다가 때가 되면 돌아가는 손님 같은 존재가 아닌가. 암이라고 다를 게 없다. 오히려 암은 그냥 스쳐 지나가는 손님이 아닌 친구 같은 존재다. 다른 병과는 달리 애초에 내 몸 안에서 함께 자라다가 뭔가 좀 못마땅한 구석이 있어 내게 반기를 들고 심통을 부리는 악동 같은 친구 말이다.

암이란 내 몸 안에서 착실히 제 몫을 해내던 세포가 어느 날 갑자기 미쳐서 변종이 된 것이다. 아직 원인은 찾지 못했지만 DNA 수준에서 뭔가 못마땅한 구석이 있어 내 몸 안에서 정상적인 세포의 역할을 포기하고 변해버린 것이 다름 아닌 암이다. 마치 영화 〈헐

크〉에서 얌전한 주인공이 분노를 느낄 때마다 녹색 괴물로 변하듯이 말이다. 그러나 그놈 역시 처음에는 내 몸 안에서 충실히 제 역할을 하던 존재였다.

그래도 지금은 어떻게든 없애야 할 적이라고 할지 모르지만, 암은 적으로 돌려 싸운다고 해서 물러날 존재가 아니다. 애초에 내 몸의 일부였기 때문에 내 몸의 약점이 무엇인지, 어떻게 하면 힘들이지 않고 내 몸을 잠식해갈 수 있는지 잘 안다.

그런 암을 대상으로 선전포고를 하고 적대시하고 경계하며 아우성치는 건 소모전에 불과하다는 생각이 들었다. 그렇다면 암이란 존재를 다시 바라볼 필요가 있었다. 무조건 싸워 이기겠다는 마음보다는 어떻게든 잘 구슬리고 달래서 되돌려 보내야겠다는 그런 마음가짐 말이다.

그 후로 방안을 돌다가 자괴감에 빠져드는 일 따위는 없었다. 대신 나는 내 나름의 운동 방식을 개발했다.

'두 바퀴 돌 수 있으면 그것으로 됐다.'

그다음에는 힘을 더 보태 세 바퀴, 세 바퀴 반, 네 바퀴……. 결국 그렇게 해서 열 바퀴를 채웠고 곧이어 스무 바퀴를 돌 수 있게 되었다.

암한테 지지 않는다는 마음에는 변함이 없었다. 변한 것은 암을 적이 아닌 친구로 받아들이겠다는 인식의 전환이었다.

'어떻게든 잘 사귀어보겠다. 암이 강하게 부닥쳐올수록 보듬어 안고 달래보겠다. 그렇게 친구로 만들어 언젠가는 꼭 돌려보내겠다.'

어느 정도 다리에 힘을 붙인 뒤에는 마당을 돌기 시작했다. 처음에는 세 바퀴 도는 것이 고작이었지만, 점차 횟수를 늘려 나중에는 시간을 따지게 되었다. 그렇게 10분씩 걷던 것이 20분, 30분으로 늘어 나중에는 1시간 가까이 걸을 수 있을 정도가 되었다.

만일 내가 암에 대해 적개심과 분노만 갖고 있었더라면, 지쳐 쓰러질 때까지 한 번에 스무 바퀴를 돌고자 했을지도 모른다. 그러나 이를 악물고 스무 바퀴를 도는 데 성공했다 할지라도 내가 암과 사귄다는 마음으로 횟수를 늘려가며 얻었던 기쁨에 비할 수는 없을 것이다.

그것은 내게 있어 일종의 깨달음이었다. 콧대 높은 암과 대등하게 맞설 수 있다는 자신감, 여유를 갖고 암과 사귀겠다는 마인드는 예전 같으면 꿈도 꾸지 못했을 일이다.

화학 요법을 성공적으로 마친 뒤에도 나는 운동을 멈추지 않았다. 암이라는 놈이 자기를 잊어버렸다고 심통 난 모습으로 다시 찾아올지 모르니 말이다. 암이라는 놈은 워낙 성질이 괴팍해서 잘못 심기를 건드렸다간 또다시 나타나기 십상이다. 그래서 나는 화학 요법을 끝내고도 한참 동안 내가 암에 걸렸었다는 사실을 자각하며 생활했다.

내 몸에 찾아온 암은 어떻게든 돌려보내야 한다. 하지만 적개심을 갖고 단시일 안에 무리하게 승부하려고 해서는 안 된다. 돌아가는 날까지 '한번 잘해 볼' 내 친구로 만드는 그런 태도가 필요한 것이다.

사전에서 친구란 단어를 찾아보았다.

'오래 두고 가까이 사귀어 온 벗.'

나는 암이 바로 그런 친구라고 생각한다. 워낙 성격이 괴팍하고 고집이 강해 오랜 기간에 걸쳐 천천히 사귀어야만 하는 친구, 도중에 서로 다투고 상처를 입히기도 하지만 끝끝내 잘 이해하여 웃으며 떠나보낼 수 있는 그런 친구 말이다.

이 말을 뒤집어 보자면 잘 사귀어 이해하고 친해지지 않으면 절대 암을 되돌려 보낼 수 없다는 뜻이기도 하다. 때론 화를 불러일으키기도 하고 예상치 않게 뒤통수를 치기도 하는 엉뚱한 구석이 있지만 그럴수록 잘 달래고 얼러야 한다.

흔히들 암을 난치병이라고 말한다. 그러나 암 선고가 곧 사형 선고는 아니다.

나와 비슷하게 암이 간에서 폐로 전이된 사람이 있었다. 내가 이렇게 멀쩡하게 살아나는 동안 그는 병상에서 죽음을 맞았다. 내 담당 의사 말로는 내가 받은 치료 요법이나 그가 받은 치료 요법이나 하나도 다를 게 없었다고 한다.

나에겐 잘 사귀다가 언젠가 돌려보내야 할 암이란 존재가 그 사람에겐 그저 싸워 이겨야 할 끔찍한 적으로밖에 보이지 않았던 게다. 그래서 미칠 듯 불안해하다가 유혹에 빠져 갖가지 사이비 요법에 손을 대기도 하고, 말도 안 되는 비방에 몸을 내맡겼을지도 모를 일이다.

암과 맞닥뜨린 사람들은 대부분 이렇게 암을 두려워하고 거부하며 싸워서 이겨 없애야만 한다고 생각한다. 그러나 외면하고 거부해서 암이 떨어져 나간다면 좋겠지만 불행히도 암은 그렇게 호락

호락한 녀석이 아니다.

"너 이놈 왜 왔느냐, 나가 떨어져라" 하며 도망 다니고 숨을 곳을 찾는 사이에 암은 이미 승전고를 울리며 우리 몸을 잠식해 버리고 만다.

단언컨대 두려워해서는 절대 암을 감당할 수 없다. 그렇다고 무조건 거부하고 싸우기엔 암의 위력이 생각보다 강하다.

그렇다면 찾아온 암을 어떻게 대해야 할 것인가. 막연한 두려움 속에 방황만 할 것인가, 거부하고 피투성이가 될 때까지 싸우다 죽을 것인가, 아니면 그대로 포기하고 말 것인가.

가끔 조언을 구하려는 암 환자들에게 내가 해주는 말이 있다.

'피할 수 없다면 받아들이고, 그 맛을 씹으며 살자.'

'맛'이라는 말이 너무 과장되었다면 이 말이 더 적절할지 모르겠다.

'차라리 잘 달래며 끼고 살자.'

암 환자가 기나긴 투병기에 들어가기에 앞서 가장 먼저 갖춰야 할 조건이 있다면 머릿속에 있는 암에 대한 생각을 바꾸는 일일 것이다. 암을 싸워 이겨야 할 적이 아닌, 함께 있는 동안 잘 끼고 살아야 할 친구라고 여기라는 말이다.

미국 임상암학회 회장은 2001년 미국 샌프란시스코에서 열린 연차학술대회에서 새로운 연구 성과와 앞으로의 치료 전망에 대해 발표를 하면서 "암은 결국 당뇨병, 고혈압, 심장질환 등과 같은 만성질환의 대열로 들어오고 있다"고 선언했다.

이제 암이란 존재가 사람의 생명을 앗아가는 무시무시한 난치병만은 아니라는 말이다. 그 말이 얼마나 무게가 있는가를 따지기 전에 동반자로서의 암의 새로운 면을 제시했다는 점에서 상당히 희망적인 발언이 아닐 수 없다.

지금 당장 마음속의 억압과 두려움을 버리고 이렇게 한번 외쳐보면 어떨까.

'너랑 나랑 한번 잘 살아보자, 그러다가 때가 되면 기분 좋게 돌아가라.'

'길어야 3개월'이라는 말 따위

내가 암을 극복한 일을 두고 주변 사람들은 '기적'이라는 표현을 즐겨 쓴다. 그러나 나의 투병기에 '기적'이라는 수식어를 붙이는 것에 좀처럼 수긍할 수가 없다. 기적이란 '통상적으로 일어날 수 없는 일'을 일컫는 말이기 때문이다. 물론 내가 희박한 가능성 속에서 암을 극복해낸 것은 사실이다.

그러나 나는 내 상태에 대해 정확히 파악하려고는 했어도, 그것을 가늠하는 통계 자료에 대해서는 굳이 알려고 하지도 얽매이지도 않았다. 한 번 화학 치료를 받을 때마다 수 차례 반복되는 검사와 그에 따른 각종 수치는 내게 있어 그저 현상학적인 자료에 지나지 않았기 때문이다.

물론 그것이 환자를 치료하는 데 중요한 자료가 된다는 사실에는 의심할 여지가 없다. 환자를 치료하는 의사 입장에서는 그 자료들이 앞으로의 치료 방향을 결정하는 중요한 잣대가 된다. 그러나 그것은 어디까지나 치료를 위한 근거일 뿐, 환자의 생명을 저울질하는 잣대는 되지 못한다.

"폐암 4기로 치료가 어렵겠습니다."

"자궁암 2기로 수술 후 항암 치료를 받으면 가능성이 있습니다."

암 통보를 받고 나서 제일 먼저 듣게 되는 것이 바로 병의 기수와 완치 가능성에 대한 이야기이다. 의사로부터 이런 말을 전해 들으면 환자들은 대부분 당황하게 마련이다. 암에 대해 잘 알고 있는 상태에서 암을 통보받는 예는 극히 드물기 때문이다. 따라서 환자들은 가장 먼저 듣게 되는 기수와 완치율에 대해 많은 궁금증을 가지고 오해도 많이 하게 된다.

암 환자의 기수는 어떤 의미를 가지는가

그렇다면 암 환자가 그토록 연연해 하는 기수는 어떤 의미를 가지는가. 암의 병기 구분은 종양의 범위에 따라 그 진행 정도를 숫자로 구분하여 표시한다. 이는 치료 방침을 결정하고 예후를 판단하기 위한 것으로, 현재 쓰이고 있는 것은 'TNM 병기 분류(TNM staging system)'이다.

T(Tumor : 종양)는 원발 종양의 크기, N(Node : 결절)은 림프절

에 퍼진 정도, M(Metastasis :전이)은 다른 장기에 전이되었는가를 따지는 것이다. 그러나 일반인에게는 1~4기로 나누는 오래된 방법이 이해하기 쉽다.

예를 들어 폐암에 걸렸다고 하자. 좌우 양쪽의 폐 중에서 어느 한쪽에만 암이 있고 그 크기가 3센티미터 이하면 1기에 속한다. 암세포가 원발 종양 주위의 림프절에 국소적으로 번지면 2기라고 진단한다. 한 단계 더 나아가 암세포가 림프절뿐만 아니라 쇄골 상부 등 가슴 전체에 퍼져 있으면 3기에 속한다. 이 단계가 지나서 암이 간이나 뇌, 뼈 등 다른 장기로 전이되면 소위 말하는 말기, 즉 4기로 진단한다.

그러나 환자 입장에서는 기수로 구분하기보다는 초기암, 중기암, 진행암 정도로 구분하는 편이 이해하기 쉽다. 기수로 따진다면 초기는 1기에 해당되고, 중기는 2·3기를 말하며, 진행암은 4기를 뜻한다. 그렇다면 이런 암의 기수가 의미하는 바는 무엇일까.

통계학적으로 볼 때 암의 기수는 곧 완치율로 이해된다. 완치율은 암에 따라 차이가 있지만 대략 설명하자면 5년 생존율을 기준으로 1기에서는 90퍼센트를 넘나들며, 2기에서는 3분의 2, 3기에서는 3분의 1 정도의 가능성을 보인다. 4기는 이미 암이 전신에 전이된 상태이므로 통계학적으로는 완치 가능성을 기대하기가 어렵다. 따라서 완치보다는 생명 연장을 목적으로 치료하는 것이 보통이다.

1기, 2기, 3기, 4기라는 명확한 구분과 그에 따라 두부 자르듯 나뉘는 완치율. 암 환자들은 이 기수와 완치율에 따라 자신의 남은 생명을 저울질한다. 이는 의사도 마찬가지이다. 너무도 쉽게 '길어야 3개월'이라는 말 따위를 한다.

수치에 대한 두려움은 비단 기수나 완치율에 국한된 것이 아니다. 일단 암에 걸리고 나면 무수한 수치로부터 헤어나질 못한다. 검사는 뭐가 그렇게 많고, 결과를 나타내는 수치들은 또 뭐가 그렇게 복잡한지. 의사나 간호사 입에서 숫자만 나오면 암 환자의 긴장은 극에 달한다. 하지만 전문적인 지식이 없으니 그저 수치상의 변화에 따라 하루에도 열두 번씩 천국과 지옥을 오르내린다.

그러나 마음을 가라앉히고 한번 생각해 보자.

1기 환자는 열에 아홉이 살고, 4기 환자는 그저 죽을 날만 기다릴 수밖에 없다고 한다면 의학적으로 '예외'라고 말하는 나 같은 사람들은 어떻게 설명할 것인가. 실력으로 따지자면 어디에 내놔도 빠지지 않는 내 동료, 선후배들조차 4기 암에 걸린 나를 보고 죽음을 예견했었다. 아마도 내가 지금처럼 멀쩡히 살아서 건강하게 지낼 거라곤 아무도 예상치 못했을 것이다. 나는 스스로 환자 입장이 되어보고 나서야 그러한 예측과 눈에 보이는 수치들이 얼마나 무의미한 것인지 깨닫게 되었다.

화학 치료를 받으러 병원에 드나들 때, 우연히 할머니 한 분을 만나 이야기를 나누게 되었다. 위암 2기 판정을 받은 할머니는 처음에는 수술을 완강히 거부하다가 가족의 설득으로 수술을 받고 다행히 경과가 좋아 퇴원을 앞두고 있었다. 그런데 이 할머니 말씀이 동네 의사만 아니었어도 좀 더 빨리 수술을 받았을 거란다. 처음에는 집 근처 병원에서 진단을 받았는데, 의사가 위암 3기이고 수술을 받더라도 회복 가능성을 장담할 수 없다고 했다는 것이다. 이제 살날이 얼마 남지 않았다고 생각해 자리보전을 하고 누운 지 며칠이 지났을까. 할머니는 자식들의 성화에 못 이겨 다른 병원을 찾았다가 뜻밖에도 3기가 아닌 초기이고, 수술도 어렵지 않다는 말을 전해들었다고 한다. 그 말에 힘을 얻은 할머니는 서둘러 수술 날짜를 잡고 예정대로 수술을 받은 다음 의사의 권유에 따라 화학 치료를 하고 있는 중이었다. 할머니는 처음 진단을 내렸던 의사에 대한 원망이 이만저만이 아니었다.

"진작에 초기라는 걸 알았으면 식구들 마음고생도 안 시키고 나도 편했을 텐데."

그런데 할머니가 퇴원한 지 얼마 지나지 않아서였다. 우연히 할머니의 담당 의사를 만나 뜻밖의 이야기를 듣게 되었다.

"아, 그 할머니요? 사실 상태가 좋지 않아 수술해야 하나 말아야 하나 망설이고 있었는데, 가족들이 간곡히 부탁하더라고요. 그냥 앉아서 죽는 날만 기다리느니 수술이라도 받게 해달라고 말이죠. 사실대로 말하면 할머니가 말을 듣지 않으실 거라고 해서 제가 수술 전에 직접 할머니를 만나 상태도 별로 나쁘지 않고 수술도 쉬울 거라고 말씀드렸지요."

통계학적으로만 보자면 할머니는 심각한 상황이었고 수술에 성공할 가능성도 희박했다. 그러나 할머니는 병의 기수나 완치율에 연연하지 않고 수술을 받은 끝에 내가 지켜보는 가운데 멀쩡히 병원을 걸어나갔다.

물론 그 할머니의 경우가 일반적인 예가 될 수는 없다. 만에 하나 할머니가 잘못되었을 경우에 모든 책임이 가족과 의사에게 돌아갈 수도 있었다. 그러나 결국 할머니를 살릴 수 있었던 것은 진단이나 검사에 따른 수치에 절망하지 않은 가족들의 마음가짐이었다.

나의 경우, 굳이 병의 결과를 기수로 설명하자면 처음에는 그저 간에서 종괴가 발견되었으니 1기였다고 할 수 있다. 그런데 불과 2개월만에 갑자기 폐에서 여러 개의 종괴가 발견되었다. 간과는 아무 상관도 없는 폐에서 암이 발견되었으니 기수로 따지자면 4기, 회복 가능성은 5퍼센트 이내에 지나지 않았다. 그러나 완치율이 5퍼센트라는 것은 수백 명, 혹은 수천 명의 환자를 겪어본 의사의 입장에서 내린 결론일 뿐이다.

암에 걸린 당사자 입장에서 볼 때 내가 그 5퍼센트 안에 들어가 완치될 수 있는 확률은 반반이다. 결국 아무도 모르는 일이니 말이다. 암에 대한 여러 가지 자료와 검사 수치들은 지금까지의 결과론적인 통계에 지나지 않는다. 그 통계가 어떤 개인의 경우를 저울질하는 잣대가 될 수는 없다는 말이다. 심지어 어떤 암은 기수 자체를 명명할 수 없는 경우도 있다. 또한 어떤 암이라도 생존 가능성이 전혀 없는 경우는 없다.

생존율이 떨어지고 검사 수치가 나쁘다고 절망해서는 안 된다. 그럴수록 '내가 이 통계의 긍정적인 수치에 포함되기 위해서는 무엇을 해야 할까'를 고민해야 한다. 차라리 통계 자료를 희망의 증거로 받아들이라는 말이다.

나는 암 환자에게 누가 어떠한 자료를 제시하더라도 '나는 단 1퍼센트의 생존자로 계산될 것'이라는 확신을 가지라고 말하고 싶다. 그리고 통계상으로 살아남은 사람들이 취한 방법은 무엇일지 고민하고 연구하라는 말도 덧붙이고 싶다. 수치로부터 자유로워질 수 있을 때 비로소 흔들리지 않는 희망과 의지, 그리고 암을 돌려보낼 수 있는 힘을 얻을 수 있을 것이다.

암과 친구가 되는 5가지 원칙

어느 날 불청객처럼 불쑥 나타났지만 언젠가는 다시 떠나갈 친구 같은 암. 암을 친구로 사귀어 잘 지내다 때가 되면 되돌려 보내기 위해서는 몇 가지 원칙이 필요하다.

원칙 1. 사귀기 전에 충분히 알자

한창 혈기왕성하던 시절에 어울려 지내던 친구가 있다. 녀석은 연애는커녕 여자 구경도 제대로 못 하는 다른 동기들과 달리 전화 한 통만 하면 한걸음에 달려와 줄 이성 친구가 줄을 설만큼 많았다. 그렇다고 생긴 게 특출난 것도, 여자들 앞에서 거들먹거릴 수 있을 만큼 돈이 많은 것도 아니었다.

한 여자와 헤어졌다 싶으면 어느새 새 애인이라며 다른 여자를 소개하는 녀석의 모습에 나는 어느 날인가 작정을 하고 그 비결을 물었다.

"난 말이야. 여자를 소개받기 전에 꼭 하는 일이 있어. 여자를 만나 무엇을 할지 미리 일정을 짠 다음에 하루 날을 잡아서 그대로 다녀 보는 거야."

여자를 만나서 무엇을 할 것인지, 어떤 곳을 다닐 것인지 미리 알아두면 절대 실수할 일이 없다는 말이었다.

암 치료를 연애에 비유하는 것은 우습지만 나는 암에 걸린 뒤로 종종 그 친구 이야기를 떠올리곤 했다. 암에 대해 충분히 알고 최선을 다해 준비해 나간다면 예기치 못한 상황에 부딪혀도 바르게 대처할 수 있을 터였다.

연애도 그렇지만 암을 대할 때에도 제대로 충분히 알고 치료를 시작해야 한다. 암이 지독하고 끈질긴 놈이란 건 이미 잘 알려진 사실이다. 그런 만큼 어떤 식으로 사람을 괴롭히는지, 어떻게 달래면 성질이 가라앉는지, 친구로 끼고 살려면 어떤 조건을 갖추고 있어야 하는지를 환자 본인이 먼저 잘 알고 있어야 한다는 말이다.

하지만 어설프게 알아서는 모르느니만 못할 때가 많다. 비슷한 종류의 암이라고 해도 찾아오는 양상은 사람마다 달라서 어설픈 정보를 가지고 남하는 대로했다가는 낭패를 보기 십상이다.

인터넷이나 TV, 신문, 잡지에 실린 정보를 과신하는 경우가 대표적인 예다. 아직 임상 시험 단계에 있는 치료법만 철석같이 믿거나 이미 효과가 없다고 검증된 것을 기적의 신약인 양 떠드는 경우가 있는데, 십중팔구 언론을 통해 그릇된 정보를 얻어들은 탓이다. 많이 알되 제대로 알기 위해선 신빙성을 입증할 만한 보증인이 필요하다. 적어도 그 정보의 사실 여부를 가려줄 만한 사람을 찾으란 얘기다.

서점에 가면 암에 관한 책이 많다. 그중에 반은 대체 의학이니 민간요법이니 하는 책들인데, 그런 책에 실려 있는 치료법은 아직 검증되지 않은 것이라 오히려 환자에게 해가 될 가능성이 크다.

암을 알기 위해 책을 구한다면 암에 대한 전문가가 쓴 전문 의학서를 보는 것이 좋다. 그런 책에는 신뢰할 수 있는 검증된 치료법만 실려 있기 때문이다. 하지만 책 몇 권 읽었다고 암에 대해 모두 알 수 있는 것은 아니다. 책을 통해 얻었던 지식은 담당 주치의와의 대화를 통해 확실하게 다지는 것이 좋다.

제대로 암을 알게 됐다면 암 때문에 예기치 못한 상황이 닥친다 해도 정신적으로나 육체적으로나 부담을 덜 느끼게 된다. '아는 것이 힘'이라는 말은 암을 두고 하는 얘기다. 하나를 알 때마다 암이 한 발자국씩 뒤로 물러난다는 사실을 기억하자.

원칙 2. 수치에 일희일비할 필요 없다

'실험은 사람을 속인다.'

암에 걸린 뒤로 항상 내 머릿속을 떠나지 않았던 말이다.

현대 의학은 어떤 상황이든 수치화하고 규격화하려는 경향이 있다. 수치에 따라 나누고 분석하고 거기에 따른 합당한 대응책을 마련하자는 것이다.

현대 의학은 언제나 어느 정도 선까지면 안전하고, 그 이상이면 예후를 신중하게 지켜봐야 하고, 또 어느 선 이상이면 위험 신호라고 말한다. 하지만 어떤 경우에는 그렇게 수치화시키는 것이 오히려 오판의 여지를 남기기도 한다.

예를 들어 어느 검사의 정상 지수가 30~40이라고 치자. 그런데 검사 결과가 43 정도로 나왔다고 했을 때, 이를 과연 어떻게 받아들여야 할까. 정상 범위에서 3 정도 벗어났으니 어떻게 대응을 할 것인가.

일례로 혈압을 재는 경우를 한번 보자. 별생각 없이 혈압을 쟀는데 수치가 좀 높게 나왔다. 이럴 땐 숨을 한두 번 크게 쉬고 다시 측정해보면 정상 지수로 돌아와 있는 경우가 많다. 기계가 너무 민감하다 보니 그런 일이 벌어지는 것이다.

모든 검사는 기계에 내장되어 있는 오차의 범위와 환자의 상태에 따라 수치가 다르게 나타난다. 기계의 경우 ± 몇 퍼센트씩 오차의 범위를 안고 있다.

그렇다고 해서 검사 자체가 신빙성이 없다는 말은 절대로 아니다. 약간의 오차가 있다고 해도 지금 시행되고 있는 여러 검사는 암을 확인하고 치료하는 데 있어 중요한 역할을 한다. 단지 검사 때마다 약간의 변화는 있을 수 있다는 말이다.

문제는 이런 서류상의 수치가 환자들의 마음을 크게 좌지우지한다는 점이다. 어제는 정상이었는데 며칠 있다가 다시 해보니 수치가 정상 범주를 벗어났다. 그럴 때 환자들은 수치 자체에만 매달려 너무 흥분하곤 한다. 단지 흥분하는 데서 그치지 않고 뭐가 잘못된 게 아닌가 싶어 우왕좌왕하다가 결국 말도 안 되는 비방에 손을 대기도 한다.

이것은 비단 서류상에 나타난 검사 결과에만 해당하는 이야기가 아니다. 대부분의 암 환자들은 하루하루의 경과에 지나칠 정도로 집착하는 경우가 많다.

소화가 조금 안 된다거나 자다 일어나 어깨 관절이 조금만 아파도 큰일이나 난 듯이 약을 달라는 둥, 치료가 잘못된 게 아니냐는 둥 야단법석을 떤다.

암이란 놈은 상황에 따라 줏대 없이 다른 얼굴을 보이는 상대를 무척 싫어한다. 그럭저럭 치료가 되어가고 있는데 만족하지 못하고 다른 방법을 쓴다거나 안 하던 식이 요법을 하는 것을 그다지 달가워하지 않는다는 말이다. 그럴수록 더 심술을 부리고 딴죽을 거는 것이 바로 암이다.

그뿐인가. 쓸데없는 감정 소모로 인한 체력 손실은 또 어떠한가. 암이란 놈은 워낙 뛰놀기를 좋아해서 제대로 상대하려면 충분한 체력이 필요하다. 그러나 암과 더불어 살면서 생기는 작은 변화에 일일이 반응을 보이고 흥분하다 보면 체력을 제대로 보존하기 어렵다.

내 몸에 조금 변화가 있다고 해서, 그것 때문에 기분이 영 아니라고 해서 불안해 하거나 지금까지 암을 대하던 방식을 억지로 바꾸려고 해서는 안 된다. 일단 암에 걸렸으면 마음속에 원망과 분노가 치솟고 시시때때로 달라지는 몸의 변화가 나를 놀라게 할지라도 항상 평상심을 유지해야 한다. 하루하루 변하는 수치에 좌지우지되는 것은 평상심이 없기 때문이다.

앞서 말했듯 암은 좋든 싫든 아주 오랜 시간을 함께해야 할 존재다. 그 시간을 견뎌내기 위해서는 무엇보다도 마음의 여유를 가져야 한다.

매일매일 달라지는 크고 작은 수치에 일희일비하지 말자. 아니, 차라리 수치에 대해서는 묻지도 말고 보지도 않는 편이 더 나을지도 모른다. 오랜 시간 암과 더불어 흔들리지 않고 살아가기 위해선 말이다.

원칙 3. 잔수로 사귀지 마라

흔히 인생을 마라톤에 비유하곤 한다. 그런데 나는 암과 지내는 것이야말로 마라톤과 같다고 생각한다. 마라톤에는 지름길이라는 게 없다. 요행이라는 것도 통하지 않는다. 그저 묵묵하게 달려야 할 뿐이다. 암을 끼고 살아야 하는 생활이 꼭 그렇다.

'서두르지 말라. 그러나 쉬지도 말라.' 암 환자로서 조급함이 들 때마다 나 스스로 되뇌었던 말이다.

몸보다 마음이 앞선 날에는 좋다는 건 몰아쳐서 다 해야 할 것 같은 강박도 들고, 그러다 또 어느 날에는 슬며시 포기하고픈 마음도 찾아올 게다.

암 앞에서 나약해지는 것은 사람이기에 당연하다. 그러나 서두르지 말아야 한다. 쉬지도 말아야 한다.

그저 내가 오늘 할 수 있는 것들을 향해 한 발씩 나아간다면 어느새 희망이 곁에 다가온다는 것을 알게 될 것이다.

화학 요법이나 방사선 요법 같은 일반적인 암 치료법들은 대부분 오랜 기간 예후를 지켜봐야 해서 환자가 감당해야 할 몫도 그만큼 크다.

지루한 지구전이라고나 할까. 때문에 많은 사람들이 기나긴 고통을 참다못해 '어떻게 빨리 끝낼 수 없을까' '이것 말고 다른 방법은 없을까' 하는 생각들을 한다.

그러나 암을 상대하는 데는 그런 잔수가 통하지 않는다.

단시간에 나를 옮겨다 줄 엘리베이터도 없고, 거센 풍파에서 나를 구해줄 구명정도 없다. 최소 몇 달부터 길게는 몇 년까지 그저 견뎌야 할 뿐이다.

수술 요법도 크게 다를 건 없다. 수술로 암 덩어리를 없앴다손 치더라도 그 암이 언제 다시 찾아올지, 어떻게 변덕을 부릴지 장기적인 안목으로 지켜봐야 한다. 단번에 어떻게 해보려는 요령은 절대 통하지 않는다.

잔수로 암을 대해선 안 된다. 그런 잔수에 걸려들 만큼 암은 어수룩하지 않다. 그렇기에 있는 힘을 다해 한 걸음씩 정도(正道)를 걷는 자세가 필요하다.

원칙 4. 거리를 두고 차분히 사귀어야 한다

나는 바둑을 잘 두는 편이 아니지만 남의 수를 보는 것은 좋아한다. 틈만 나면 케이블 TV의 바둑 방송을 보는데, 그중에서도 이창호 9단의 수가 가장 마음에 든다.

이창호 바둑의 특징은 절대 싸움을 걸지 않는다는 것이다. 보일 듯 안 보일 듯 둘레부터 천천히 다가가 어느새 상대방의 집을 잡아내곤 한다. 그렇다고 약점이 보일 때마다 그걸 일일이 다 잡아내느냐 하면, 그것도 아니다. 상대방이 뭔가 허점을 보여도 그냥 팔짱을 끼고 지켜보기만 한다. 다른 사람 같으면 잽싸게 수를 둬서 단번에 상대방의 집을 잡아낼 텐데, 이창호는 어떤 경우든 단번에 잡으려고 덤비지 않는다.

그것뿐인가. 상대편이 먼저 공격해 들어와도 흔들리는 법이 없다. 그저 끈기를 갖고 아주 조금씩 자기에게 이로운 수를 두는데, 그게 쌓이고 쌓여 부지불식간에 난공불락의 성을 만들어 낸다. 결과적으로 보면 양보할 것은 다 양보하면서도 한두 집 차이로 이기는 것이다.

그래서일까. 사람들은 이창호의 대국을 볼 때, 초반에는 그가 불리한 것 같아도 섣불리 질 거라고 얘기하지 않는다. 멀리서 보고 있다가 한두 집 차이로라도 결국엔 이기고 마는 그의 근성을 믿는 것이다.

어떤 이는 어차피 이길 바에야 큰 집 차이로 승부를 내는 게 좋지 않느냐고 말할지 모른다. 하지만 욕심만 가지고 상대방의 수를 잡으려고 달려든다 해서 이길 수 있는 것은 아니다. 먼저 자신의 집을 다지고 난 다음 상대의 약점을 공격해야 한다. 만약 집이 다져지지 않은 상태에서 상대의 약수만을 보고 공격하다간 오히려 역습을 당할 수 있다. 그래서 큰 집 차이로 이기는 사람들은 질 때도 큰 집 차이로 지고 만다.

하지만 이창호는 상대의 약수가 보이더라도 자신의 집을 먼저 다지는 스타일이다. 자신의 집을 완벽하게 만들고 상대를 공격하기 때문에 결국 상대방을 수세에 몰아 승리를 거두게 된다.

암도 마찬가지이다. 때로 암이란 친구가 나를 실망시킬 수도 있고, 도발적으로 싸움을 걸어올 수도 있으며, 위협적으로 다가올 수도 있다. 그러나 그럴 때일수록 일단 마음의 여유를 가져야 한다. 만약 마음을 다지지 않은 상태에서 암이 공격한다면 결국 수세에 몰리게 된다. 하지만 마음을 다진 후라면 암이 아무리 공격을 해도 충분히 막아낼 수 있다.

암이 끈질기게 괴롭힐수록, 때론 위협적으로 덤빈다고 하더라도 '오냐. 네가 그렇게 나오는구나. 좋다. 하지만, 나는 우선 나를 다진 후 너를 대하련다'는 마음가짐이 필요하다.

아무리 가까운 친구 사이라도 서로 싸울 때가 있기 마련이다. 그럴 때마다 가까이에서 치고받다 보면 결국 상처를 받는 것은 자기 자신이다. 그럴 때일수록 서로 거리를 두고서 차분히 상대를 바라보고 내 마음을 다지는 자세가 필요하다.

암도 다르지 않다. 암은 내 약점을 너무나 잘 알고, 그것을 시기적절하게 이용하기 때문에 함부로 덤벼서는 절대 이길 수 없다. 마음이 조급해질수록 이 한마디를 기억하자.

'급할수록 돌아가라.'

원칙 5. 언젠가는 돌려보낼 수 있는 친구라고 여겨라

사람들이 암을 두려워하는 까닭은 무엇일까?

얼핏 보면 뻔한 질문인 듯싶지만 여기에는 암을 대하는 마음가짐에 대한 물음이 담겨 있다.

사람들이 암을 두려워하는 것은 암과 더불어 죽음이란 단어를 떠올리기 때문이다. 죽음에 대한 두려움은 남녀노소를 막론하고 인간이라면 누구나 느낄 수밖에 없는 감정이다. 이성적으로야 담담하게 받아들이고 싶지만 막상 그 앞에 서면 본능적으로 움츠러들게 된다.

문제는 죽음에 대한 두려움이 두려움으로 그치는 것이 아니라 일상의 삶까지 피폐하게 만들어 버린다는 것이다. 암에 걸린 사람은 특히 더 그렇다. 암 자체로 인한 고통도 만만치 않은데 죽음에 대한 두려움까지 더해진다면 하루하루가 그야말로 지옥 같을 것이다.

나는 여기에서 한 가지 의문을 가져본다. 과연 암이 곧 죽음을 의미하는 것인가. 암을 끼고 산다는 것은 결국 죽음으로 한 발자국 다가서는 것인가.

단언컨대 결코 그렇지 않다.

그렇다면 말기 암에서 다시 회생하는 사람들, 끈질긴 투병 생활

끝에 재기한 사람들은 다 어떻게 설명할 것인가. 그 사람들은 모두 운이 좋아 그렇게 살아난 것일까.

나는 암 투병 생활에 있어서는 운은 절대 통용되지 않는다고 생각한다. 암에 걸렸다가 회생했다면 거기엔 분명히 이유가 있다. 수술이 성공적이었건, 화학 치료가 효과를 거두었건, 본인의 투병 의지가 강했건 간에 분명히 이유 있는 결과인 것이다.

암이 폐로 전이된 후 완치 가능성은 단 5퍼센트 이내였다. 100명 중 95명은 죽고, 5명만이 살아남을까 말까하다는 이야기이다. 하지만 나는 수치를 중요하게 여기지 않았다. 자신에 대한 믿음이 있다면 된다고 생각했다. 어차피 완치율 0퍼센트가 아닌 이상 살 가능성은 존재하는 것 아닌가.

만약 암에 걸린다는 것이 100퍼센트 죽음을 의미한다면 애초에 암이란 놈을 친구로 삼자고 하지도 않았을 것이다. 어차피 죽을 목숨인데 뭐 좋다고 징그러운 암 덩어리를 친구 삼자고 하겠는가.

암을 친구로 생각하기 위해서는 '암은 곧 죽음'이라는 공식에서 벗어나야 한다. 암은 갑자기 찾아온 불청객이긴 하지만 언젠가 되돌아갈 친구다. 그렇게 믿지 않으면 결국 입으로는 친구 삼자고 하면서도 마음은 불안과 초조, 경계심에 떠는 거짓된 나날을 보낼 수밖에 없다. 암과 함께할 시간을 담담히 받아들일 수 있으려면 암을 언젠가 되돌려보낼 수 있는 친구라고 믿어야 한다.

'지금은 이렇게 힘들지만 언젠가는 툭툭 털고 일어날 것이다. 피투성이가 되더라도 최후에 웃는 사람은 암이 아닌 나다.'

그렇게 되뇌는 순간 암은 정말 돌아갈 채비를 한다. '아, 이놈은 내가 오래 붙어살 수 있는 사람이 아니구나. 벌써 내가 떠난 후의 삶도 생각하고 있구나!' 하면서 말이다.

  마지막에 손 털고 웃을 수 있는 사람은 바로 나라는 희망을 잃지 말자.

암 진단을 받자마자 꼭 해야 할 일들

대부분의 사람은 암에 걸렸다는 사실을 처음 알게 되면 어떻게 대처해야 할지 몰라 고민을 거듭한다. 그러나 그렇게 고민하는 사이에 귀중한 시간이 속절없이 흘러가고 있다는 사실을 알아야 한다. 물론 너무 성급하게 마음을 먹는 것도 좋지 않지만 할 수 있는 한 신속하게 대처하는 것이 좋다.

암 환자에게 있어 가장 절실한 것은 바로 '완치'일 것이다. 하지만 암은 '완치되었으면 좋겠다'는 간절한 바람만으로 이겨내기에는 너무나도 강한 존재다.

암을 완치하기 위해서는 무엇보다 시작이 중요하다. 시작만 잘 한다면 그만큼 완치에 가까워지게 되는 까닭이다.

다음은 암 진단을 받은 뒤 꼭 해야 할 일들이다.

첫째, 암 박사가 돼라

중국 전국시대의 병법서인 『손자』를 보면 '지피지기 백전불태(知彼知己 百戰不殆)'라는 말이 있다. '자신을 알고 적을 알고 싸우면 백 번을 싸워도 위태롭지 않다'는 뜻이다.

암에 있어서도 마찬가지다. 많은 암 환자들이 암 선고를 받은 직후 어떻게 행동해야 할지 갈피를 잡지 못하고 방황하곤 한다. 그러나 고민만 하고 있다고 해서 병이 낫는 것은 아니다. 암을 완치하고 싶다면 먼저 암에 대해서 꿰뚫고 있어야 한다.

암에 대해 전혀 모르는 상태라면 타인에게 의존할 수밖에 없다. 우선 귀가 얇아진다. '어디의 누가 무엇을 먹고 나았다더라' '어디 누구는 어떻게 했더니 나았더라'는 식의 말에 귀를 기울이게 되는 것이다. 그뿐만 아니라 담당 의사와 대화가 통하지 않아 치료에 어려움을 겪을 수도 있다.

그런 점을 차치하고서라도 자신이 앞으로 대적해야 할 상대에 대해 파악하지 못하면 심적 안정을 찾을 수 없다. '네가 누군지 잘은 모르지만 어떻게든 이긴다'는 태도보다는 '나는 너에 대해 모든 것을 다 안다. 그러니 절대 물러서지 않겠다'는 태도가 치료에 훨씬 도움이 되는 것은 자명한 사실이다.

그렇다면 암에 대해서 어떻게 공부해야 할까.

우선 암에 대한 모든 것을 다 알 필요는 없다. 세상에 알려진 암의 종류만도 수백 가지에 이를뿐더러 암이라고 해서 다 같은 성질을 가지고 있는 것이 아니기 때문이다. 그보다는 내게 찾아온 암이 악질적인 놈인지 비교적 양호한 놈인지, 예후는 어떠하며, 내가 할 수 있는 일은 무엇이 있는지를 정확히 아는 것이 중요하다.

단 그 정보의 출처가 정확해야 한다. 허황된 정보는 자칫 모르느니만 못한 경우가 많기 때문이다. 책을 고를 때도 그 분야의 전문의가 쓴 것을 구입하는 것이 좋다. 그래야만 이미 검증된 과학적 정보를 접할 수 있다. '카더라' 식의 정보에는 차라리 귀를 막아라. 잘못된 비방은 자칫 되돌릴 수 없는 치명적 결과를 불러올 수도 있다. 물론 가장 좋은 것은 담당 의사를 통해 얻는 정확한 정보이다.

둘째, 좋은 의사를 선택하라

"수술을 서울대 병원에서 받지 않겠다."

간암 수술을 앞두고 내 입에서 나온 한마디는 서울대 병원에 엄청난 충격을 안겨 주었다. 서울대 병원장을 지냈고 투병 당시 서울대 의대 교수로 재직하고 있는 사람이 모교 병원이 아닌 다른 곳에서 수술을 받겠다고 나섰으니 병원 관계자나 동료, 선후배 할 것 없이 놀라지 않는 사람이 없었다. 일부 언론에서도 도대체 무슨 사연이 있기에 자타가 공인하는 초일류급 병원, 그것도 모든 편의를 다 누릴 수 있는 출신 병원을 놔두고 다른 병원에서 수술을 받겠다고 고집하는지 꽤 궁금해 했다.

지금에 와서 고백하지만 그것은 그럴만한 이유가 있었다.

어느 분야나 마찬가지겠지만 특히 의료 분야는 각각 세부 전공을 강화해야 한다는 것이 평소 나의 신념이다. 특히 병원 진료의 세분화, 즉 '한우물 파기'만이 의학 발전의 기본이라고 생각한다. 이를테면 위면 위, 간이면 간, 특화된 분야에만 매진하는 것이 진정한 대학 병원의 모습이라 여겼던 것이다.

그러나 우리나라 대학 병원의 현실은 그렇지 못했다. 밤새워 간 하나만 연구하고 수술해도 될까 말까 한데, 오늘은 간 수술하고 내일은 위 수술하는 식이었다고나 할까. 워낙 인력이 부족하다 보니 의사 스스로 이 일 저 일 가릴 처지가 못 되는 것이 사실이었지만 언젠가는 반드시 고쳐야 할 관행이었다. 그런 와중에 내게 암이 찾아온 것이다. 배를 가르고 간을 반 이상 들어내야 하는 대수술을 앞둔 내 머릿속에 드는 것은 오직 하나, 살아야겠다는 생각이었다.

당시 서울대 병원에 훌륭한 외과 교수는 많았지만 오랜 세월 꾸준히 간에만 매달려 '이 사람 아니면 간을 거론할 사람이 없다'고 할 만큼 실적을 쌓은 팀이 없었던 까닭에 다른 병원을 선택할 수밖에 없었다.

물론 이 이야기는 1998년 내가 수술을 할 때의 상황으로, 서울대 병원은 현재 발전에 발전을 거듭하여 국내는 물론 세계적으로 인정받는 실력을 갖췄다.

나는 서울대 병원이 아닌 다른 병원에 있는 내 후배 겸 제자에게 수술을 받았다. 어떤 이는 일본이나 미국의 유수한 병원을 추천하기도 했지만, 그 제의만은 단호히 거절했다. 간 질환 분야, 특히 간 절제 수술에는 우리나라가 세계 일류라는 것을 잘 알고, 또 믿었기 때문이다. 다행히 수술은 성공적이었고, 나는 지금도 그때의 선택을 후회하지 않는다.

 암 발견 초기에 가장 고민해야 할 부분은 자신의 담당 의사를 선택하는 문제이다. 그렇다고 해서 반드시 일류라고 이름 붙은 의사를 고를 필요는 없다. 현장 경험이 풍부하고 환자에게 믿음을 줄 수 있는 의사면 된다. 괜스레 권위만 내세워 '나만 믿고 잘 따르면 되지 왜 이렇게 질문이 많아' 하는 식으로 소통하지 않는 일류 의사보다는 잘 모르면 공부를 해서라도 환자와 함께 대화하려는 성의를 보이는 의사가 좋다. 그래야만 의사나 환자 혼자가 아닌 의사와 환자가 함께하는 치료가 될 수 있기 때문이다.

 아는 의사도 없고 누가 믿을만한 의사인지 알 길이 없다고 해서 넋 놓고 앉아 있으면 안 된다. 아는 의사가 없다면 좋은 의사를 알고 있는 사람이라도 찾아라. 물어물어 찾다 보면 그 안에서 최선의 선택을 할 길이 열린다. 그리고 그 선택에 따라 치료의 향방이 달라질 수 있다는 사실을 잊지 말자. 의사를 선택하는 기준에 대해서는 다음에 나오는 '좋은 의사 고르는 법'에서 다시 설명하겠다.

셋째, 선택했으면 일단 의사를 믿어라

 내가 서울대 병원이 아닌 다른 병원에서 수술을 받은 이유를 두

고 누군가는 이렇게 물었다

"결국 선생님도 의사들을 믿지 못해 그런 것이 아닙니까?"

본인이 의사인 만큼 의사들이 가진 허점을 누구보다 잘 알 테고, 그래서 의사들에게 불신을 품게 된 것은 아닌지 은근히 내 속을 떠보려는 질문에 나는 이렇게 답했다.

"아니오. 의사를 너무 믿어서 그랬던 겁니다."

사실이 그랬다. 표면적으로는 의사를 못 믿어서 그런 것처럼 보였겠지만 사실은 누구보다도 의사라는 존재를 믿었기에 그런 결정을 내릴 수밖에 없었다. 이 의사건 저 의사건 상관없다면 내가 왜 굳이 주위에서 불편한 소리를 들어가면서까지 다른 병원 의사를 고집했겠는가.

의사의 역할이 중요하다는 확신, 그리고 그 역할을 제대로 수행하기 위해서는 나 스스로 의사를 선택할 필요가 있다는 확신이 있었기에 그런 결정을 내린 것이다.

서커스단의 공중 곡예를 떠올려 보라. 한 곡예사가 허공으로 몸을 날리면 다른 곡예사가 그네에 매달려 그를 받아준다. 이때 뛰는 사람이 받아줄 사람을 믿지 못한다면 결과는 어떻게 되겠는가. 아무리 실력 좋은 곡예사라도 불신감 때문에 결국엔 그넷줄에서 떨어지고 말 것이다. 세상에는 함께할 상대방을 믿어야 가능한 일들이 많다. 회사를 예로 들면 사장은 사원을 믿어야 하고, 사원은 사장을 믿어야 한다. 신뢰가 없다면 그 회사는 더 이상 성장할 가능성이 없다.

의사와 환자의 관계도 마찬가지이다. 의사는 환자의 의지를 믿어야 하고, 환자는 의사의 실력을 믿어야 한다. 자신이 선택한 의사를 믿지 못하면 의사 말을 듣지 않고 그릇된 치료법에 눈을 돌리게 된다. 그러면 결국 완치와는 점점 더 멀어지게 될 뿐이다.

의사를 선택했다면 무조건 그를 믿어라. '이 의사가 최고의 의사가 맞나' 하는 의문은 버려라. 그 의사가 소위 '최고의 권위자'가 아닐지라도 환자 자신이 확신을 가지고 선택했다면 그때부터 그는 최고의 의사인 것이다.

넷째, 자신의 권리를 제대로 주장하라

환자들은 자신이 걸린 병과 치료 내역에 대해 알 권리가 있다.

아무리 의사가 전문가라 해도 결국 치료 대상이 되는 사람은 환자이며, 치료 행위로 인해 직접적인 영향을 받는 사람도 환자이기 때문이다.

그러나 우리나라 환자들은 단지 환자라는 이유만으로 의사에게 주눅이 들어 자신이 가진 권리를 포기하는 경우가 많다. 이를테면 진단서를 보고 싶어도 의사가 거부하거나 의사의 비위를 건드릴까봐 말 한마디 꺼내보지 못하는 식이다.

환자가 요구하면 진단서를 보여줘야 하는 것은 의사의 의무이다. 이러한 의무는 의료법에도 명시되어 있다. 하지만 환자들은 그런 법이 있다는 것조차 모르고 있는 경우가 태반이다. 몰라서라도 권리 주장을 하지 못하는 것이다.

환자가 자신의 권리를 찾아야 하는 이유는 바로 환자 자신이 병의 주체이자 치료의 주체이기 때문이다. 환자 자신은 아무것도 하지 않으면서 의사에게만 의존한다면 그만큼 위축되고 소극적인 자세로 치료에 임할 수밖에 없다. 암을 완치하기 위해서는 무엇보다도 환자 자신이 치료의 주체로 서려는 적극적인 마음가짐이 필요하다.

다섯째, 결정을 내렸으면 밀고 나가라

암 환자가 완치로 다가가는 길은 멀고도 험하다. 때문에 그 과정에서 갖가지 변수가 생겨날 가능성도 그만큼 크다.

간암 수술을 성공적으로 마치고 2개월 정도 지났을 무렵이었다. 이번엔 수술이 아닌 다른 방법이 필요했다. 없어진 줄 알았던 암세포가 폐로 전이되었기 때문이었다.

상황은 수술 전보다 심각했다. 그리고 수술 때처럼 내 마음대로 판단을 내릴만한 상황도 아니었다.

한시라도 빨리 결정을 내려야 했다. 담당 의사가 제시한 방법은 단 하나였다. 두 가지 약물을 병행하는 화학 요법, 이른바 '칵테일 요법'을 써보자는 것이었다.

암 치료에 가장 일반적으로 사용되는 칵테일 요법은 두 가지 이상의 약물을 함께 사용함으로써 일종의 시너지 효과를 노리는 치료법이다. 그리고 칵테일 요법에서 어떤 약물을 선택하여 어떤 식으로 투여할지를 판단하는 것은 전적으로 담당 의사의 몫이다.

치료의 예후가 어떻게 될지는 장담할 수 없었지만 한 가지 확실한 것은 내 치료를 담당할 의사가 내게는 최고의 의사이자 조력자라는 사실이었다. 나 스스로 인정한 그 사람이 치료를 이끌어나간다면 치료 기간 내내 나 역시 환자로서 최선의 노력을 다할 수 있으리라는 확신이 있었다.

일단 마음을 굳히고 나니 모든 일이 일사천리로 진행되었다. 신체검사에서 화학 치료를 받아도 좋다는 결론이 내려졌다. 나는 다시 한번 각오를 다지고 치료에 임할 준비를 했다.

'나는 암을 떠나보내기 위해 만반의 준비를 했다. 흔들리지 않는 굳은 의지와 체력, 그리고 무엇보다도 치료 동안 나와 함께 암과 맞설 최고의 조력자도 갖추었다.'

물론 왜 난관이 없었겠는가. 남들 다 겪는 부작용을 나라고 피해 갈 수 없었다. 치료 막바지에 이르러서는 몸이 견뎌내질 못해 약물 투여량을 3분의 1 가량 줄이기도 했다.

그렇지만 나는 치료 기간 내내 담당 의사의 치료 방법에 대해 단 한 번도 이의를 제기하지 않았다. 그는 내가 인정하고 신뢰하는 최고의 조력자가 아닌가. 그에게 힘을 실어주지는 못할망정 발목을 부여잡아 가능한 치료마저 못 하게 하는 우를 범할 생각은 추호도 없었다.

5개월간의 화학 치료는 그렇게 해서 끝이 났다. 나중에 듣고 보니 암세포가 육안으로 사라질 확률, 즉 관해(寬解)에 이를 확률은 채 5퍼센트도 되지 않았다고 했다.

그러나 담당 의사는 한 번도 내게 그런 사실에 대해 언급한 적이 없었다. 나 또한 치료를 받는 동안 내 몸에 찾아오는 크고 작은 변화들에 대해 일일이 신경을 곤두세우거나 담당 의사에게 불평을 한 적이 없었다. 그저 서로 신뢰하면서 묵묵히 암에 대응할 뿐이었다.

나중에 내가 반 농담 반 투정으로 담당 의사에게 물었다.

"치료 가능성이 그렇게 희박하다는 걸 왜 처음부터 말하지 않았소?"

"그런다고 뭐가 달라졌겠습니까? 어차피 선생님은 끝까지 치료를 받으셨을 거잖습니까."

맞는 말이다. 아무리 가능성이 희박하다 해도 그것이 최선의 선택이고, 내가 믿는 조력자가 그런 선택을 내렸다면 나는 두말없이 그에 따랐을 것이다.

암 환자가 가장 궁금해 하는 것이 바로 '가능성이 몇 퍼센트인가' 하는 것이다. 완치 가능성, 생존 가능성.

물론 가능성은 매우 중요하다. 하지만 가능성은 말 그대로 '가능성'일 뿐이다.

가능성이 크다고 모두 완치되는 것도 아니고, 가능성이 적다고 해서 완치가 안 되는 것도 아니다. 가능성이 적다고 해서 포기할 수는 없지 않은가.

자신이 의사를 선택했고, 치료 방법을 결정했다면 의사를 믿고 치료에 임해야 한다. 내가 선택한 의사와 치료 방법이 최선이라고 믿는다면 비록 5퍼센트의 가능성이라고 해도 절대적인 희망이 될 수 있다.

여섯째, 의사와의 커뮤니케이션을 포기하지 마라

환자와 의사 사이에서 가장 많이 일어나는 일은 바로 질문과 답변이다. 환자는 자신의 상태와 병의 진행 정도를 정확히 알아야 한다. 그러기 위해서는 담당 의사에게 자주 질문을 던져야 한다. 그러나 "지금 어떤 상태죠?" "과연 나을 수 있을까요?" 하는 식의 두루뭉술한 질문으로는 자신의 상태를 정확히 파악할 수 없다. 질문이 애매한 만큼 의사 역시 "좋아지고 있습니다" "물론 나을 수 있지요" 하는 식으로 쉽게 대답하기 때문이다.

의사에게 도움이 될 만한 답을 얻어내기 위해서는 날카롭게 질문할 줄 알아야 한다. 알고 싶은 바의 요지를 짧고 명확하게 물어야 충분한 답변을 들을 수 있다. 이러한 질문을 하기 위해 먼저 해야 할 것이 암에 대한 공부이다. 암에 대해 제대로 알고 있어야만 필요한 대화를 할 수 있기 때문이다. 의사와의 원활한 커뮤니케이션을 위해서 다음 사항들을 고려하자.

우선 다른 의사의 견해를 구하라.

암의 진행 상태를 정확하게 파악하거나 치료의 폭을 넓히기 위해서는 반드시 다른 의사의 견해를 들어볼 필요가 있다. 특히 진단에 대해 의심이 가고 치료법에 대해 확신이 안 선다면 의료 시스템이 좀 더 잘 갖춰진 다른 병원을 찾아가 견해를 들어보는 것도 방법이다. 하지만 다른 의사의 견해를 들을 때에도 자신의 담당 의사에 대한 신뢰는 잃지 말아야 한다. 다시 말해 담당 의사를 믿지 못해서가 아니라, 내 병을 객관적으로 보기 위해 다른 의사들 의견도 구해보라는 말이다.

두 번째로 치료 과정에 대해 상의하라.

암 치료를 시작하기 전에 수술 요법과 화학 요법, 방사선 요법 중 어느 것을 선택할 것인지 미리 알아둬라. 이미 수술을 받았다면 이후의 항암 치료는 어떻게 진행되는 지도 파악해두는 것이 좋다. 예측될 수 있는 모든 상황을 미리 알고 있어야만 당황하지 않고 상황에 맞게 처신할 수 있기 때문이다. 치료에 대해 잘 알고 있으면 있을수록 두려움도 줄어들고 치료에 따른 부작용에도 효과적으로 대응할 수 있다. 그러기 위해서는 의료진과의 대화가 필수적이다. 만약 현대 의학으로는 치료할 방법이 없다는 결론이 내려졌다 할지라도 의사와 상의하는 것이 좋다. 축적된 경험에서 나온 의사의 조언은 환자에게 여러모로 도움이 되기 때문이다. 어떤 의사라도 자신이 맡았던 환자가 잘못되기를 바라는 사람은 없다. 더는 치료할 방법이 없다는 결론이 나올지라도 다른 방법을 조언해 줄 수도 있다는 말이다.

마지막으로 표준 생활에서 벗어난 것들은 반드시 확인해야 한다. 암 환자들은 자신이 암에 걸렸다는 사실을 알고 나면 예전의 식사 습관부터 생활 습관까지 모든 것을 바꾸려고 든다. 그러나 그 전에 작은 것 하나라도 의료진과 상의하는 버릇을 들일 필요가 있다. 그 작은 것 하나가 치료에 절대적인 영향을 미칠 수도 있기 때문이다.

암 환자들에게는 사소한 걱정거리가 끊이질 않는다. 심지어는 '산책은 어느 정도 하는 것이 좋을까?' 하는 문제를 가지고도 심각하게 고민을 한다. 의료진에게 한 번만 물어보면 될 것을 가지고 속을 끓이다가 혼자서 결론을 지어버리곤 하는 것이다.

의문점이 있으면 아무리 사소한 것이라도 의료진에게 물어보는 것이 좋다. 골치 아픈 질문은 의사에게 맡겨버리고 환자는 주어진 시간을 유용하게 보낼 방법을 고민하라.

암은 일반적으로 수술 요법이나 화학 요법, 방사선 요법 등으로 치료한다. 그러나 제대로 된 일상생활도 이런 치료 못지않게 중요하다. 다시 말해 일상 자체가 하나의 치료 보조 수단이 될 수 있다는 것이다.

의사는 단순히 수술 요법이나 화학 요법, 방사선 요법만 기계적으로 행하는 사람이 아니다. 암 환자의 치료는 병원에서의 치료 외에도 생활 전반에 걸쳐 이루어진다. 환자의 생활적인 면을 책임지는 것도 결국 의사의 몫이라는 말이다.

의사를 제3의 친구로 만들라

우리나라 사람들이 가기를 꺼리는 곳이 두 군데 있다. 바로 경찰서와 병원이다. 몸에 이상이 생기면 병원에 가기보다는 알아서 진단하고 처방하고 치료하는 경우가 많다. 그런 사람들이 가진 공통적인 생각은 '내 몸은 내가 제일 잘 알고 있다'는 것이다. 그런 사람들에게 건강 상태가 어떠냐고 물으면 이제까지 잔병치레라고는 해본 적이 없다는 둥, 삼시 세끼 밥 잘 먹는데 뭐가 문제냐는 둥 자신만만한 태도를 보인다.

문제는 이런 병원 기피증이 오히려 큰 병을 불러올 수도 있다는 사실이다. 일반적으로 알려진 큰 병도 초기에는 피로나 감기, 몸살, 설사, 두통, 소화불량, 체중 감소 같은 사소한 증상으로 그 실체를 드러낸다. 따라서 몸에 이상이 생겼다 싶으면 바로 병원을 찾는 것이 좋다. 아무리 큰 병도 일찍 발견하면 치료가 가능하지만 아무리 사소한 병도 때를 놓치면 치료가 어려워진다.

특히 암은 초기에 발견되면 완치 가능성이 월등히 높아진다. 그러나 대부분은 상당히 진행된 상태에서 발견되기 때문에 완치가 어려운 것이다.

사람들은 왜 그렇게 병원을 싫어하는 것일까? 접수하고 진료를 받기까지 시간이 오래 걸리기 때문이라는 사람들도 있고, 진료비가 부담되기 때문이라는 사람들도 있다. 특히 주부들은 진료비에 대한 부담 때문에 병원을 멀리하는 경우가 많다. 그러나 뭐니뭐니 해도 의사들에 대한 불신이 가장 큰 이유일 것이다.

의사와 환자 사이의 불신은 사소한 오해에서 비롯된다. 그러한 오해는 서로 간의 입장 차이에서 오는 것이다. 의사와 환자의 입장 차이는 병원문을 들어서는 순간부터 확연하게 드러난다. 환자는 조금이라도 빨리 자신의 병에 대해 진단을 내리고 치료해 주기를 바란다. 그러나 의사는 막연한 처방이나 증상에 대한 '대증 치료'보다는 정확한 진단을 내리는 것이 먼저라고 생각한다. 일례로 배가 아픈 환자가 병원을 찾았을 때 의사는 피 검사, 소변 검사, 방사선 검사, 내시경 검사 같은 다양한 검사부터 받게 한다. 의사 입장에서는 지금 당장 고통을 덜어주는 것보다 최악의 가능성부터 타진하고 진단을 내리는 것이 중요하기 때문이다.

하지만 환자의 입장에서 본다면 배가 아파 죽겠다는데 치료는 안 하고 별다른 상관도 없어 보이는 검사만 하고 있으니 속이 터질

노릇이다. 더구나 환자는 검사를 받으라고 하면 혹시 큰 병일지도 모른다는 불안감 때문에 초조해하며 조금이라도 빨리 병명을 알고 싶어한다. 그래서 끊임없이 질문을 던지게 되는 것이다. 그러나 의사는 모든 검사가 완료된 시점에서 진단을 내려야 한다는 생각에 섣불리 대답하지 않으려 한다. 자칫 성급하게 판단을 내렸다가 오진을 할 수도 있기 때문이다.

검사 결과가 나온다고 해서 오해가 사라지는 것은 아니다. 만일 암이라는 진단이 내려지면 환자는 앞날을 기약할 수 없는 병에 걸렸으니 하루빨리 치료에 들어가기를 원한다. 그러나 앞으로도 받아야 할 검사가 산더미처럼 쌓여 있다고 한다.

검사가 계속되는 동안 환자의 불안은 쌓여만 간다. 마음속에서는 답을 알 수 없는 질문들이 끊임없이 생겨난다.

'나는 지금 몇 기인가? 과연 가능성은 있는가?'

이런 상황이 계속되다 보면 환자는 급기야 "치료는 하지 않고 검사만 하느냐"라며 울분을 터트리고 만다.

하지만 의사 입장에서 본다면 추가 검사는 반드시 필요하다.

추가 검사를 통해 암의 진행 정도와 크기, 전이 가능성 등을 총체적으로 파악해야 하기 때문이다. 그런 과정을 거쳐야만 비로소 수술을 할 것인지, 화학 요법이나 방사선 요법을 쓸 것인지, 그 순서는 어떻게 하는 것이 최선인지 같은 사항들을 결정할 수 있는 것이다.

어찌 되었건 시간이 갈수록 서로 간의 입장 차이로 인한 갈등이 꼬리에 꼬리를 물고 일어나면서 의사와 환자 사이의 신뢰도 점점 떨어지게 된다. 더 이상 의사를 믿지 못하게 된 환자는 "이게 과연 좋은 치료법이냐" "그래서 완치가 되겠느냐" "계속 검사만 해서 병이 낫겠느냐" 하는 식의 불평을 늘어놓기 마련이다. 그렇게 되면 의사는 치료 과정 하나하나를 환자에게 이해시키고 환자를 설득해야 하기 때문에 더욱 힘이 든다. 정작 치료에는 힘을 쏟지 못하고 엉뚱한 곳에 힘을 낭비하는 꼴이 되는 것이다.

나는 지금 누가 옳고 누가 그른지 시시비비를 가리자는 것이 아니다. 의사건 환자건 어떻게든 암을 돌려보내야 한다는 공동의 목적을 지닌 사람들이 아닌가. 의사와 환자에게 필요한 것은 시시비비를 가리는 일이 아니라 서로 간의 반목과 불신의 원인을 찾아 해결하여 한마음이 되는 일이다. 풍랑이 이는 바다 한가운데 조각배를 띄워놓고 서로 다른 방향으로 노를 젓는다면 좌초될 것은 불을 보듯 뻔한 일이다.

환자가 먼저 마음을 열어야 한다

의사와 환자 사이의 입장 차이는 어느 한 편만 마음을 열면 충분히 해결될 수 있다. 나는 그 어느 한 편이 환자가 되어야 한다고 말하고 싶다.

이는 경제적인 논리이다. 의사는 하루에도 수십 명의 환자를 대하는 것이 직업인 사람이다. 그런 만큼 아무래도 환자보다는 절실함이 덜하게 마련이다. 그런 의사의 마음을 돌려 최선을 다할 수 있도록 유도하는 역할을 해야 할 사람은 다름 아닌 환자 자신이다.

내가 아는 한 의사는 이런 이야기를 한다.

"의심스러운 눈초리로 입 꾹 다물고 내 얘기를 듣는 환자보다는 차라리 핀잔을 듣더라도 내게 매달리는 환자가 훨씬 대하기 편합니다. 회진이 끝나고 조금 여유가 생길 때면 그런 환자들의 얼굴이 떠오릅니다. 차트라도 한번 더 보게 되는 거죠."

만약 당신이 암 환자라면 적어도 완치될 때까지만이라도 의사를 내 편으로 만들어 최대한 이용해야 한다.

아무리 가족들이 성심성의껏 도와준다 해도 암 치료에 있어서만큼은 제3자에 지나지 않는다. 가족들은 희망과 용기는 줄 수 있겠지만 실질적인 치료를 해줄 수는 없다.

"의사를 제3의 친구로 만들라. 옆에 있는 참모를 왜 써먹지 못하는가."

내가 암 환자들에게 자주 하는 말이다. 암 치료에서 가장 중요한 조력자는 바로 의사이다. 자신의 담당 의사를 불신한다면 가장 중요한 조력자를 잃어버리게 된다. 의사를 제3의 친구로 만들어야 하는 까닭은 바로 여기에 있다.

그렇다면 의사를 최고의 조력자로 만들기 위해서는 어떻게 해야 할까.

일단 의사에게 목숨을 맡겼으면 그를 믿고 따를 수밖에 없다. 그 믿음의 정도가 의사를 최고의 조력자로 만드는 원동력이 된다.

다음으로 의사와 충분한 커뮤니케이션을 할 수 있어야 한다. 중요한 것은 자신의 병에 대한 일방적인 질문이 아니라 '대화'를 해야 한다는 점이다. 환자가 의사에게 질문하는 것은 당연한 일이다. 그러나 암에 대한 지식이 없다면 보편적인 질문밖에 할 수 없고, 의사의 답변도 제대로 이해할 수 없다. 그러다 보면 대화는 일문일답식으로밖에 이루어지지 않는다.

내가 여느 암 환자와 다른 점이 있다면 바로 암에 대해 알고 있었다는 것이다. 암에 대한 지식이 있으면 자신의 병에 대해 깊이 있는 대화를 나눌 수 있게 된다. 그런 대화가 거듭되다 보면 자신의 병에 대해 정확히 파악할 수 있을뿐더러 자신이 어떻게 행동해야 할지도 잘 알게 되어 치료에 많은 도움이 된다.

대화 상대는 반드시 자신의 담당 의사가 아니어도 좋다. 오히려 다른 의사들로부터 많은 조언을 들을 필요가 있다. 담당 의사를 믿지 못해서가 아니라 자신의 상황을 이해하고 치료 방법을 선택하는 데 신중을 기하기 위해서 말이다.

가만히 앉아만 있지 말고 조언을 얻을 수 있는 의사를 찾아보자. 조언을 구하는 의사가 반드시 전문가여야 하는 것은 아니다. 의사들은 폭넓은 의학 지식을 가지고 있기 때문에 자신의 전문 분야가 아니라 해도 어느 정도의 궁금증은 풀어줄 수 있다.

1 더하기 1은 2이다. 그러나 살아가는 일에서는 언제나 그렇게 명쾌한 답이 나오는 것이 아니다. 흔히 알고 있듯이 1 더하기 1이 3이 될 수도 있고 4가 될 수도 있다. 혹은 -2가 될 수도 있다. 1 더하기 1이 2가 아니라 그 이상의 알파가 붙는 것을 시너지 효과라고 한다.

환자가 의사를 불신하거나 적대시하면 시너지 효과는커녕 오히려 더 나쁜 결과를 가져올 수 있다. 의사를 믿지 못해 90퍼센트 이상의 치료 효과를 기대할 수 있는 병원 치료를 거부하고 비방에 매달리게 되는 것이 바로 그러한 경우이다. 환자가 의사를 믿고 그를 최고의 조력자로 만들면 의사와 환자의 관계에서 나올 수 있는 것 이상의 시너지 효과를 누릴 수 있다.

　이러한 시너지 효과를 만들어낼 수 있는 사람은 의사도 가족도 아닌 환자 자신뿐이다. 의사 대 환자라는 적대 관계를 만들 것인지, 의사 더하기 환자라는 동지 관계를 만들 것인지는 모두 환자 자신에게 달려 있다.

좋은 의사 선택하는 법

젊은 시절의 일이다. 하루는 아내가 심각한 얼굴로 말했다.
"가슴에서 뭔가 잡혀요."
목욕을 하다가 가슴을 만져봤더니 작은 덩어리가 있더라는 것이다. 깜짝 놀란 나는 당장 병원 선배에게 아내를 데려갔다. 처음에는 별말이 없던 선배는 조용히 나를 불러 말했다.
"암일 가능성이 70퍼센트 정도 되는 것 같아. 아무래도 조직 검사를 해봐야겠네."
이틀 후 아내를 데려가 조직 검사를 했는데 아무리 기다려도 결과가 나오지 않았다. 우리는 아무 이상이 없어 연락이 안 오는 것이려니 하고 마음을 놓고 있었다. 그런데 처음 검사를 했던 선배와 조직 검사를 맡았던 병리학과 의사가 뒤늦게 나를 찾았다.

"암입니다."

뒷말은 듣지 않아도 알 수 있었다. 이른 시일 내에 수술하는 것, 그것만이 최선의 방법이었다.

"그거 정확한 겁니까?"

"확실합니다."

"그럼 왜 진작 검사 결과를 알려주지 않은 겁니까? 결과가 이렇게 늦게 나오다니 무슨 문제가 있는 거 아닙니까?"

그러자 담당 병리 의사는 심각한 얼굴로 실토했다. 처음에 악성이라는 진단을 내려놓고도 뭔가 전형적인 소견이 아닌 점이 있었다는 것이다. 만에 하나 아닐지도 모른다는 생각이 들어 신뢰할 만한 다른 병리과 의사 다섯 명에게 조직 샘플을 보냈다고 했다.

당시 조직 검사를 맡았던 그 의사는 내가 가장 믿는 이였다. 빠르고 정확한 진단으로 이름이 나 있던 그가 확신이 없었다면 뭐라고 콕 집어 말할 수 없는 경계선상의 결과가 나왔다는 소리였다.

"그래서 그 사람들은 뭐라고 합디까?"

"두 사람이 암이라고 했고, 나머지 세 사람은 아닌 것 같다고 했습니다. 저는 암이라고 진단했으니 3대 3이네요. 하지만 제 판단으로는 암이 분명합니다. 그냥 내버려둬서는 안 될 것 같습니다."

나로서도 참으로 판단하기 어려운 상황이었다. 덮어놓고 암이라고 단정 짓자니 수술이 부담스러웠고, 그냥 내버려두자니 두고두고 불안할 것 같았다. 이러지도 저러지도 못하던 나는 다시 권위 있는 제3자의 의견을 들어보기로 했다.

여기저기 알아본 결과 당시 유방암 진단의 최고 권위자가 미국 미네소타 대학 병원에 있다는 사실을 알아냈다. 먼저 담당 의사와 다시 한 번 진단을 받기로 합의한 다음, 때마침 미국으로 가는 동료 편에 조직 검사 슬라이드를 보냈다. 그러나 예상대로라면 진작에 가타부타 소식이 있어야 하는데, 만 하루가 지나도록 아무런 연락이 없었다. 별의별 생각이 다 들었다. 급기야 확인도 하지 않은 상태에서 암이 맞을 거라고 짐작하기에 이르렀다.

그렇게 하루가 지나고 마침내 전화가 왔다. 미네소타 대학 병원에서 연락이 왔는데 암이 아니라는 것이었다. 최근에도 비슷한 사례가 있었지만 암은 아니었다는 말까지 적혀 있었다고 했다.

아무리 의학이 발전했다 해도 오진에 대한 논란은 끊이질 않는다. 그러나 오진을 했다고 의사만 탓할 수는 없는 노릇이다. 물론 실력이 모자라서 오진을 하는 예도 없진 않지만 좀처럼 정확한 판단을 내리기 어려운 경우도 많다. 심지어 내 아내처럼 여러 명의 의사가 검사해도 정확한 판단을 내리기 힘든 때도 있다.

이는 치료에 있어서도 마찬가지이다. 어떤 의사는 수술을 받으라고 하고, 어떤 의사는 화학 요법이나 방사선 치료를 받는 것이 낫다고 한다. 물론 어떤 상황에서 어떤 치료법이 잘 듣는지 대략적인 윤곽은 잡혀 있다. 하지만 약 선택이나 시술 방법 같은 세부사항으로 들어가면 환자 개개인의 상태에 따른 여러 가지 경우의 변수가 나오게 마련이다. 이를테면 서울에서 부산까지 가는 방법과 비슷하다고 할까. 서울에서 부산까지 가려면 비행기를 이용할 수도 있고, 고속버스를 이용할 수도 있고, 기차를 이용할 수도 있다. 목적지는 하나지만 가는 방법은 다양하다는 말이다. 가장 빠르고 안전한 방법이 어떤 것인가는 개인이 처해있는 상황이나 여건에 따라 다 다르다. 암 치료도 다를 게 없다. 최근 암 치료의 동향, 환자의 상태 등 여러 가지 조건들을 고려하여 가능한 방법 가운데 최선의 것을 선택하게 된다.

다만 문제는 이러한 판단이 전적으로 의사의 몫이라는 점이다. 나는 암 환자들에게 가만히 앉아 처분만 기다리지 말고 최선의 판단과 선택을 내려줄 의사를 직접 찾아 나서라고 말하고 싶다. 내게 맞는 최고의 의사를 고르는 법, 그를 위한 최소한의 지침은 다음과 같다.

첫째, 정보 수집에 만전을 기하라

"아는 의사가 한 사람도 없어요."
"그런 걸 누구한테 물어봐요?"
"누가 좋은 의사인지 어떻게 압니까?"
"소개를 받긴 했는데 믿을 수가 있어야 말이죠."
의사를 고르라고 하면 대부분 이런 반응을 보인다.

생각해 보라. 만일 결혼 상대를 고르는 일이라면 아는 사람이 없다거나 소개를 받았는데 믿을 수 없다는 이유로 가만히 앉아만 있겠는가. 사방팔방 뛰어다니며 물어 물어서라도 소개받은 이의 사람됨을 알아보고, 직접 만나 제 눈으로 확인하는 것이 당연하다고 생각할 것이다. 아는 의사가 없다거나, 물어볼 사람이 없다거나, 소개받은 사람을 믿을 수 없다는 것은 핑계에 지나지 않는다. 알려고만 마음먹으면 어떻게든 알아볼 길이 생기게 마련이다.

만일 누가 내 병을 고쳐줄 명의인지 판단할 길이 없다고 치자. 그럼 가장 먼저 그런 의사에 대한 정보를 가진 사람부터 찾아 나서라. 한두 다리 건너 알아보면 기본적인 정보를 줄 수 있는 사람이 한두 명은 있기 마련이다.

먼저 소문을 내라. 직접 발로 뛰면서 배수진까지 친다면 기본적인 정보는 얻을 수 있을 것이다. 이도 저도 안 되면 하다못해 동네 의원에 가서라도 물어보는 적극적인 자세가 필요하다. 집 근처 내과나 외과 개업의를 찾아가 조언을 구하면 최소한의 정보 정도는 구할 수 있을 것이다.

암에 대한 전문의는 아니더라도 의사라면 누구나 암에 대한 기본적인 상식을 갖추고 있다. 그뿐만 아니라 동료 선후배를 따지다 보면 그 안에 암 전문의가 한 사람은 있게 마련이고, 그렇지 않더라도 그런 인적 네트워크를 통해 누구보다도 빠르고 확실한 정보를 얻을 수 있을 것이다.

둘째, 언론의 명의 리스트를 과신하지 마라

신문의 건강·생활 면을 보면 명의 리스트가 심심찮게 등장한다. 때로는 어느 분야의 최고 명의 아무개라고 의사 이름을 대문짝만 하게 실어놓기도 한다.

하지만 그런 기사에 언급된 의사 중 상당수가 '빛 좋은 개살구'에 지나지 않는다. 명의를 판단하는 기준도 여론 조사 비슷하여 명확하지 않을뿐더러 언론에 오르내리는 것을 즐기는 사람 치고 내실 있는 이가 드물기 때문이다.

동물 실험을 해서 성공했다, 신약 개발을 목전에 두고 있다, 새로운 치료법을 개발했다고 해도 나는 도무지 신뢰가 가지 않는다. 제대로 연구하는 의사들은 자신의 연구 결과가 임상 시험을 거쳐 공인되기 전까지는 언론에 발표하기를 꺼린다.

피땀 흘려 노력한 만큼 발표에 있어서도 신중에 신중을 기하는 것이다. 이는 의료인이 갖추어야 할 기본 덕목이라 해도 과언이 아니다.

그렇다고 해서 TV나 신문에 등장하는 의사들을 모두 믿지 못하겠다는 소리는 아니다. 언론의 속성상 원치 않게 과대 포장되어 소개되는 일도 있고, 뜻하지 않게 연구 정보가 새어나가 오도되는 일도 없지 않기 때문이다. 더러는 선도나 계몽 차원에서 자발적으로 대중을 향해 자신의 주장을 펼치거나 새로운 의학 정보를 소개하는 이도 있다.

내가 말하고 싶은 점은 언론 보도를 명의를 판단하는 척도로 삼지 말라는 것이다. 언론 보도는 참고가 될 수 있을지언정 명의를 저울질하는 잣대가 될 수는 없다.

만일 그 안에 관심이 가는 의사가 있다면 정확한 루트를 통해 최소한의 확인은 해야 할 것이다.

셋째, 공부하는 의사인지 살펴보라

의사는 평생 공부해야 하는 직업인이다. 환자를 보고 시간이 남을 때 공부하는 것이 아니라 밤잠을 아껴가면서라도 공부하고 연구해야 한다.

현대 의학은 하루가 다르게 발전하고 있다. 몇 년 전에는 최고의 치료법으로 주목받던 것도 하루아침에 새로운 치료법에 밀리기 십상이다. 따라서 현대 의학의 중심에 서 있는 의사는 기존의 치료법을 응용하면서 부작용을 최소화할 수 있는 방법은 무엇인지, 새로운 치료 동향은 무엇인지 끊임없이 공부하고 연구해야 한다. 암 분야를 연구하는 의사가 공부를 하고 있는지, 안 하고 있는지를 판단할 수 있는 명백한 증거 자료가 바로 논문이다.

제대로 공부하고 연구하는 의사라면 그 결과물을 논문으로 제시하는 일에 게으름을 피우지 않는다. 40대 이상인 의사라면 전문의 취득 후 자신의 이름이 제1 저자로 올라 있는 논문을 상당수 발표했어야 한다. 그뿐만 아니라 그 논문이 발표된 잡지가 공인된 학회지 등 권위 있는 것이어야 한다. 나아가 논문이 발표된 잡지가 세계적으로 인정받는 것이라면 그 의사의 실력을 평가하는 데 있어 확실한 증거가 될 수 있다. 제대로 된 논문을 쓰기 위해서는 그 분야의 최신 동향을 알아야 하고, 옥석을 가릴 수 있는 눈이 있어야 하며, 이를 증명할 만한 임상적 토대가 있어야 하기 때문이다.

물론 논문 발표만으로 의사의 실력과 연구 정도를 모두 판가름할 수는 없다. 경우에 따라서는 논문을 발표하지 않더라도 꾸준히 개인적인 공부를 거듭하고 진료 경험을 쌓으면서 최신 의료 동향을 파악하는 데 노력을 아끼지 않는 의사도 있기 때문이다. 그런 의사는 비록 연구 논문은 없더라도 최소한 새로 등장하는 각종 치료법에 대해 정확한 판단을 내릴 수 있으며, 과감히 취사선택을 하는 자신감을 보인다. 다만 논문처럼 눈에 보이는 증거 자료가 없기에 일반인이 판단을 내리기 어려울 따름이다.

어찌 되었건 의사로서 최신 진단 및 치료법들을 끊임없이 연구하고 공부하는 자세는, 임상에서 성심성의껏 치료에 임하는 것만큼이나 중요하다. 결국 성의를 다하는 치료라는 것은 의사 개인의 끊임없는 공부와 연구가 뒤따라야만 빛을 발하기 때문이다.

넷째, 열린 귀를 가진 의사를 선택하라

의사를 선택함에 있어 자신감과 독선을 구별하기 어려울 때가 많다. 권위적이고 독단적으로 행동하는 의사를 자신감에 넘쳐 당당히 자기주장을 펼치는 의사로 착각하기 쉽다는 말이다.

그 둘을 어떻게 구별하느냐고 반문할지도 모른다. 하지만 의사가 자신의 치료법에 대해 자신감을 갖는 것과 이를 실제 치료에 독단적으로 적용하는 것은 엄연히 다르다. 정말 실력이 있고 치료에 대한 확신이 서 있는 의사일수록 열린 귀를 가지고 다른 의사의 의견을 듣고 다른 방법들을 수용하려는 자세를 취하기 마련이다. 바꿔 말하면 그런 여유를 부릴 수 있는 자신감이야말로 정말 내실 있는 실력이라는 말이다.

이는 특히 다른 과와 팀플레이를 할 때 그대로 드러난다. 실력 있는 내과 의사라면 외과적 시술에 대해서도 충분히 고려하고, 병리학과의 의견 역시 충분히 수용한다. 진단을 내릴 때도 영상의학과와의 조율도 무시하는 법이 없다. 외과 의사도 마찬가지이다. 제대로 된 외과 의사라면 수술 전 내과, 영상의학과 등과 충분히 의논하고 수술시 함께 팀플레이를 하는 통증의학과나 병리학과의 의견은 물론이고, 수술 후 내과나 방사선종양학과와도 긴밀하게 커뮤니케이션한다.

담당 의사가 일말의 다른 가능성을 무시한 채 자신의 방법만을 고집하며 환자를 놓지 않으려 한다면 문제가 발생하기 마련이다. 특히 다른 치료 방법을 선택해야 할 경우, 제반 조건이 제대로 갖춰지지 않아 그만큼 치료에 어려움이 따를 수밖에 없다. 자신이 선택한 의사가 팀플레이를 잘 하는지 못 하는지를 환자 스스로 판단하기란 쉽지 않다. 이때는 동료 의사나 주변인의 조언을 구해야 한다. 특히 같은 과에 있는 사람보다는 자신의 병과 관련이 있는 다른 과에 있는 전문의들에게 조언을 구하는 것이 좋다.

예를 들어 내과 의사라면 외과나 영상의학과 의사의 의견을, 외과 의사라면 내과나 통증의학과 의사의 의견을 구하라는 것이다. 그들은 서로가 서로에게 좋은 평가자가 된다. 그들은 늘 그 의사 곁에서 진료를 함께 보는 사람들이기 때문에 그 의사가 권위를 내세우지 않고 팀플레이를 해가며 최상의 치료를 행하는지에 대해 객관적인 판단을 내릴 수 있다. 자신이 직접 의견을 구할 수 없을 때는 대신 의견을 구할 수 있는 사람을 찾도록 하자. 내 주변의 인적 관계를 이용해 수소문하다 보면 원하는 정보를 구할 수 있을 것이다.

다섯째, 환자의 편의보다는 실력이 우선이다

'반말쟁이'라는 별명을 가진 선배 의사가 있었다. 실력은 최고였지만 성격이 어찌나 괴팍한지 어머니뻘 되는 환자에게도 언성을 높이고 면박을 주기 일쑤였다. 한번은 친구 어머니가 진료를 받게 되었는데, 며칠 치료를 하다 보니 평소 성격이 그대로 나오고 말았다. 말 안 듣는(?) 친구 어머니께 한바탕 면박을 준 것이다. 결국 마음 상한 친구 어머니는 다른 병원을 찾게 되었다. 물론 선배는 평소 성격대로 눈 하나 깜짝하지 않았다. 그러나 얼마 후 친구 어머니는 다시 선배를 찾아오셨다. 새로 찾은 병원의 의사가 친절하기는 했지만 정작 치료 효과는 보지 못했던 것이다. 친구 어머니는 선배의 독설을 참고 견딘 덕분에 무사히 치료를 끝낼 수 있었다.

의료 서비스 개선이 의료계의 화두로 떠오르면서 친절한 진료를 받을 권리가 환자의 몫으로 인정받고 있다. 환자의 마음가짐이 치료에 한 몫을 한다고 볼 때 환자에게 만족할 만한 의료 서비스가 제공되어야 한다는 것은 두말할 나위가 없다.

그러나 그것을 의사 선택에 있어 그대로 적용한다는 것은 다소 무리가 있다. 의사 선택에 있어 가장 중요한 척도는 무엇보다 실력이기 때문이다. 병원 시설이 좋고 친절하기까지 하다면 더할 나위 없겠지만 그것이 의사 선택에 있어 실력보다 우위일 수는 없다. 환자에게 면박이나 주고 친절한 설명 따위는 기대할 수도 없는 의사라 할지라도 실력만 있다면 그를 선택하라고 말하고 싶다. 물론 그런 의사와는 제대로 신뢰를 쌓기 어려운 것이 사실이다. 하지만 그런 의사일수록 허황된 말로 환자에게 그릇된 희망을 심어주거나, 섣부른 판단으로 환자를 절망에 빠트리는 짓 따위는 하지 않는다.

의사를 선택하는 가장 중요한 목적은 내게 찾아온 암을 가장 빠르고 안전하게 치유하기 위해서이다. 그 목적을 이루기 위해서는 무엇보다도 의사가 실력을 갖추고 있어야 한다. 병원 편의 시설이 좋거나 의사가 친절한 것만으로는 환자의 목숨을 구하지 못한다.

여섯째, 상급 병원이 최선의 선택은 아니다

우리나라 사람들의 고질병 중 하나인 이른바 '일류병'은 의사나 병원을 선택하는 데도 어김없이 적용된다. 일류대 출신에 대학 병원에서 근무하는 의사가 최고의 명의라는 고정관념이 뿌리 깊이 박혀 있는 것이다. 물론 좋은 대학을 나와 대학 병원에 재직하는 의사에겐 그 나름의 장점이 있다. 다양한 임상 경험을 쌓으며 연구에 집중할 기회가 많다는 점이 바로 그것이다.

그러나 그런 의사만이 내게 찾아온 암을 가장 잘 치료할 수 있다고는 말할 수 없다. 실력은 있을지라도 병원 여건상 좀 더 성의 있게 치료할 수 없는 것이 현실이고, 병의 경중에 따라 환자를 대하는 태도 역시 달라질 수밖에 없다. 암은 경중을 떠나 누구에게나 심각한 병이지만 하루에도 수백 명에 이르는 환자를 접하는 대학 병원 의사가 환자의 입장을 일일이 이해하고 배려해주기란 쉽지 않다.

암이라고 해서 반드시 상급 병원에서 진단을 받고 치료해야 한다는 고정관념을 버리라고 말하고 싶다.

물론 3기를 넘어서 복잡한 치료가 필요하다거나, 암 특성상 최신 의료 장비를 갖춘 상급 병원에서 치료를 받아야 하는 경우도 있다. 그러나 중소 병원에서 치료를 받아도 완치가 가능한 경우도 많다. 암의 경중에 따라서는 대학 병원보다 중소 병원에서 치료받는 것이 더 효과적일 수도 있다. 특히 초기암의 경우에는 더더욱 그렇다. 간단한 수술로 끝낼 수 있는 치료를 굳이 큰 병원을 찾아 몇 달씩 기다려 진단을 받고, 사람 많은 곳에서 스트레스를 받아가며 치료할 이유가 없지 않은가. 만일 중소 병원에서 치료가 어렵다면 알아서 상급 병원을 추천해 줄 것이다.

의사를 선택할 때 중요한 것은 간판이 아니다. 나만큼 내 병에 관심을 가지고 적극적인 자세로 최선을 다해 치료하는 태도가 훨씬 중요하다. 만일 내가 찾은 중소 병원 의사에 대해 판단이 안 설 경우, 주변 사람을 통해 그 의사가 1년에 수술은 몇 차례나 하는지, 내과적 치료에 대한 경험이 어느 정도인지 등등에 대한 정보를 구하라. 한 달에 서너 번 수술하는 정도이거나 화학 치료를 받는 환자 역시 그 정도 숫자라면 임상적 경험이 부족하다고 할 수 있다.

나머지 판단 기준들은 앞서 설명한 것을 따르면 된다. 중요한 점은 '모든 암을 잘 보는 의사'가 아닌 '내게 찾아온 암을 잘 보는 의사'를 선택하는 것이다. 그리고 그 의사는 일류대 종합 병원에만 있는 것이 아니다. 먼 곳에서 찾지 말고 내 주변의 명의를 찾아보자.

암과 함께할 시간에 대한 설계도를 작성하는 일에는 만전에 만전을 기해야 한다. 그 첫 단추가 바로 의사 선택이다. 중요한 것은 수술이든 화학 치료든 간에 그 대상은 환자 자신이며, 그에 따른 결과를 최종적으로 짊어질 사람도 환자 자신이라는 점이다.

환자 스스로 의사를 선택한 뒤 확신을 가지고 치료에 임하는 것은 월권행위가 아니다. 그것은 환자의 당연한 권리이며 의무이기도 하다. 준비된 자만이 승리할 수 있다는 사실을 기억하자.

2장

암 환자들이여,
이것만은 절대로 하지 마라

아직은 검증되지 않은 대체 요법들도 언젠가 부작용에 대한 안전성과 치료 효과에 대한 과학적인 검증을 거쳐 증거 중심 의학의 하나가 될 수도 있다. 그런 일말의 가능성마저 부정하고 싶지는 않다. 그러나 대체 의학이 효용화될 수 있는 것은 앞서 말한 증거들이 확실히 마련된 다음의 일이다.

나는 암에 관한 한 대체 의학이라는 말 자체를 부정하고 싶다. 마치 현대 의학을 대체할 수 있다는 말로 들리기 때문이다. 단언컨대 주종이 뒤바뀐 치료 방법을 환자에게 강요하거나, 그로 인해 치료의 기회를 놓치게 해서는 안 된다. 그것이 목숨을 앗아가는 결과를 불러올 수도 있기 때문이다.

'어설픈' 대체 의학에 목숨을 맡길 것인가

 내가 존경하는 은사가 한 분 계신다. 이름만 들어도 웬만한 사람들은 다 고개를 끄덕일 만큼 의학계에서도 인정을 받는 분이셨다.
 전임 강사 시절, 하루는 그분이 내게 연락을 해오셨다. 요즘 아주 흥미로운 연구를 하고 있으니 동참하지 않겠냐는 것이었다. 존경하는 은사님이 부르시는데, 그것도 연구를 함께하자고 하시는데 망설일 이유가 없었다. 한달음에 달려갔더니 이런 말씀을 하셨다.
 "내가 말이지. 요새 침술에 관심이 있는데, 이게 결핵에 꽤 잘 듣는 것 같아. 내가 이걸 가지고 본격적으로 임상시험을 할 생각인데 자네가 엑스레이를 좀 찍어주지 않겠나?"
 귀가 솔깃해지는 제안이 아닐 수 없었다.

사실 그 무렵 병원 내에서는 그분에 대한 좋지 않은 소문이 나돌고 있었다. 의사가 환자를 데려다 놓고 침을 놓는다는 둥 말들이 많아 나도 무척 안타까워하고 있던 차였다. 그런데 이번 기회에 그런 소문을 무마시킬 만한 연구 성과를 얻는다면 은사님이나 나나 서로 좋은 일이 될 것이었다. 그리하겠다고 약속을 하고 본격적으로 스케줄을 잡고 있을 때였다. 나는 문득 의문 나는 점이 있어 은사님께 물었다.

"선생님, 그 실험을 하는 동안에는 환자들에게 결핵약을 쓰지 않는 거죠?"

"아니, 이 사람아! 오늘내일 하는 환자들한테 어떻게 약을 안 써? 약은 계속 써야지."

순간 말문이 막혔다.

'그렇다면 침을 놓은 환자의 병세가 호전된다고 한들 그것이 어찌 침술의 효과라고 단정할 수 있단 말인가. 내가 이런 말도 안 되는 실험에 동참해야 한단 말인가.'

그 후로 나는 이 핑계 저 핑계를 대며 도망 다니느라 골머리를 썩혀야 했다. 그 일만 생각하면 지금도 절로 고개가 저어진다.

그분은 정년퇴직 후에 체질 의학 쪽으로 관심을 돌려 본격적인 활동을 하셨다. 간단한 실험을 통해 체질에 맞는 음식을 찾을 수 있다고 해서 한때 방송에서도 난리였다. 비록 몇 달 후에는 언제 그런 것이 있었냐는 듯 소리 소문도 없이 잠잠해졌지만 말이다.

내가 젊었을 때만 해도 이런 일들이 비일비재했다. 현대 의학이 제 역할을 하기 시작한 지 불과 반세기가 지났을 즈음이니 지금은 인정받는 여러 치료법도 이제 막 첫발을 내딛는 단계였다. 조직 검사를 하기 위해 옆구리에 주삿바늘을 찔러 넣는 것도 당시에는 감히 상상도 못할 일이었다(그저 문제가 생기면 배를 열어야 하는 줄 알았다).

그뿐만 아니라 현대 의학에 반하여 이런저런 다른 방법들이 거론되어도 거기에 대해 타당하게 반박할 만한 근거가 정립되어 있지도 않았다. 당시 의학이라는 건 '봉사가 외나무다리 건너는' 수준이었다. 더듬더듬 길을 찾아 조심스레 한 발자국 내딛고 안심하는 그런 수준. 가야 할 길은 명백하지만 갖춰진 게 너무 없었다. 그러니 누군가 와서 지름길이라고 유혹하면 넘어갈 만도 했다.

그러나 지나간 과거사가 어찌 되었건 간에 현대 의학은 최근 반세기 동안 그 어떤 것과 견주어도 뒤지지 않을 만큼 괄목할 만한 성장을 이루었다. 수십 년 전만 해도 공상과학 영화에나 등장했던 유전자 복제술도 더는 영화 속의 일이 아니다. 지금 당장은 꿈도 꾸지 못할 일이라도 1년 후에는 어떻게 바뀔지 모르는 것이 바로 지금의 현대 의학이다.

그렇다면 우리 의료계의 모습은 어떠한가. 갖출 건 다 갖추고 앞으로 매진할 일만 남았으니 순풍에 돛 단 듯 차근차근 인류의 질병 퇴치라는 역사적 사명을 이루기 위해 한눈팔지 않고 앞으로만 달리고 있는가. 그래서 이 땅에 사는 모든 인류가 현대 의학에 박수를 쳐주고 전적인 신뢰를 보이고 있는가.

내가 몸담은 의료계이지만 실상은 그렇지 못하다. 솔직한 말로 진보하는 만큼 거기에 따른 반작용도 크고, 오히려 현대 의학에 회의를 품고 반세기 전 그 혼란스러웠던 시기로 되돌아가려는 움직임도 보인다.

암에 걸리기 얼마 전의 일이었다. 하루는 최근 몇 년 간 소식을 알 수 없던 제자가 나를 찾아왔다. 조용하면서도 제 할 일은 다 해내던 모범생으로 다른 대학에서 조교수 생활을 하던 제자였다. 그런데 조교수가 된 지 1년 만에 사직서를 내고 갑자기 인도로 떠났다는 것이었다. 그것이 내가 제자에 대해 전해 들은 마지막 소식이었다. 녀석은 몇 마디 안부 인사가 끝나자 머리를 긁적이며 양복 안주머니 안에서 봉투 하나를 꺼내 놓았다.

"이게 뭔가?"

"개업 초청장입니다."

초청장을 열어보니 'ㅇㅇ요법'이라는 글씨가 눈에 들어왔다.

"자네가 인도에서 배워왔다는 게 이건가?"

젊은 혈기에 무슨 새로운 것을 배워왔나 싶어 이야기를 들어봤더니 황당하기가 이를 데 없었다. 몇 백년 전 영국에서 주창된 이론인데 지금은 인도로 건너가서 유행하고 있다고 했다. 그 이론의 핵심은 사람의 몸 안에 컴퓨터의 CPU에 해당되는 중심체가 있는데, 그 중심체의 균형이 깨지면 각종 질병이 발생한다는 것이었다. 따라서 질병을 치료하는 데는 중심체의 균형을 잡아주는 것이 가장 중요하며, 거기에 쓰이는 생약이 200개 가량 발견되어 있다고 했다.

"선생님, 저도 처음에는 말도 안 된다고 생각했는데, 이게 알면 알수록 아주 재미있습니다. 그동안 제가 느껴왔던 한계가 어느 정도 해결되는 것 같기도 하구요."

그 자리에서는 차마 아무 말도 못했지만 제자가 돌아간 다음 느낀 회의감은 이루 말할 수가 없었다.

현대 의학을 '대체'할 암 치료법은 없다

이렇듯 내게 대체 의학은 그저 몇몇 촌극으로 기억될 뿐이었다. 그러나 내게 암이라는 놈이 갑작스레 들이닥치면서 이제는 나 스스로 이해할 수 있는 근거를 들어 그 허와 실을 파헤쳐 봐야 할 골치 아픈 과제가 되어버렸다.

애써 무시하려고 해도 아내를 비롯한 주변 사람들이 하루가 멀다고 이게 좋다, 저게 좋다 하는 식으로 나를 건드렸기 때문이다. 대체 의학을 들여다보면서 새삼 깨달은 것은 우리나라에서 암과 대체 의학은 떼려야 뗄 수 없는 불가분의 관계에 놓여 있다는 사실이었다. 병원 치료는 기약 없는 투쟁이고, 그 지루한 투쟁 끝에 암이 100퍼센트 완치된다는 보장도 없다. 암 환자나 그 가족이 지푸라기라도 잡고 싶은 심정이 드는 것도 당연했다.

내 가족들이라고 예외는 아니었다. 암이 폐로 전이되어 화학 치료를 받고 있을 무렵 가까운 친지가 꼭 읽어보라며 책 한 권을 들고 왔다. 일본에서 유행하고 있는 항암 대체 요법에 관한 책이었는데, 그이가 나를 만날 때마다 그 책 읽어봤냐고 물어보는 통에 하루는 날을 잡아 책을 읽었다.

책의 골자는 브라질의 고온다습한 산중에 자생하는 아가리쿠스라는 버섯을 쥐에게 투여했더니 암세포가 눈에 띄게 줄었다는 것이었다. 아가리쿠스에서는 혈당 강화, 혈압 조절, 항바이러스 작용은 물론 호르몬의 기초 성분이 되는 천연 스테로이드가 추출되는데, 특히 암 예방과 치료에 탁월한 효과가 있다고 한다. 단 대량 채취가 불가능하기 때문에 일본에서 직접 재배해 약용화했단다. 책 끝에는 아가리쿠스 버섯을 연구하여 실용화한 연구소 이름과 연락처가 적혀 있었다. 암 환자에게 조금이나마 도움이 되었으면 한다는 짤막한 문구와 함께.

책을 덮으면서 아가리쿠스가 정말로 암 환자에게 도움이 될 수 있으면 얼마나 좋을까 싶었다. 암 정복에 대해 아직 뚜렷한 답을 찾지 못한 현대 의학을 대신해 미개발 분야에서 대안을 내놓는다면, 의사라는 입장을 떠나 한 인간으로서 두 손 들고 반길 일이다. 나 자신이 바로 죽음의 문턱을 넘나들던 암 환자가 아니었던가. 더구나 한 번 떠나간 암이 두 번 다시 찾아오지 않으리라고 누가 장담할 수 있겠는가. 이런 상황에서 '기적의 대체 요법'이 나와준다면 그 누구보다 내가 먼저 나서서 반길 일이다. 그러나 불행히도 사실상 현대 의학을 '대체'할 만한 암 치료법은 없다.

내가 책을 통해 간접적으로 알게 된 아가리쿠스라는 버섯만 해도 그렇다. 한때 일본에서는 인기를 끌었을지 몰라도 세계적으로 권위 있는 학술지에 소개된 바도 없고, 임상시험을 거쳤다는 소식도 들은 바가 없다. 일본의 학회지에 논문이 발표되었다고는 하나 그 이름은 낯설기만 하다. 솔직히 논문에 인용된 내용조차 과연 믿을 수 있는 것인지 의심스럽다는 것이다. 고(故) 레이건 전 미국 대통령이 악성 종양에 아가리쿠스를 써서 효과를 보았다는 소식이 신문을 통해 전해진 적이 있었다. 도대체 그 외신이 어떤 경위를 통해 우리나라에까지 흘러들었는지 모르겠다. 어쨌거나 아가리쿠스가 정말 학계에서 인정받을 정도의 효능이 있다면 지금쯤 미국에서 임상시험이 진행되고 있을 것이다. 하지만 아가리쿠스 버섯은 정작 소문의 진원지였던 미국에서는 물론 이미 일본에서도 한물간 축에 속한단다. 그런데 내가 암 치료를 받을 당시 우리나라에서는 아가리쿠스를 구하느라 다들 혈안이 되어 있었다. 그런 분위기를 틈타 각종 버섯을 가지고 암을 치료한다는 '버섯 요법'이 나타나 주목을 받고 있었다.

문제는 안전성에 대한 의심 때문에 치료의 보조적 수단으로도 사용하기 꺼려지는 대체 요법을 많은 환자가 주 치료법으로 사용하고 있다는 점이다.

면역력을 키워 암을 치료한다고 해서 주목받고 있는 '미슬토 요법'만 해도 그렇다.

미슬토 요법은 독일에서 효과가 있다고 발표한 바는 있지만 임상시험을 통해 그 효과가 검증된 적은 없다. 단지 효과가 있다는 주장만 있을 뿐 어떤 실험을 거쳐 어떤 효과를 거두었는지, 어떤 부작용이 뒤따를 수 있는지에 대해서는 밝혀진 바가 없다는 말이다. 그럼에도 불구하고 미슬토 요법은 일반인들은 물론 일부 의료인들 사이에서도 암 치료의 신개념으로 받아들여지고 있다. 의료인들 사이에서도 혼란스러운 논의가 계속되고 있는 마당에 일반인들은 오죽하랴.

　더 큰 문제는 이런 시류를 틈타 정도(正道)에서 벗어난 일부 한의사들이 듣지도 보지도 못한 암 치료법을 들고 나오고 있다는 점이다. 이른바 '약침 요법'도 그 중 하나이다. 침으로 암 덩어리를 찔러 녹아 나오게끔 한다는 주장은 언뜻 들어도 말이 안 되는 소리이다. 설혹 침을 찔러 암 덩어리를 녹여 나오게 할 수 있다 해도 감염 같은 합병증을 일으킬 가능성이 너무 크다. 더군다나 찔러서 고름을 빼낼 정도의 암 덩어리라면 이미 2기를 넘어서 전이의 가능성도 있다는 말이다. 그러니 침 하나로 치료가 가능하다는 논리를 내세운다는 것은 암에 대한 기본적인 상식조차 없는 무지의 소치에 다름 아니다.

　한술 더 떠 일부 언론들은 엄연히 그 효과가 입증되어 대다수 암환자를 살리고 있는 현대 의학을 매도하며 전혀 과학적 근거가 없는 비방들을 앞다투어 소개하고 있다. 기본과 상식이 통하지 않는 현실이 아닐 수 없다.

　이외에도 세간에 떠돌아다니는 암에 대한 밑도 끝도 없는 비방들이 너무 많다. 연구나 실험을 거친 것도 아닌데 그것 아니면 치료법이 없는 것처럼 과장하기까지 한다. 그야말로 뜬구름 잡는 식의 허황된 주장들이다. 만일 각종 비방들이 주장하는 대로 정말 획기적이고 기적적인 치료가 가능하다면 암은 벌써 정복되었어야 옳다.

　하지만 백 년이 넘는 연구와 실험을 통해 이룩된 현대 의학으로도 암을 완전히 정복하지 못하고 있는 것이 현실이다. 혹자는 그래서 더더욱 '대안'이 필요하다고도 한다. 그러나 현대 의학으로도 정복하지 못한 암을 제대로 된 연구나 실험 하나 없이 아집과 궤변으로 버무려진 비방만으로 정복할 수 있겠는가.

그들이 말하는 대안이란 그저 상술일 뿐이다. 암 환자들이 이러한 비방에 매달려 적절한 치료 시기를 놓친다면 돌아올 것은 죽음밖에 없다.

근거 없는 소문에 흔들려서는 안 된다. 처음에는 그 말이 상당히 달콤하게 들릴지도 모른다. 하루아침에 암을 씻은 듯이 낫게 해준다는 말에 솔깃하지 않을 사람이 어디 있겠는가. 그러나 그 말에 현혹되어 치료를 포기하거나 우선순위를 바꿀 경우, 그에 따른 책임은 본인이 져야 한다. 검증되지 않은 방법이니만큼 그에 따른 부작용이나 폐해가 생겨도 대안이 없다는 말이다.

나는 암 환자가 식보(食補) 차원에서 먹는 것이라면 무엇이든 상관없다고 누차 이야기해 왔다. 각종 버섯이나 차를 음식이나 음료로 먹는 것은 말리지 않겠다. 다만 그것은 치료가 아닌 영양 보충 차원으로 받아들여야 할 것이다. 하지만 이를 정제화된 약으로 복용하는 것은 위험하기 이를 데 없다.

음식은 독이 되지 않지만 약은 어떤 것이든 독이 될 가능성을 안고 있기 때문이다. 암 치료에 있어 증거 중심 의학만이 정도라는 것은 너무도 당연하다. 검증된 바 없는 비방에 매달리는 것은 목숨을 담보로 도박을 벌이는 것이나 다름없다. 승률이 없는 도박에 목매지 마라. 자칫하면 목숨을 잃을지도 모를 일이다.

지금에 와서 하는 말이지만 내가 한참 항암 치료를 받고 있을 무렵, 아내도 어디선가 이런저런 비방들을 듣고 와서 슬그머니 얘기를 꺼내기도 했다. 수술 직전에는 어디서 굼벵이가 좋다는 말을 듣고서는 제주도에서 직접 굼벵이를 구해다가 한나절 넘게 달여 탕약을 만든 적도 있었다. 물론 내가 안 먹겠다며 고집을 부리는 바람에 모두 내버려야 했지만 말이다. 더 놀라운 사실은 그 약으로 효과를 봤다고 알려준 사람이 평생 연구에 몰두해온 '학자'라는 점이다. 정보의 정확성을 판단할 능력이 있는 사람조차 그럴진대 비전문가들은 오죽하겠는가.

내가 투병생활을 처음 시작할 때인 1998년 경에 대중을 현혹시켰던 소위 비법, 비방들은 지금은 다 사라졌다. 그러나 시대에 따라 그때그때 이러한 민간요법적인 비방이나 최신 의학기술 발달에 따른 신기술이라고 하며 대중을 현혹시키는 일은 항상 있는 법이다.

2017년 현재 소위 줄기세포에 의한 암 치료법이 일부 의료계에서 시행되고 있으나, 국내 의료법 규제에 따라 대부분 일본에서 시술하고 있는 실정이다. 줄기세포에 대해서는 각 방면에서의 응용, 특히 암 치료에 관한 연구는 전세계적으로 활발히 이루어지고 있는 것이 사실이다. 하지만 아직 초보적 개발 단계이며 임상응용은 극히 제한적으로 이루어지고 있고 특히 '덩어리 암(solid tumor)'에 대한 성공 사례는 아직 발표된 바가 없다. 국내에서도 연구가 활발히 이루어지는 것으로 알고 있으나 그 결과에 대해서도 발표된 바는 없다. 다시 한번 말하지만 지금 현재로서는 암 치료에 있어서 줄기세포에 의한 암 치료법은 증거 중심의 의학이 아니다. 따라서 암 치료법으로 취급하지 말아야 한다.

최선은 증거 중심 의학뿐이다

너나없이 한번쯤은 혹하게 되는 대체 의학. 그렇다면 대체 의학의 뿌리는 과연 무엇일까.

대체 의학은 1960년대부터 등장하기 시작했다. 1960년대는 한 세기 동안 비약적인 발전을 거듭해 온 과학이 환경파괴, 비인간화, 핵무기 같은 각종 역기능을 보이면서 이에 반대하는 '반과학 운동'이 일어나던 때였다. 대체 의학은 반과학 운동의 목적으로 과거로부터 전해져 오던 비과학적인 치료법이 새 이름을 달고 다시 나타난 것에 지나지 않는다. 대체 의학의 골자는 다음과 같다.

'현대 의학이 고칠 수 있는 병이 과연 얼마나 되는가. 오히려 현대 의학 때문에 많은 환자들이 죽어갔다. 과학의 힘이 아닌 자연의

힘을 빌자.'

그렇다면 그 자연의 힘이라는 것은 과연 무엇인가. 과학의 반대편에 있는 것, 다시 말해 말로 설명될 수 없는 방법에 근거한 것이 아닌가. 결국 대체 의학은 동서양을 막론하고 검증되지 않는 것에 기반한 신비주의적 믿음에 그 뿌리를 두고 있는 것이다.

혹자는 의학 선진국인 미국에서 대체 의학을 인정한 것처럼 오해하고 있지만 실상은 그렇지 않다.

1991년 미국 의회는 국립 보건원 내에 대체 의학 전문 부서를 만들 것을 결의, 1992년부터 본격적인 활동을 시작했다. 그 후 개편된 기구를 만들어 대체 의학에 대한 연구를 계속하고 있다. 그러나 이 기관에서 하는 일은 말 그대로 '연구'이다. 60년대부터 급격히 일어나고 있는 대체 의학 신드롬에 주목하여, 과연 대체 의학적인 치료 방법이 효능이 있는지를 평가하고 그 과학적 근거를 알아보기 위해 이를 연구하고 검토하는 것이다.

그것을 두고 일부에서는 마치 대체 의학이 서구에서 인정받은 양 떠들어대고 있다. 한 예로 어느 신문에선가 미국 암 환자의 85퍼센트가 대체 의학을 선택했다고 보도한 적이 있다. 틀린 말은 아니다. 다만 그 환자들이 기존 치료법을 거부했는가 하면 그렇지는 않다. 기존 치료는 변함없이 유지하면서 의사의 지시에 따라 해가 없는 대체 의학적 치료법을 보조적으로 행했을 뿐이다. 때문에 설혹 그들이 완치되었다 하더라도 대체 의학의 힘 때문이라고는 누구도 말할 수 없다.

이러한 대체 의학이 한국에서 유독 과장되고 인기를 끄는 것은 무엇이든 여과 없이 과대 포장하는 언론의 속성과 이를 이용해 장사하는 상업주의가 결탁한 탓이다. 어떻게든 여론의 시선을 끌어보려는 언론과 돈이 되는 일이면 무조건 덤벼드는 상업주의가 서로 죽이 맞아 벌인 '쇼'에 지나지 않는다는 말이다.

목숨을 버릴 각오라면 대체 의학에 의지하라

간암으로 죽은 한 사업가가 생전에 이렇게 물어온 적이 있다.
"수많은 사람이 효과를 보고 있는 그건 다 어떻게 설명할 겁니까? 병원 치료만 믿고 있다가 죽으면 누가 책임져 준답니까?"
그는 이렇다 할 치료를 거부한 채 오로지 버섯 요법에만 의지하여 여러 나라를 돌아다니다가 결국 병이 악화되어 죽고 말았다.
그의 죽음을 두고서 '현대 의학적 치료를 거부해서'라는 이유만을 달 수는 없다. 앞서도 말한 바 있지만 지금 현대 의학이 암을 정복한 것은 결코 아니다. 때문에 적지 않은 사람들이 수술이나 화학 요법, 방사선 치료에 의존하다가 암을 이겨내지 못하고 죽는다.
그 사실을 부인하지는 않겠다. 그리고 현대 의학으로서도 두 손을 들 수밖에 없는 상황이라면 여한을 없앤다는 의미에서 한번쯤 대체 의학적 치료를 시도해 보는 것을 말리고 싶지는 않다.
하지만 충분히 가능성이 있는데도 수술을 거부한다거나, 고통스럽고 부작용이 뒤따른다는 이유로 검증된 치료법을 거부하는 것은 걷지도 못하는 어린아이가 외줄을 타려고 하는 것만큼이나 위험한 발상이다. 더욱이 그 외줄이 언제 썩어서 끊어질지 모른다면 더 말할 것도 없다.

의학에서 대체라는 말은 있을 수도 없고 있어서도 안 된다. 더구나 그것이 생사의 갈림길에 선 암과 같은 병에 관한 것이라면 더더욱 그렇다. 사람의 생명이 서너 개쯤 된다면 몰라도 말이다.

암 치료를 비롯한 현대 의학의 모든 치료법이 주장하고 있는 바를 한마디로 표현한다면 증거 중심의 의학이다. 쉽게 말해 효과에 대한 확실한 증거가 있는 의료 행위만을 한다는 뜻이다. 누군가 내게 대체 요법에 대해 묻는다면 이렇게 말해줄 것이다.

"검증된 치료법을 모두 다 동원해도 방법이 없습니까? 목숨을 버릴 각오가 되어 있다면 한번쯤 시도해볼 수는 있습니다."

아직은 검증되지 않은 대체 요법들도 언젠가 부작용에 대한 안전성과 치료 효과에 대한 과학적인 검증을 거쳐 증거 중심 의학의 하나가 될 수도 있다. 그런 일말의 가능성마저 부정하고 싶지는 않다. 그러나 대체 의학이 효용화될 수 있는 것은 앞서 말한 증거들이 확실히 마련된 다음의 일이다.

나는 암에 관한 한 대체 의학이라는 말 자체를 부정하고 싶다. 마치 현대 의학을 대체할 수 있다는 말로 들리기 때문이다. 단언컨대 주종이 뒤바뀐 치료 방법을 환자에게 강요하거나, 그로 인해 치료의 기회를 놓치게 해서는 안 된다. 그것이 목숨을 앗아가는 결과를 불러올 수도 있기 때문이다.

항암 식품에 현혹되지 마라

　나는 가리는 것 없이 아무 음식이나 잘 먹는 편이다. 젊어서 유학 생활을 해서인지 나이에 어울리지 않게 치즈나 생크림 케이크 같은 음식도 즐겨 먹는다. 그런데 유독 입에도 안 대는 음식이 서너 가지 있다. 먹기 싫어서라기보다는 먹어 버릇하지 않아서 익숙하지 않다고 하는 편이 옳겠다.
　대표적인 것은 부추 나물이다. 내게는 그 모양새나 맛이 정말 익숙하지 않다. 그저 잘 익은 김치 한 접시면 한 끼 식사를 맛있게 해결할 수 있는데 굳이 익숙지 않은 부추 나물을 먹을 일이 어디 있겠는가. 그런데 암에 걸리고 나서 한창 치료를 받고 있을 무렵 아내가 부추 나물을 내놓았다. 그간 한번도 부추 나물이 상에 오른 적이 없었는데 말이다.

"이거 웬 거요?"

"이게 암에 좋대요. 한번 드셔 보세요."

그러나 그것은 시작에 불과했다. 아내야 처음에 몇 번 그러고 말았지만 친지나 선후배, 친구들이 나를 그냥 내버려두질 않았다. 버섯이 좋다고 버섯 엑기스를 들고 오는 사람이 있는가 하면 산삼을 몇 뿌리나 구해오는 사람도 있었고 개암나무가 항암 작용을 한다면서 약재상에서 개암 열매를 사온 이도 있었다. 비타민을 비롯한 각종 영양제도 빼놓을 수 없다.

그렇게 해서 암에 걸렸던 3년간 내가 보고들은 항암 식품이나 치료 보조제만 해도 수십 가지가 넘는다. 항암 식품이라고 이름 지어진 것들이 왜 그렇게 많은지, 나중엔 암에 안 좋다는 음식은 없을 것 같다는 생각이 들 지경이었다.

심지어는 암이 사라진 지금도 혹시 암이 다시 찾아올지 모른다며 이것저것 권유하는 사람들이 많다. 모르긴 몰라도 암을 예방한답시고 이것저것 닥치는 대로 챙겨 먹는 사람들도 많을 것이다. 한국인이라면 누구나 한번쯤 관심을 갖게 되는 것이 바로 항암 식품 아닌가. 그러나 항암 식품이라고 알려진 것들은 사실 믿을 만한 게 못된다.

예를 들어 인삼에 항암 성분이 있다고 하자. 그러면 사람들은 그 말을 인삼을 먹으면 암이 예방되거나 치료된다는 뜻으로 받아들인다. 그러나 인삼에 항암 성분이 있다는 것은 인삼에 함유된 수많은 성분 중 한 가지를 실험 동물에 집중적으로 투여하면 암세포가 줄어들 수도 있다는 뜻일 뿐이다. 그런 식으로 따지자면 지금까지 밝혀진 항암 성분만 해도 이미 수백 종을 넘어서고 있다. 특정 성분 하나가 효과를 보였다고 해서 그것을 먹으면 암이 예방되거나 치료된다는 것은 이치에 맞지 않는 생각이다.

그만큼 많이 먹으면 되지 않겠냐고 반론을 제기할지 모르지만, 이 역시 항암 식품을 고집할 만한 타당한 이유는 되지 않는다. 한때 마늘이 전립선암 예방에 좋다는 말이 나돈 적이 있다. 그러나 장기간에 걸쳐 생마늘을 과용할 경우, 장기에 미칠 영향을 생각하면 섣불리 따라 할 일은 아니지 싶다.

어떤 음식이든 하나의 효능을 보고 과용할 경우 다른 악영향을 줄 수 있다는 말이다. 더 큰 문제는 항암 식품이 어떤 유통 경로를 거쳐 어떻게 복용되고 있는가에 있다.

항암 식품의 대명사로 일컬어지고 있는 상황버섯을 예로 들어보자. 한 일본 박사가 야생 상황버섯 추출물을 실험용 쥐에 투여한 결과 암이 완치되었다는 사실이 알려지면서 상황버섯은 없어서 못 구하는 귀한 항암 식품으로 둔갑했다.

그러나 그 효과를 둘러싼 논쟁이 끊이질 않는 것이 바로 상황버섯이다. 자연산이 워낙 희귀해 주로 인공 재배된 것들이 시중에 유통되고 있는데, 그 품종이 진짜 상황버섯인가를 두고 논란이 일고 있는 것이다. 학자들은 지금 재배되고 있는 상황버섯은 성분이 제대로 입증되지 않았다는 부정적인 견해를 보이고 있다. 문제는 그것만이 아니다. 국내에서도 상황버섯의 사실 여부를 두고 논란이 일고 있는 판국에 중국이나 캄보디아 등지에서 마구잡이로 수입된 정체불명의 상황버섯이 높은 가격에 팔리고 있다. 수입 상황버섯은 더러 '북한 자연산'으로 둔갑하기도 한다.

나는 비단 상황버섯뿐만 아니라 다른 모든 항암 식품도 이와 같은 문제를 안고 있을 것으로 생각한다. 암 환자의 원기를 북돋워 준다는 보약은 더더욱 그렇다. 한의학에서는 병이나 체질에 맞는 보약이 따로 있다고 한다. 보약이 인체에 해가 되지 않는다는 최소한의 보장만 있다면 나 역시 먹어볼 용의도 있다. 그러나 그 보약이라는 것의 실체가 무엇인지는 한번쯤 의심해 볼 만한 여지가 있다.

일단 녹용이나 산삼을 복용한다고 하자. 녹용 같은 것은 마음만 먹으면 당장 내일이라도 한약방에 가서 구할 수 있다. 그런데 도대체 그 많은 녹용은 다 어디에서 구해오는 것일까. 전국에 사슴 농장이 있다고는 하지만 전체 수요를 감당할 만큼 충분한 숫자는 아니라고 생각한다. 사향이나 산삼 등은 말할 것도 없다. 귀한 재료만 엄선해서 만들었다는 우황청심환도 마찬가지다. 정말 그렇게 귀한 재료로 만들었다면 지금처럼 저가로 대량 유통하지는 못할 것이다. 결국 대부분의 사람이 성분이나 효능도 제대로 알지 못한 채 그저 '몸에 좋다고 하니까' 복용하고 있는 셈이다.

중국엔 보약이 없다

예전에 덩샤오핑의 주치의가 한국을 방문한 적이 있다. 한 친구가 우연히 그와 만나 이야기를 나눌 기회가 있었는데 그가 이런 말을 했다고 한다.

"중국엔 보약이라는 말 자체가 없습니다. 몸에 좋다는 것은 우리가 먹는 음식 안에 다 들어 있습니다. 그러니 보약이 무슨 필요가 있겠습니까. 한국 사람들이나 일본 사람들이 보약을 즐겨 찾는 것을 보면 정말 신기하다는 생각이 듭니다."

우리가 그토록 관심을 갖는 보약이 지닌 또 다른 문제점은, 암 환자가 거리낌 없이 사용하기에는 검증 과정이 너무도 불투명하다는 것이다. 보약이 지닌 효능은 오랜 세월 전통으로 이어져 내려온 경험적 차원의 것일 뿐이다. 객관적으로 인정할 만한 데이터가 부족하다는 말이다.

우리나라에서는 그 효능이 당연시되고 있는 인삼이 세계적으로 인정받지 못하고 있는 이유는 과학적인 검증이 이루어지지 않았기 때문이다. 인삼의 효능에 대한 검증은 경험적 차원에서 '이렇게 복용하니 이런 효과가 있더라'는 식의 일례 보고 차원에서 머무르고 있다.

실제로 보약이 암에 효과가 있다는 임상시험 결과는 그 어디에도 나와 있지 않다. 그러니 부작용에 대한 언급이 없음은 물론이다. 이런 상황에서 보약에 의존해 암을 치료한다는 것은 무모하기 짝이 없는 일이다.

사실 나는 암에 걸리기 전부터 아내의 권유로 홍삼 달인 물을 보리차 대신 마셔왔다. 묽게 희석해 마시는 데 나쁘기야 하겠냐는 마음에서였는데, 암에 걸려 화학 치료에 들어간 다음부터는 입에도 대지 않았다. 그것이 가뜩이나 반 이상 들어낸 간에 부담을 주면 어쩌나 하는 염려 때문이었다.

먹으려면 식보(食補)로 먹어라

암 환자들이 흔히 저지르는 잘못 중의 하나가 암에 걸리면 특별한 음식이나 치료 보조제가 필요하다고 생각하는 것이다. 그러나 따지고 보면 암 환자를 위한 항암 식품이나 특효 음식이라는 것 자체가 허상에 지나지 않는다. 덩샤오핑의 주치의가 말했던 것처럼 '밥이 보약'인 것이다. 암 환자에게 필요한 것은 그저 하루 세끼 꼬박꼬박 챙겨 먹는 것, 그 이상도 이하도 아니라는 말이다.

만일 암 환자가 암에 좋다는 버섯이나 각종 치료 보조 식품을 식보로 생각한다면 말리지는 않겠다. 항암 성분이 들어 있다는 각종 버섯을 표고버섯이나 느타리버섯, 팽이버섯처럼 식사 때 반찬으로 먹는다면 상관없다. 약품 처리가 되지 않고 유통 과정에 의심이 가지 않는 자연식품이라면 인체에 해가 되지는 않을 것이기 때문이다. 무엇이든 가리지 말고 잘 먹어야 하는 암 환자인 만큼 암에 좋다는 음식을 식보로 활용하겠다는데 무슨 할 말이 있겠는가.

그러나 소위 항암 식품을 가공해 만든 약품이나 보약을 치료제인양 복용해서는 안 된다. 하다못해 오래 보존하기 위해서라도 최소한의 첨가물이 들어가기 때문이다. 하물며 그런 것들을 감당하기 위해 암 환자와 가족들이 짊어져야 할 경제적 부담은 얼마나 크겠는가.

나는 이런저런 이유를 들어 그 흔한 인삼 한 뿌리 입에 대지 않았다. 기력 회복에 보탬이 되고 안 되고를 떠나서 그것이 내 입으로 넘어가기 전까지 첨가물이 한 톨도 들어가지 않았다는 보장이 없기 때문이다. 밥은 제때 챙겨 먹지 않으면서 암에 좋다는 것만 찾고 고집한다면 그야말로 소탐대실(小貪大失)이다. 암 치료에서 기본이 되는 것이 체력인데, 그렇게 먹고 살아서야 어디 체력이 남아나겠는가. 항암 식품 따위를 찾기 전에 지금 내가 무엇을 어떻게 먹고 있는지부터 꼼꼼히 따져보자.

잡약 먹지 마라

몇십 년 전 인턴 교육을 할 때 『불꽃』의 작가인 고(故) 선우휘 씨에게 강의를 부탁한 적이 있다. 그런데 한참 주제와 관련된 강의를 하다가 이야기가 잠시 옆길로 샜다.

"여러분이 의사가 되어서 환자를 보게 되었다고 칩시다. 그런데 이 환자가 아무런 이상이 없는데도 약을 요구하더란 말이지요. 여러분 같으면 이럴 때 어떻게 하시겠습니까?"

한 인턴이 말했다.

"당신한텐 약이 필요 없으니 그냥 돌아가라고 해야지요."

그 말을 들은 선우휘 씨는 기다렸다는 듯 이렇게 말했다.

"절대 그래서는 안 됩니다. 자기가 병에 걸렸다고 철석같이 믿고 있는데 의사가 그냥 가라고 하면 우리나라 사람들 어떻게 하는 줄 아십니까? 어디든 찾아가 끝끝내 자기 몸에 이상이 있다는 말을 듣고 약까지 챙겨 먹어야 안심을 합니다. 그것도 어디서 듣도 보도 못한 이상한 약을 말이지요. 그러니까 환자를 보게 되거든 약이 필요 없는 환자가 찾아와도 절대 그냥 돌려보내지 말고 하다못해 밀가루라도 줘서 보내세요."

강연장을 웃음바다로 만들었던 그 말은 결코 농담이 아니었다. 아닌 게 아니라 내가 아끼는 후배 하나는 그 말을 실행에 옮기고 있다. 그 후배가 약을 안 먹어도 될 환자한테 번번이 한 봉투씩 약을 처방한다는 소문이 있어 슬쩍 속을 떠본 적이 있다. 그랬더니 후배는 나를 붙잡고 이렇게 하소연을 했다.

"제가 오죽하면 그러겠습니까. 약 안 먹어도 된다고 잘 달래서 보내도 절대 가만히 있지 않는 걸 어떡합니까. 나중에는 오히려 몸이 더 망가져서 나타났더라고요. 끝까지 캐물어 봤더니 몸은 아픈데 약을 안 주니까 다른 데서 약을 구해 먹었다고 하대요. 기가 막힐 노릇이지만 어쩌겠습니까. 환자가 딴짓 못하게 하다못해 영양제라도 줘어줄 수밖에요."

이따금 가까운 사람들을 만나 이 이야기를 들려주면 다들 배꼽을 잡고 웃는다. 요새 그런 사람이 어디 있냐며 본인들과는 전혀 무관한 이야기라는 듯 대수롭지 않게 흘려버리는 것이다. 그러나 내가 이렇게 물어보면 상황은 180도로 달라진다.

"최근 한 달 사이에 약을 먹어본 일이 있습니까?"

기억을 더듬어 보자. 해열제나 소화제 같은 상비약에서부터 자양강장제, 비타민에 이르는 각종 영양제까지 따져 본다면 한 달 동안 단 한 번도 약을 먹지 않았다고 자신할 수 있는 사람이 과연 몇이나 될까.

TV 광고만 봐도 약이 얼마나 우리 생활 깊숙이 뿌리내리고 있는지 바로 알 수 있다. 그 수많은 제품 광고 가운데 열에 한둘은 약 광고다. 피로 회복제, 숙취 제거제, 빈혈약, 변비약, 혈액 순환 개선제 등등. 하루에도 수십 가지 신약이 쏟아져 나오고 있다. 새로운 약이 나왔다 싶으면 너도나도 솔깃해서 약국으로 달려간다. 오죽하면 내가 아는 한 외국인 박사는 "한국 사람들은 왜 그렇게 아픈 데가 많은지 연구를 좀 해봐야겠다"고까지 한다.

우리나라 사람들이 이렇게 약을 좋아하게 된 데에는 건강까지 돈벌이 수단으로 삼는 이 땅의 상업주의가 한몫을 단단히 하고 있다. 그러나 우리 스스로 약에 대한 그릇된 인식에 사로잡혀 있는 것이 더 큰 문제다.

우리가 생각하는 '약'이 생활 속에 도입된 것은 그리 오래된 일이 아니다. 생약 추출물이 아닌 일반적인 약은 19세기 화학 공업이 발달하면서 개발되기 시작했고, 20세기에 이르러 항생제가 발견되면서 급격하게 발전했다. 그 최초의 계기가 바로 1929년 페니실린의 발견이다. 세균의 발육을 억제하는 물질인 페니실린은 2차 대전 중에 대량 생산이 가능해져 의학 발전을 가속화시켰다. 그 후 페니실린은 여러 전염병으로부터 사람의 목숨을 구하고 치사율이 높았던 질병을 물리치며 역사의 한 획을 그었다. 따지고 보면 항생제의 시초가 된 페니실린이 발견된 것은 고작 80여 년 전의 일이다. 그러나 과거 절대적인 '약'으로 칭송받던 항생제는 이제 때때로 과민 반응을 일으켜 사람들을 쇼크 상태에 빠트리고 때로 죽음에까지 이르게 한다. 또한 가벼운 증상에도 항생제를 마구 써댄 결과 세균에 대한 내성이 생겨 예전 같으면 페니실린 주사 한 대로도 깨끗이 나았을 임질이 몇 주일씩 주사를 맞아야 겨우 나을 수 있게 되었다.

그뿐인가. 항생제의 남용이 세균의 '교대 현상'을 불러와 예전에는 병을 일으키지 않던 세균들이 새로운 병을 만들어내고 있다. 이를테면 감기약을 자주 먹었더니 이상하게 설사가 나는 경우가 바로 그런 예이다. 약 때문에 생기는 병, 이른바 약원병(藥原病)이 등장한 것이다. 이런 현상들은 약에는 병을 치료하는 약리 작용도 있지만, 부작용도 있을 수 있다는 것을 극명하게 보여준다.

부작용 없는 약은 없다

잘 듣는 약일수록 부작용이 많은 것이 사실이다. 어느 정도 나이를 먹은 사람이라면 40여 년 전에 유럽을 뒤흔들어 놓았던 '사리도마이드'라는 약을 기억할 것이다. 사리도마이드는 눈에 띄는 부작용이 없어 널리 애용되던 수면제였다. 그런데 임신 초기에 이 약을 먹은 산모들이 팔다리가 없는 아기를 낳는 끔찍한 일이 벌어지고 말았다. 아이러니컬한 것은 사리도마이드가 현재 항암제로 다시 거론되고 있다는 사실이다. 연구 과정에서 약의 성분이 일부 암세포에 작용한다는 결과를 얻어 임신 가능성이 없는 고령의 암 환자나 살날이 얼마 남지 않은 환자에게 투여되고 있는 것이다. 사리도마이드가 앞으로 어떤 효과를 보이고, 또 어떤 부작용을 드러낼지는 알 수 없지만 계속해서 연구 대상이 될 것임에는 틀림없다.

나는 이런 현상이 비단 사리도마이드라는 특정 약에만 해당되는 것이 아니라고 생각한다. 어떤 약이든 부작용이 없는 약은 없다. 다만 그 부작용이 치료 효과에 비해 어느 정도인지를 보고 쓸 것인지 말 것인지 결정할 따름이다. 하다못해 흔히 먹는 감기약도 많이 먹으면 속이 쓰리다든지, 기운이 빠진다든지 하는 부작용이 있지 않은가. 이는 제약 회사 사장이나 약사, 의사들까지 모두 동의하는 바일 것이다.

인체에 쓰이는 약은 기본적으로 '독' 성분을 가지고 있다. 다만 그 독이 좋은 쪽으로 작용하여 우리 몸의 질병을 없애는 것뿐이다. 다시 말해 질병이라는 독을 약이라는 독으로 치료하는 셈이다. 약이 독이라는 것을 극명하게 보여주는 것이 바로 항암제다.

원래 최초의 항암제는 독가스 연구로부터 나왔다. 나이트로젠 머스터드라는 독이 그것이다. 1944년 이탈리아 나폴리 항에서 전쟁 때 화학 무기로 쓰이던 머스터드 가스통이 폭발하는 사고가 일어났다. 그런데 독가스에 노출된 인부들을 급히 병원에 수용해 치료하는 과정에서 우연히 백혈구가 현저하게 줄어드는 현상이 발견되었다. 그 현상을 본 의사들이 백혈구가 병적으로 증가하는 백혈병 환자들에게 은밀히 머스터드 가스를 투여해 본 결과 예상 외로 좋은 반응이 나타났다. 이를 계기로 암 치료에 머스터드 가스가 사용되기 시작했고, 그것이 발전에 발전을 거듭해 오늘날 암 치료에 쓰이는 수십 종의 항암제가 개발된 것이다.

항암제를 이용한 화학 요법은 현재 백혈병처럼 혈액이나 림프계에서 발생한 암 치료에 주로 이용되며, 위암이나 유방암 같은 각종 암 치료에도 널리 쓰이고 있다. 그러나 효과적인 치료를 위해 다량의 항암제를 투여할 경우, 백혈구와 혈소판이 크게 줄어들어 세균 감염이나 출혈 같은 부작용이 따를 수도 있다. 항암제가 이처럼 적잖은 부작용을 초래하는 독 성분에 기반한 것임에도 치료에 이용되는 까닭은 암에 대해 그만큼 확실한 효과를 보이는 다른 치료약이 없기 때문이다. 그러나 최근에는 암세포만을 선택적으로 없애는 표적 항암 치료제가 개발되어 각종 암 치료에 사용되며 좋은 결과를 나타내고 있다.

약 사용에 있어 그 쓰이는 이유와 용도가 명확한 것에까지 토를 달고 싶지는 않다. 특히 5개월에 걸친 항암제 치료를 받은 나로서는 암과 같은 질병은 그 어떤 부작용에도 약을 써야 할 타당한 이유가 있다고 생각한다. 그런 부작용이 싫다고 도망친다는 것은 살기 싫다는 소리나 진배없다.

꼭 필요한 약만 복용하자

문제는 꼭 필요하지도 않은 약을 주변 사람들의 말만 듣고, 아니면 과장된 상업적 광고에 속아 무턱대고 복용하는 경우이다.

몇 해 전 전국의 약국이 비타민C를 내놓으라는 손님들로 한바탕

난리를 치른 일이 있다. 비타민C를 1일 권장량의 10배씩 지속적으로 복용하면 암을 예방할 수 있는 것은 물론이고, 이미 발병한 암도 호전된다는 보도가 나오면서 비타민C 붐이 일어난 탓이다.

비타민C가 암에 효과가 있다는 주장이 처음 제기된 것은 수십 년도 더 전의 일이다. 라이너스 폴링 박사가 비타민C를 암 환자에게 먹였더니 생존 기간이 늘어났다고 주장한 것이다. 그러나 그 주장을 토대로 임상시험에 들어갔던 연구진은 전혀 그렇지 않다는 주장을 발표했다. 오히려 정제된 비타민C를 과다 복용하면 암세포의 생존력이 강해진다는 연구 결과도 있었다. 물론 비타민은 우리 몸에 반드시 필요하다. 그러나 체내에 비타민이 많다고 해서 반드시 좋은 것만은 아니다. 한국 영양학회가 제시하는 비타민C 1일 섭취 권장량은 55밀리그램이다. 비타민C를 과다 복용하면 설사나 구토 등이 일어날 수도 있다.

약이 어떤 효과가 있다는 것은 일정한 임상시험을 거쳐 효과가 입증됐고, 그에 따른 부작용이 안전성의 기준을 넘지 않는다는 뜻이다. 그러나 우리 주변에는 뜬구름 잡는 식으로 막연히 어디 어디에 좋다고 하는 약이 너무나 많다. 그리고 대부분 사람들이 그런 약에 대해 무방비 상태에 놓여 있다. 몸에 좋다는 데 써서 나쁠 게 뭐냐는 식이다.

얼마 전 인터넷을 통해 각종 암 환자 모임을 검색해 본 적이 있다. 한 모임에서 누군가 일본에서 개발했다는 생약 성분의 항암제를 거론해 놓았다. 그러나 버섯에 들어 있는 항암 성분을 정제하여 만들었다는 그 약은 내 의학적 지식과 정보망을 다 동원해서 찾아

봐도 도무지 정체를 알 수 없는 것이었다. 개인적으로 구했다는 것으로 보아 일반 병원에서 처방하는 약이 아닌 것은 분명했다. 그럼에도 처음 글을 올린 사람 앞으로 자기 연락처와 연락 바란다는 메시지를 남긴 사람들이 한둘이 아니었다.

일간지에서 암 치료제라며 가짜 약을 만들어 팔다가 구속된 사람들의 이야기를 읽은 적이 있다. 약사법 위반 혐의로 구속된 이들은 6개월 전부터 일본에 본사를 두고 있다는 유령 회사를 차려놓고 식물 비료용 성장 촉진제 '키토산'을 밀수해서 천여 명의 사람들에게 암과 각종 질환에 탁월한 효과가 있는 약이라고 속여 팔았다고 한다. 경찰 조사 결과, 그들이 판매한 제품에는 크롬처럼 인체에 해로운 중금속이 들어 있었으며, 약을 복용한 사람 중 대다수가 호흡 곤란과 같은 각종 부작용을 호소했다는 것이었다. 그들의 사기 행각에도 놀랐지만 그 약을 구입한 사람이 그렇게 많다는 사실에 경악을 금치 못했다. 그것은 천 명이 넘는 암 환자가 그 정체 모를 약을 복용했다는 뜻이었다. 그러니 그들에게 나타난 부작용이 비단 호흡 곤란뿐이었겠는가. 모르긴 몰라도 숨겨진 부작용도 적지 않을 것이다.

이미 효과가 검증된 약을 사용해도 될까 말까 한 암 환자들이 귀중한 생명을 그런 식으로 낭비했다는 사실이 안타깝기 짝이 없다. 사실 살 수만 있다면 무슨 짓인들 못 하겠는가. 하지만 암 환자 중에는 그 '무슨 짓'이 죽음을 앞당길 수 있다는 사실을 간과하는 이들이 많다. 간과 정도가 아니라 급한 마음에 확인도 안 해 보고 덤벼드는 이들도 부지기수다.

한번 뒤집어 놓고 생각해 보자. 항간에 떠도는 그 많은 약이 정말 암을 고치는 데 탁월한 효과가 있다면 전 세계적으로 암을 연구하는 수많은 학자가 그냥 보고만 있겠는가. 우리나라에만도 밤을 새워가며 암을 연구하는 사람들이 수천에 이르는데 말이다. 수영할 줄 모르는 사람이 물에 빠졌을 때 사는 방법은 가만히 있는 것밖에 없다. 살려고 발버둥치는 대신 가만히 힘을 빼고 있으면 몸이 절로 떠오른다. 나는 암 환자들에게도 같은 말을 하고 싶다. 살고자 하는 의욕도 좋지만 약 복용에 있어서 만큼은 가만히 있는 게 수다. 약 이야기가 나오거든 차라리 귀를 틀어막아 버려라. 필요할 때는 담당 의사의 지시에 따라 그 효과와 부작용이 정확히 밝혀진 것만 쓰되, 가급적이면 쓰지 말아야 할 것이 바로 약이다. 특히 목숨을 담보로 하고 있는 암 환자들의 경우에는 말이다.

헬스클럽 운동, 차라리 하지 마라

　암에 걸린 뒤로 내게 건강 관리에 대해 조언하는 사람들이 부쩍 늘었다. 무슨 건강 관리법이 그렇게 많은지 지금까지 들은 이야기만 해도 수십 가지가 넘는다. 그중에서도 가장 많이 나오는 이야기가 운동에 관한 것들로, 많은 이들이 운동에 과잉 집착하는 경향마저 보인다.

　내가 아는 한 선배는 매일 아침 한 시간씩 헬스클럽에서 운동하는 것으로 하루 일과를 시작하곤 했다. 얼마나 운동에 열을 올렸던지 선배 과의 오전 회진이 매일 조금씩 늦어질 지경이었다. 회진에 늦을지언정 운동을 거를 수는 없다던 선배는 건강에 대한 자신감도 컸다.

"매일 한 시간씩 운동을 하는데 건강이 나쁘다면 말이 안 된다."

선배는 운동을 시작한 뒤로 아침에 일찍 일어나고, 규칙적으로 식사하고, 저녁에 술자리도 덜 갖게 되었다며 입에 침이 마르도록 자랑을 늘어놓곤 했다.

"나이 먹고 시작한 운동이지만 안 하다 해서 그런지 몸이 눈에 띄게 좋아지는 것 같다."

그러나 선배는 공교롭게도 얼마 지나지 않아 심장병으로 세상을 뜨고 말았다. 평소 지병이 있었던 것도 아니고 자기 관리에도 철저했던 사람이 어쩌다 그렇게 되었는지 주위에서는 무척 의아해했다. 몇 년 동안 그렇게 열심히 해왔던 운동의 효과는 다 어디로 갔느냐면서 말이다.

최근 주위를 둘러보면 운동에 대해 그릇된 생각을 가진 사람들이 무척 많은 것 같다. 특히 암에 걸린 사람들은 더하다. 얼마 전, 한 친구로부터 전화가 걸려왔다. 자기가 요즘 헬스클럽에 나가고 있는데 운동을 하다 보니 문득 내 생각이 나더란다. 한번 암에 걸렸으니만큼 체력 관리를 철저히 해야 하지 않겠냐는 것이었다.

"처음에는 정말 힘들어서 5분도 못 뛰겠더라고. 곧 죽을 것처럼 숨이 차오르는데, 신기하게도 그 순간만 넘기면 발이 가벼워지면서 전혀 힘들지 않더란 말이지. 피곤하기는커녕 얼마든지 더 달릴 수 있을 것 같아. 그걸 몇 차례 겪고 났더니 운동의 묘미가 바로 이거구나 싶더라고."

그 친구의 주장에 따르면 너무 힘들어서 포기하고 싶은 순간을 넘기면 바로 엔돌핀이 나온단다. 그래서 그 뒤로는 엔돌핀의 힘을 빌어 아주 즐겁게 운동을 할 수 있다는 것이다. 옷이 흠뻑 젖을 정도로 땀을 흘리고 나면 몸은 물론 마음마저 개운해진다나.

그러나 나는 그 친구의 말을 한마디로 일축했다.

"내가 골프 치는 걸 얼마나 좋아하는지 자네도 알지? 그런데 그런 내가 골프 연습장에는 한 번도 나가본 적이 없다네. 왜 그런 줄 아나?"

암이 떠나간 뒤로 내가 가장 즐기는 운동이 골프다. 내 마음을 안 친구들은 나를 만날 때면 일부러 골프장을 약속 장소로 잡곤 한다. 나로서는 체력 관리를 위해 유일하게 하는 운동이 골프이니만큼 그걸 마다할 이유가 없다. 하지만 골프 치는 것을 그렇게 좋아하면서도 골프 연습장에는 단 한 번도 나가본 적이 없다. 한번 나가면 공 한 박스를 옆에 놓고 마음껏 골프채를 휘두를 수 있는데, 그 좋은 것을 절대로 하지 않는다.

이유는 단 하나. 골프를 치더라도 기력이 소진되지 않도록 적당히 치자는 것. 연습장에 나가 골프채를 휘두르다 보면 목에 두른 수건이 흥건해지도록 땀을 흘리게 된다. 남들이 뭐라 해도 내가 보기에 그건 운동의 효과와는 전혀 무관한 에너지 낭비요, 체력 소모다.

내가 운동에 대해 이야기할 때마다 즐겨 드는 예가 운전이다. 운전할 때 기어는 1단에 놓고 액셀만 세게 밟는다고 차가 빨리 나가는 것은 아니다. 기름만 낭비되고 엔진만 소모될 뿐이다. 기어를 몇 단으로 놓았느냐에 따라 적절히 액셀을 밟아줘야 차도 망가지지 않고 제 속도도 난다. 내 체력이 1단밖에 안 되는데 과하게 속도를 내려고 해봤자 헛일이다. 속도를 내고 싶으면 기어를 변속해 가면서 그에 맞춰 액셀을 적당히 밟아줘야 한다. 만일 젊은 사람이라면, 그것도 영양이 넘쳐 비만기를 보이는 사람이라면 조금 무리한 운동을 한다 해도 말리지 않겠다.

운동만 하면 해결될 거라는 착각

그러나 암 환자에게 무리한 운동은 오히려 역효과만 날 뿐이다. 암 환자들은 기본적으로 일반인과 비교하면 체력이 많이 떨어진다. 때문에 걷는 것 하나에도 일반인에 비해 훨씬 힘이 든다. 보통 사람이라면 아무렇지도 않게 할 일상생활들이 암 환자에게는 어느 것 하나 힘겹지 않은 것이 없다. 그런 만큼 암 환자는 무엇을 하든 자신이 처한 상황에서 합리적인 판단을 내리고 그에 따라 행동해야 한다. 건강 관리 면에서는 더욱 그렇다. 암 환자는 이러저러해야 한다는 규칙에 얽매여 몸도 따라주지 않으면서 무리하는 것은 어리석기 짝이 없는 일이다. 당장 벽을 잡고 일어서기도 어려운 판국에 누워서 아령을 잡고 헐떡거려 봐야 무슨 도움이 되겠는가.

내가 아는 어떤 이는 화학 치료를 마친 뒤에 안 하던 등산을 시작했다. 살겠다는 의지로 시작한 일인데 찬물을 끼얹을 수 없어 모른 척했지만 내심 걱정이 되었다.

많은 암 환자들이 운동만 하면 모든 문제가 절로 해결될 것이라고 착각을 하고 있다. 한두 시간쯤 걷거나 몸을 움직이는 것만으로 건강 관리가 끝났다고 생각하는 것이다. 그이도 마찬가지였다. 탈진이 되도록 등산을 하고 나서는 운동을 하니 술 한두 잔쯤 어떻겠 냐며 취하도록 마시는가 하면 폐암에 걸렸으면서도 하루에 몇 개 비씩 담배를 피워댔다. 나는 암 환자들에게 그럴 요량이면 차라리 운동을 하지 말라고 말하고 싶다. 그런 식의 건강 관리라면 암이 물 러났다가도 다시 돌아올 것이다. 기력은 기력대로 소모되고 마음 마저 해이해진다면 차라리 운동을 안 하느니만 못하다.

그렇다고 누워만 지내라는 이야기가 아니다. 나 역시 줄기차게 운동을 했다. 수술 후에는 빠른 회복을 위해, 화학 치료를 받을 때 는 치료를 견딜 만한 체력을 기르기 위해. 하지만 어디까지나 나 스 스로 판단해서 과하지 않을 정도, 기력이 소진되지 않을 정도로만 했다. 이를테면 처음에는 마당을 한 바퀴 돌다가 조금씩 횟수를 늘 려 가는 식으로 말이다.

다른 사람들 눈에는 하찮게 보였을지 몰라도 나에게는 그것조차 대단한 운동이었다. 한발 한발 내디딜 때마다 일반인은 상상조차 할 수 없는 엄청난 고통을 견디며 최대한 노력을 다해야 했던 것이 다. 그러나 나는 그 와중에도 끊임없이 자기 조절을 했다. '그냥 다 해버리자'거나 '이쯤에서 포기할까'가 아니라 내 몸을 객관적으로 바라보며 매 순간 가능성과 효과를 타진해보는 자기 조절 말이다. 암 환자는 어느 것 하나라도 그냥 지나쳐서는 안 된다. 매 순간 이 것이 나한테 좋을지 나쁠지를 끊임없이 생각하고 판단해야 한다. 그저 남들이 좋다는 대로 따라 하거나 자신의 상황은 생각지도 않 고 무리해서 욕심을 내서는 안 된다.

운동을 시작하기 전에 눈을 감고 생각해 보라. 내가 지금 하려는 운동이 누군가로부터 얻어들은 그릇된 정보에서 비롯된 것은 아닌지, 정말 내게 필요한 것인지, 하지 말아야 할 것을 욕심부려 무리하고 있는 것은 아닌지 말이다. 암 환자는 운동뿐 아니라 모든 생활에서 거르고 걸러낸 판단에 따라 철저히 자기 관리를 해나가야 한다. 어느 것 하나라도 줏대 없이, 생각 없이 해서는 안 된다는 말이다. 다시 한번 강조하지만 줏대 없이, 생각 없이 운동을 할 요량이면 차라리 시작조차 하지 마라. 암 환자들에게는 때로 안 하느니만 못한 건강관리도 있다.

TV, 신문, 인터넷에 속지 마라

다음은 모 일간지에서 기획 연재한 암 치료법에 관한 기사의 일부이다. 차세대 암 치료제와 국내 암 치료 실태를 집중 조명하겠다는 취지의 기사였다.

암세포의 밥줄을 끊는 방법도 있다. 암세포로 향하는 보급로를 차단하는 암 치료제 개발도 활발히 진행되고 있다. 글리벡 등이 유도탄식의 새로운 암 치료법이라면 안지오스태틴 계열의 항암제들은 암세포의 젖줄이라고 할 수 있는 신생 혈관의 생성을 억제함으로써 암을 죽이는 약이다. 이 치료법은 암세포를 직접 공격하지 않고, 암세포의 혈관을 봉쇄해 혈액을 통한 산소와 영양 공급을 차단한다. 밥줄이 끊긴 암세포는 죽을 수밖에 없다.

비슷한 시기에 다른 일간지에서는 위의 신치료법을 혈관 생성 억제 치료법이라고 소개하고 다음과 같은 말을 덧붙였다.

다수의 전문가들은 "이를 기존 화학 치료와 병행, 암세포 증식을 보다 효율적으로 막을 수 있는 연구가 활발히 진행되고 있다"며 "일부 임상시험 결과 긍정적인 효과가 나타났다"고 말했다.

그리고 다음은 예전 모 대학병원에서 연구 진행 중이었던 유전자 요법에 관한 기사이다.

현대 의학이 포기한 말기 암 환자를 치료할 수 있는 새로운 방식의 유전자 치료법이 국내 의료진에 의해 제시돼 비상한 관심을 모으고 있다.
○○병원 ○○○연구팀은 '항암 유전자인 P53을 조작, 이를 특별히 고안된 매개 물질에 붙여 간 동맥이나 말초 정맥에 투여하는 방식으로 항암제 등 기존 치료법으로 실패한 10명의 말기 간암 환자를 대상으로 2차 공개 임상시험을 시작했다'고 밝혔다. (중략) 지난 1년 동안 1차 실험 치료를 받은 환자들은 모두 의학적 생존 가능 기간이 3개월 미만으로 간과 폐, 림프, 골수 등 전신에 암이 퍼진 말기 암 환자들이었다. 시한부 생명을 선고받은 이들이 그 시한을 넘겨 현재까지 생존해 있다는 사실만으로도 새로운 치료법의 가치는 충분하다는 것이

일반적인 견해이기도 하다.

암 정복이 시대의 화두가 된 이래 암을 치료한다는 신약과 신기술에 대한 소개가 언론을 통해 끊임없이 소개되고 있다. 특히 앞서 예를 든 혈관 생성 억제 치료법과 유전자 요법은 암 환자들의 관심을 끌기에 충분했다.

두 가지 치료법은 정상 세포에는 해를 끼치지 않고 암세포에만 작용한다고 해서 항암 치료로 극심한 고통을 받아오던 암 환자들에게 새로운 희망을 던져주기도 했다. 그렇다면 한때 일간지 1면을 장식했던 이들 치료법은 현재 어떻게 진행되고 있을까?

먼저 혈관 생성 억제 치료법의 경우를 보자.

사실 혈관 생성 억제 치료법에 대한 기사는 이미 수년 전 〈뉴욕 타임스〉 톱기사로 실렸던 내용이다. 당시 하버드 의대 부속 보스턴 아동병원의 연구진은 암 덩어리로 가는 혈액 공급을 차단해 암을 죽이는 '안지오스태틴'을 쥐에 투여한 결과, 25일 만에 암세포가 완전히 없어졌다고 밝혔다. 이에 〈뉴욕 타임스〉는 권위 있는 암 전문가들의 말을 인용하면서 연구진들이 2년 내에 암을 극복해낼 것이라고 보도했다.

그러나 2년이 훨씬 지난 후에도 연구팀이 시행한 임상시험 결과, 혈관 생성 억제 치료법은 별다른 진전을 보이지 못하고 있다. 동물실험에서는 효과를 보았을지 몰라도 지금으로서는 인간에게 투여할 신약조차 제대로 개발되어 있지 않은 상태다. 수년 전이나 지금이나 달라진 것이 하나도 없다는 소리다. 그 뒤 〈뉴욕 타임스〉는 아직 입증되지 않은 새로운 치료법을 섣불리 과대 보도하여 고통스러운 삶을 보내고 있는 암 환자들에게 헛된 희망을 불러일으켰다는 비난을 받아야 했다. 그리고 뒤늦게 지금까지 개발된 치료법들을 소개하면서 '이 치료법들은 아직 연구 진행 중이며 인체에 효과가 있을지 의문'이라는 논평을 던지는 웃지 못할 해프닝을 벌이기도 했다.

모 일간지에서 특집으로 다뤘던 P53 유전자 요법의 실태는 어떠한가. P53 유전자 요법은 암세포를 퇴치하는 P53 유전자를 매개 물질을 통해 주사를 하면 말기의 전이성 간암도 고칠 수 있는 혁신적인 치료법이라고 보도된 바 있다. 그러나 P53 유전자 요법에 의한 치료는 아직 별다른 진전을 보이지 못하고 있다.

나는 앞서 예를 든 두 가지 치료법의 효과에 대해서 말하려는 것이 아니다. 기존의 항암 요법과 달리 이들 치료법은 암세포의 생성 자체를 억제한다는 측면에서 새로운 암 치료법으로 연구해 볼 만한 가치가 충분히 있다. 또한 언론에서는 최근의 암 치료 동향은 어떠한지, 어떠한 신약이 개발되고 있는지, 그 성과는 어느 정도인지 같은 사항들을 다룰 책임이 있으며 국민 또한 이를 알 권리가 있다. 문제는 그러한 사실들을 심층적으로 검토하여 정확하게 보도하고 있는가 하는 점이다.

연구자 입장에서야 자신들의 연구 결과가 긍정적으로 보도되고 주목받기를 원하는 것도 당연하다. 아니할 말로 연구비 지원도 더 받을 수 있고, 임상시험에 따르는 복잡하고 어려운 절차들을 좀 더 쉽게 밟을 수 있는 기회가 아닌가. 그러나 그것은 어디까지가 진실이고 어디까지가 아직 함구해야 할 부분인지 명확히 판단한 뒤에 행해져야 할 일이다.

섣불리 믿었다가 누가 책임져줄 것인가

그렇다면 언론은 과연 그런 자세를 견지하고 있는가.

어느 대학 병원이나 기업 연구실에서 새로운 개념의 치료법이 나왔다고 치자. 그러면 언론에서는 앞다퉈 연구진을 만나 인터뷰를 하고 현 상황을 취재한다. 그리고 특종을 다른 곳에 빼앗겨선 곤란하다는 생각 때문인지 서둘러 대중에게 이를 공개한다. 신문에서는 그날 바로 특종 기사를 내보내고, TV에서는 9시 뉴스 시간에 '암 정복'이라는 표제를 달고 떠들썩하게 방송을 내보내는 것이다.

그러나 그걸로 끝이다. 비슷한 연구를 하는 다른 전문가의 의견을 구한다거나 다른 루트를 통해 확인할 생각은 아예 하지도 않는다. 반대 의견이 있지는 않은지, 임상시험에서 어느 정도 신빙성 있는 효과를 얻었는지에 대해 확인하려고 들지 않는다는 말이다.

외신을 보도할 때는 더하다. 그저 외국 잡지에 실린 논문이나, 세미나에서 발표된 사실만 가지고 '신약이 개발되었다'고 보도한다. 물론 어떤 연구 결과가 공식석상에서 발표되었다는 사실은 주목할 만한 가치가 있다. 그러나 그 연구 결과가 지금 당장 암 환자들에게 적용될 수 있는 것은 아니다. 최근에도 연일 획기적인 치료제가 새로 개발되었다는 소식이 끊이질 않는다. 주로 항암 성분이 발견되었다거나 암세포에 투여한 결과 크기가 현저하게 줄어들었다거나 하는 소식들이다. 하지만 가만히 들여다보면 동물 실험 결과를 서둘러 과대 포장한 것에 지나지 않는다. 동물 실험에서 효과를 봤다는 것만으로도 대단한 사실 아니냐고 할지도 모르겠다.

하지만 동물 실험 결과가 인체에 그대로 작용하리라고 생각하는 것은 대단히 위험한 발상이다. 만일 그것이 치료제로서 효과를 거두려면 인체를 대상으로 한 임상시험에서도 같은 효과를 거두어야 한다.

설사 임상시험을 했다 하더라도 역시 그 과정이 명확히 밝혀져야 한다. 충분한 기간을 두고 객관적으로 인정받을 수 있는 숫자의 사람들을 대상으로 실험에 임했는지, 비교군에 있어 신치료나 신약에 임하는 군과 기존의 치료를 받고 있는 군 사이에 형평성이 있었는지, 부작용을 검토할 만한 추적 검사가 따랐는지 등 그 조건이 제대로 갖춰져야 한다는 것이다.

또 하나, 흔히들 임상시험 결과를 두고 완치라는 표현들을 쓰는데 이 역시 잘못된 태도이다. 완치라는 것은 병이 완전히 나아서 재발의 위험이 없다는 것을 의미한다.

하지만 암이 완치되기란 매우 어렵다. 의학 용어로 육안으로 봐서 암세포가 없어진 상태를 '관해'라고 하는데, 이는 암이 완전히 나았다는 뜻이 아니다. 말 그대로 눈으로 볼 때 없어진 것처럼 보인다는 뜻에 지나지 않는다. 육안으로 확인되지 않는다고 해서 암이 없어졌을 거라고 판단해선 안 된다. 완치된 것처럼 보이다가도 재발해서 죽음에 이르는 환자가 우리 주변에 얼마나 많은가.

하지만 언론 매체에는 신치료나 신약이 소개할 때마다 '신약이 개발되었다' '임상시험 결과 효능이 입증되었다' '몇 퍼센트의 완치율을 보였다'는 식의 표현을 너무도 쉽게 쓰고 있다.

암 치료의 새 지평으로 등장한 글리벡에 대한 보도만 봐도 그렇다. '내일 모레 죽을 날만 기다리던 만성 골수성 백혈병 암 환자가 글리벡을 투여받고 병원을 걸어나갔다' '글리벡 덕에 암에 걸리기 전처럼 건강해졌다'고 보도하지만 글리벡은 엄밀히 말해 백혈병을 완치시키는 약이 아니다. 상태를 호전시키고 생명을 연장시키는 것은 사실이지만, 평생 복용해야 하며 완치에 이를 것인지의 여부는 더 두고 볼 일이다.

다만 관해에 근접하고 있고 완치를 목표로 노력하고 있는 것이다. 언론의 과장된 보도에는 상업적인 특성도 작용하지만 암이라는 전문 분야를 보도함에 있어 일반적인 시각을 넘지 못하는 보도 자세 또한 한 몫을 하고 있다. 물론 언론사마다 의학 전문 기자를 두어 보도에 정확성을 기하려고 애쓰고 있다. TV에서도 예외적인 상황과 반대 견해를 덧붙이고 있긴 하다.

그러나 특종을 중요하게 여기는 언론의 상업적 속성과, 검증되지 않은 결과들을 성급히 발표하려는 연구자들의 옳지 못한 자세 등 해결되어야 할 문제가 아직 많이 남아 있다. 이런 문제점들이 방치되고 있는 사이에 그 폐해는 고스란히 암 환자들의 몫으로 돌아온다. 지푸라기라도 잡고 싶은 암 환자들에게 '신약 개발, 신치료 도입'이라는 말처럼 달콤한 유혹도 없을 테니 말이다.

이제 암에 대한 수많은 정보를 일반인도 쉽게 접할 수 있게 되었다. 그러나 그것이 과연 암 환자들에게 얼마나 도움이 될지는 의문이다. 경우에 따라서 그런 정보들이 암 환자들에게 엄청난 해악을 끼칠 수도 있다. 눈과 귀를 번쩍 뜨이게 하는 정보들이 실제로는 불확실하거나 실험 단계에 있는 경우가 많기 때문이다.

또한 어떤 기초 연구에 대해 긍정적인 결과가 나타났다고 하더라도 그것이 환자의 임상 진료에 이용되려면 일반적으로 최소 10년 이상의 시간이 소요된다.

앞서 말한 대로 그 약이 당장에 효과가 있다고 하더라도 경과가 어떻게 될지, 부작용은 없는지에 대한 추적 검사도 반드시 필요하기 때문이다. 언론 매체를 통해 암에 관한 정보를 얻을 때는 대단히 신중한 자세가 필요하다. 이는 비단 신약이나 치료법에 국한된 것이 아니다. '암에는 뭐가 좋다'는 식의 생활 지침에 대한 정보도 마찬가지이다. 섣불리 언론에 보도된 내용만 믿고 따랐다가 돌이킬 수 없는 상황을 불러온다 해도 거기에 대해 책임져줄 사람은 아무도 없다.

하루아침에 상황이 바뀌기를 기대하는 마음으로 TV나 신문, 잡지, 인터넷 등을 보고자 한다면 차라리 산속으로 들어가서 눈 감고 귀 막고 살아라. 암에서 만큼은 섣불리 아는 것은 힘이 아니라 독이 될 수도 있다.

3장

암에 대해 꼭 알아야 할 몇 가지 진실

"생물계에서는 어떠한 일도 일어날 수 있다."
돌이켜보면 나는 언제나 그런 마음가짐을 가졌다. 공이 어디로 튈지는 아무도 모른다는 그런 자세 말이다. 이 말을 부정적으로 받아들이면 한번 암에 걸렸다 하면 아무리 경과가 좋더라도 언제 죽을지 모른다는 뜻이 된다. 그러나 다시 뒤집어보면 어떤 상황에서라도 극적으로 호전될 가능성 또한 있다는 말도 된다.

암은 럭비공 같은 존재다

나보다 먼저 간암에 걸린 선배가 계셨다. 그분 역시 나와 마찬가지로 암이 다른 곳으로 전이되는 바람에 불가피하게 화학 치료를 받을 수밖에 없었다. 워낙 치료가 어려운 게 간암인지라 첫 화학 치료는 제대로 듣질 않았다. 그러나 다행히 약을 바꾼 뒤로 경과가 좋아져 치료가 끝날 무렵엔 거의 완치된 것처럼 보였다. 그렇게 한 1,2년쯤 지났을 때였다. 그 사이 내게도 간암이 찾아왔고, 나 역시 암이 폐로 전이되었다. 치료 경과가 좋았던 선배는 그런 나를 보며 걱정을 했다.

"나는 운이 좋은 편이었지, 그러니 자네도 힘내게."

걱정을 하는 건 그 선배만이 아니었다. 나와 선배를 아는 사람들은 우리 두 사람을 비교하면서 비록 더 늦게 암에 걸렸지만 죽는 것은 내가 먼저일 거라고 추측을 했다. 물론 내 앞에서 드러내놓고 말하지는 않았지만 말이다.

그러나 결과는 예상 밖이었다. 없어진 줄 알았던 암이 선배에게 다시 찾아온 것이다. 결국 선배는 재발한 암을 이겨내지 못하고 숨을 거두었다. 반면 누구도 긍정적으로 보지 않았던 나는 지금 이렇게 건강하게 살아남았다. 기적이라는 수식어를 단 채 말이다.

날이 갈수록 의학이 발전하면서 상당수 질병에 대한 원인과 치료법이 밝혀졌다. 그러나 생명의 비밀에 대해서는 아직도 완전히 캐내지 못한 부분이 많다. 현상과 그에 대처하는 방법은 알고 있지만 그 현상의 근본적인 원인에 대해서는 아직 많은 의문이 남아 있는 것이다. 암이 바로 그 대표격이다.

한마디로 말해 내 몸을 이루고 있던 세포가 어느 날 갑자기 미쳐서 돌연변이를 일으킨 것인데, 녀석이 무슨 짓을 할지는 아무도 알 수 없다.

마구 행패를 부리다가 불현듯 잠잠해질 수도 있고, 조용히 지내다가 갑자기 나타나 뒤통수를 칠 수도 있다. 어느 순간 어디로 튈지 모르는 럭비공 같은 존재가 바로 암이라는 병이다.

예후를 추측할 수는 있어도, 누구도 그에 대해 장담할 수는 없다. 그 추측이 맞아떨어질지는 아무도 모른다는 말이다. 너무 극단적인 비유일지는 몰라도 일종의 도박 같다고나 할까. 내게 찾아온 암이 꼭 그랬다.

간암 수술을 받고 간이 얼마나 회복이 되고 있는지 알아보기 위한 검사를 받으러 갔을 때였다. 간 재생이 잘 되고 있고 주위 조직도 모두 정상이었으나, 횡경막 위로 폐 일부가 살짝 찍혔는데 바로 거기에서 둥근 결절이 발견되었다. 확실한 진단을 내리기 위해 흉부 CT 촬영을 했더니 하나도 아니고 여러 개의 종양이 양측 폐에서 발견되었다. 수술 전에 검사했을 때까지만 해도 폐에는 아무 이상이 없었다. 폐는 물론이고 뼈마디와 뇌까지 온몸 구석구석 확인을 안 한 곳이 없었다.

만일 당시에 암이 다른 곳으로 전이된 사실을 알았다면 애당초 수술을 받지 않았을 것이다.

그러나 수술 전후로 해서 암이란 놈이 아주 절묘한 타이밍으로 폐에 옮겨가는 바람에 결국 그렇게 뒤통수를 맞을 수밖에 없었다. 나는 화학 치료에 누구보다 많은 경험과 뛰어난 실력을 갖추고 있는 내 담당 의사와 상의를 했다.

"이런 때에 화학 요법이 어떻게 되나? 효과는 있나?"

"가능성이 한 20~30퍼센트쯤 되죠."

내 5년 후배이기도 한 담당 의사가 말했다. 그런데 20~30퍼센트라는 것도 완치를 두고 하는 말이 아니었다. 암세포가 완전히 없어지는 '완전 관해', 아니면 조금이라도 줄어드는 '부분 관해', 그도 아니면 더 이상 자라지 않고 그대로 있는 '불변', 이 세 가지를 모두 포함한 수치였다.

그중에서도 부분 관해에까지 이를 확률은 15퍼센트 정도에 불과하다고 했다. 간암이 화학 요법이 잘 안 듣는 암으로 일컬어지는 까닭을 새삼 실감할 수 있었다. 속으론 억울한 마음도 없지 않았다.

'이렇게 전이될 거였으면 애초부터 수술을 받지 말걸' 싶었던 것이다.

살아보겠다고 수술을 했다가 회복도 안 된 몸으로 화학 요법을 견디는 이중고를 짊어지게 된 셈이었다. 그러나 어쩌겠는가. 당시 내겐 선택의 여지가 없었다. 단 1퍼센트라도 가능성이 있다면 그 가능성을 믿고 따를 밖에.

그렇게 해서 시작한 화학 치료는 꼬박 반년이 걸렸다. 한 번에 닷새씩 여섯 차례에 걸쳐 화학 치료를 받는 동안 식욕 부진, 체중 감소, 탈모 등 있을 수 있는 부작용은 모두 겪어야 했다. 그러나 그렇게까지 하면서 받은 화학 치료의 결과는 실로 놀라웠다. 마지막 치료 후에는 약간의 흔적만 남긴 채 암 알맹이가 모두 사라졌다. 그런데 사람 마음이 참 간사했다. 내 눈으로 암이 사라진 것을 확인하는 순간, 이런 생각이 들었다.

'내친김에 예방 차원에서 화학 치료를 한 번 더 받으면 그만큼 재발할 우려가 없어질 게 아닌가.'

혹시 내 몸 안에 남아 있을지 모를 암세포를 마저 뿌리 뽑고 싶었다. 그래서 담당 의사에게 이왕 고생한 김에 2,3주 있다가 화학 요법을 한 번 더 하면 어떻겠냐고 물었다. 내 말에 그는 웃으며 대답했다.

"그렇게 해본 사람들도 있습니다만 하나 안 하나 결과는 마찬가지입니다. 그렇게 해서 재발을 막을 수 있다면야 지금까지 왜 그런 방법을 안 썼겠습니까? 그냥 마음 편히 먹고 앞으로 추적 검사나 잘 받으세요."

그 말을 들은 나는 계면쩍은 웃음을 흘릴 수밖에 없었다.

내 뒤통수를 친 암이란 녀석

내게 찾아온 암은 항상 내 뒤통수를 쳤다. 처음에는 암인지도 확실치 않던 작은 괴종이 4개월 만에 갑자기 어른 주먹만한 크기의 악성 종양이 되어 나타났다. 간에 생긴 암을 수술했더니 이번에는 2개월 만에 폐에서 암이 발견되었다. 결국 낙담한 채 희박한 가능성에 매달려 화학 치료를 받았더니 약 한 번 바꾸지 않고 관해에 이르지 않았던가.

치료가 끝난 뒤 담당 의사가 내게 이런 말을 했다.

"사실 치료를 통해 암세포가 완전 관해될 확률은 아무리 크게 봐야 5퍼센트도 안 됐는데, 선생님은 그 5퍼센트 안에 든 겁니다. 최선은 다했지만 결과가 이렇게까지 좋을 줄은 예상도 못 했습니다."

나는 내게 찾아온 암에 관해 이야기를 할 때 종종 이런 말을 한다.

"생물계에서는 어떠한 일도 일어날 수 있다."

돌이켜보면 나는 언제나 그런 마음가짐을 가졌다. 공이 어디로 튈지는 아무도 모른다는 그런 자세 말이다. 이 말을 부정적으로 받아들이면 한번 암에 걸렸다 하면 아무리 경과가 좋더라도 언제 죽을지 모른다는 뜻이 된다. 그러나 다시 뒤집어보면 어떤 상황에서라도 극적으로 호전될 가능성 또한 있다는 말도 된다.

암이 폐로 전이된 사실을 알았을 때 나는 언제 어디로 튈지 모르는 럭비공을 떠올렸다.

'잘못 맞아 잡을 수 없게 튀어 오를지도 모르지만, 운이 좋아 잘만 맞으면 내가 잡을 수도 있다. 그건 아무도 모르는 거다.'

동료 의사들에게 비난을 받을지도 모르겠지만 나는 암이 럭비공 같은 성질을 지니고 있어서 다행이라는 생각마저 든다. 그 사실이 나를 끝까지 포기하지 않게 했고, 마침내는 암을 돌려보낼 수 있게 했던 까닭이다. 이것은 비단 나라는 한 개인에게만 해당되는 특수한 이야기가 아니다. 세상에 존재하는 모든 암 환자들에게 다 해당되는 이야기이다. 그리고 그것은 견디기 어렵더라도 끝까지 치료를 포기하지 말아야 할 명확한 이유이기도 하다.

수술, 화학 요법, 방사선 치료에 겁먹지 마라

언젠가 암 환자의 이야기를 다룬 TV 드라마를 본 적이 있다. 그 드라마에서 극심한 고통을 겪는 환자에게 주사를 놓아주고 병실 문을 나서던 레지던트들이 나눈 대화이다.

"너 나중에 혹시 암 걸리면 항암 치료 받을 거냐?"

"미쳤냐? 내가 그 독한 항암 치료를 받게. 차라리 죽여달라고 할 거다."

드라마에서는 암을 앓고 있는 주인공이 얼마나 고통스러운지를 묘사하기 위해 그런 대사를 넣었을 것이다. 그러나 나는 만일 암이 재발한다면 주저 없이 '그 독한 항암 치료'를 다시 선택할 것이다. 약에 내성이 생겨 더 강한 약을 써야 할지도 모르고 부작용도 만만치 않겠지만 그것이 내가 선택할 수 있는 최선의 치료법이라는 사실을 잘 알고 있는 까닭이다.

　암 환자들이 암의 3대 치료법으로 일컬어지고 있는 수술과 화학 요법, 방사선 치료에 두려움을 갖는 경우는 많다. 기본적인 치료 원리를 이해하지 못하고 부작용에만 연연해하거나 생각만큼 좋은 효과를 거둘 수 없을 것이라는 막연한 불신감을 가지고 있기 때문이다. 그러나 치료를 받았을 때와 받지 않았을 때, 그 결과론적 차이에 있어서 만큼은 누구도 이의를 제기하지 못한다.

　쉬운 예로 조기 위암 환자의 경우, 수술을 받은 사람이 아무런 의학적인 조치도 취하지 않거나 검증되지 않는 비방을 쓴 사람보다 경과도 좋고 오래 산다는 것은 자명한 사실이다. 화학 요법이나 방사선 치료도 마찬가지이다. 혹자는 약물이나 방사선을 이용한 치료가 부작용이 막심하고 생각만큼 큰 효과를 거두지 못한다고 한다. 그러나 이는 치료 방법 자체에 문제가 있다기보다 암 자체가 이미 치료가 힘들 정도로 커져 버린 상태라고 이해하는 편이 옳다. 검증된 사실만 가지고 보아도 약물이나 방사선이 암세포를 죽이거나 활동을 억제하는 작용을 한다는 것은 분명하기 때문이다.

　암 환자들 사이에서 화학 요법이나 방사선 치료를 둘러싼 논란이 많은 것은, 그 효과가 없어서라기보다는 그 수준이 완치에 이를 만큼 완벽하지 않은 탓이다. 효과가 있는 것은 분명하지만 아직 부작용을 최소화하고 치료 효과를 극대화하는 기술이 부족하다고 할까.

　현대 의학적 치료는 한마디로 자루가 없는 양날 검과 같다. 자루가 없는 데다 양쪽 모두 날이 서 있는 까닭에 한쪽으로는 필요 없는 부위를 잘라내지만 다른 한쪽으로는 불필요한 상처를 입히는 그런 칼 말이다. 이런 상황에서 환자가 취할 수 있는 가장 현명한 태도는 양날 검의 특성을 제대로 이해하여, 최대한 상처를 줄이면서 원하는 목표에 다가가는 일일 것이다. 최소한 이 정도는 각오해야 한다는 한계선을 있는 그대로 아는 것도 중요하다. 그래야만 치료에 대한 불신을 없애고 예상되는 여러 상황에 현명하게 대처할 수 있다.

암 치료의 제1원칙은 조기 수술

현재까지 밝혀진 바로는 수술로 암 조직을 떼어내는 것이 가장 효과적인 암 치료법이다. 예외도 있지만 일단 칼을 대어 조직을 떼어내기로 한 것은 원발(原發) 종양이 전이되지 않은 경우이다. 이때는 경과도 좋고 완치 가능성도 크다. 성공하면 가장 효과가 확실한 치료법이 수술인 만큼 조건만 갖추어진다면 가능한 한 빨리 수술을 받는 것이 현명한 처사이다.

그렇다면 전이된 암일 때 전혀 수술할 수 없을까. 몇 가지 전제조건이 있기는 하지만 전혀 불가능한 것만은 아니다.

첫 번째 조건으로 일단 병소가 한 곳에 국한되어 있어야 한다. 암이 간에 전이되었다고 할 때, 간 여기저기에 퍼져 있는 것이 아니라 일부만 떼어내도 되게끔 국소적으로 자리 잡고 있어야 한다. 간 아닌 다른 장기에서는 암세포가 발견되지 않아야 한다는 것은 말할 것도 없다.

두 번째 조건으로, 전이된 암을 떼어낸 후 남은 장기의 기능만으로도 충분히 살아갈 수 있어야 한다. 간 일부를 떼어냈을 경우, 남겨진 간이 무리 없이 회생하여 제 기능을 할 수 있어야 한다는 말이다. 마지막으로 '무병 기간', 즉 첫 치료에서 전이될 때까지의 기간이 길어야만 한다. 예를 들어 대장암 수술 후 6개월 만에 암이 간으로 전이되었다면 통상적으로 수술하지 않는다. 그만큼 종양의 악성도가 높다는 뜻이기 때문이다. 이런 경우 간뿐만 아니라 다른 장기에까지 암이 퍼져 있을 가능성이 크다. 그러나 첫 수술 후 2년 뒤에 간에 전이가 왔다고 하면 수술을 한다. 재발할 때까지의 기간이 긴 것으로 미루어볼 때 그만큼 좋은 결과를 얻을 가능성이 크기 때문이다.

전이된 암의 수술이 어렵다고 하는 것은 단지 이런 조건에 딱 들어맞는 환자가 많지 않기 때문이다. 그러나 최근 들어 수술의 제한 조건에 대한 인식이 많이 바뀌어 전이된 암의 수술도 점차 늘고 있는 추세이다.

일반적으로 암 수술에 대해 크게 잘못 알려진 사실이 또 하나 있다. 바로 암 수술이 다른 수술에 비해 유난히 어려우며 후유증 또한 크다는 것이다. 일반적으로 암 수술이 어렵다고 하는 것은 수술실에서 예상하지 못했던 상황이 발생할 가능성이 있기 때문이다. 이를테면 수술할 종양의 크기가 생각보다 크다거나, 잘못 칼을 댈 경우 환자의 목숨이 위험할 수도 있는 부위에 암이 자리하고 있다거나, 검사 때와는 달리 전이가 되었다거나 하는 상황들이다. 그럼에도 수술을 시행할 것인지, 아니면 그대로 닫을 것인지는 어디까지나 수술 집도의의 판단에 달린 문제다. 그러한 판단을 정확히 내리고, 그에 따라 끝까지 수술을 하는 것이 바로 의사의 실력이다.

그러나 최근 들어서는 CT나 MRI를 비롯한 각종 첨단 진단 기술이 나날이 발전하여 수술 전에 이미 암의 크기가 어느 정도인지, 어느 부위에 자리 잡고 있는지, 전이된 곳은 없는지 등을 정확히 알고 들어가는 경우가 대부분이다. 또한 수술을 시행하는 외과 안에서도 각 장기에 대한 전문 분야로 세분되는 추세인 만큼, 의사들의 경험과 실력 또한 상당한 수준에 이르고 있다. 결국 암 수술이 어렵다고 하는 것은 과거로부터 이어져 온 통념일 뿐 현대 의학에선 많은 부분이 수술로 해결되고 있다.

암 수술에 뒤따르는 후유증 문제도 그렇다. 사실 암 수술이라고 해서 특별한 합병증이나 후유증이 따르는 것은 아니다. 일반적인 수술에 따른 후유증과 크게 다르지 않다는 말이다. 다만 1기 이상의 암이거나 수술 전 화학 요법을 받았을 경우에는 이미 체력적 손실이 진행되고 있기 때문에, 수술 후 회복이 더디고 식욕 저하나 소화 불량, 체중 감소 등이 두드러지게 나타나는 것뿐이다.

그러나 이는 수술을 하지 않고 암을 방치해두었을 때 따르는 병의 진행 상황보다는 훨씬 낫다. 암을 떼어낸 후 회복기에 일어나는 몸의 변화와 암이 그대로 자라는 과정에서 일어나는 변화는 비교할 여지조차 없다.

단 하나 어려운 것은 수술을 할 것인지 말 것인지가 불분명한, 이른바 회색지대에 놓여 있는 경우이다. 수술이 예상 외로 어려워서 잘못하면 수술실에서 목숨을 잃을 여지가 있다거나, 수술을 한다 해도 그 회복 가능성을 장담할 수 없는 애매한 상황이 바로 그것이다.

사실 이런 상황에서는 담당 의사조차 명확한 판단을 내리지 못한다. 그래서 환자가 묻더라도 모호한 답변을 하게 되는 경우가 더러 있다. 이런 상황에 처한다면 환자 스스로 현재 자신의 상태에 대해 정확히 파악한 다음 수술의 득과 실, 본인이 원하는 방향 등을 따져 냉정하고 객관적인 선택을 해야 한다. 이럴 때 잊지 말아야 할 것은 어떻게든 암을 돌려보내는 것이 최종 목표라는 점이다. 과정상의 어려움이 목숨을 위협하는 문제가 아니라 견뎌내느냐 마느냐 하는 문제라면 각오를 다지고 용기를 내는 자세가 필요할 것이다.

'세포 독'이라고 일컫는 화학 요법을 쓰는 이유

화학 요법은 일반적으로 알고 있는 항암제 치료를 말한다. 항암제는 암세포가 빠르게 증식하는 것을 막아주며, 암세포 자체를 파괴하기도 한다. 화학 요법은 주로 수술이 불가능하거나 수술 후 재발하여 온몸에 암이 퍼졌을 때에 사용한다. 또한 수술이 성공적으로 끝났을지라도 암세포가 남아 있을 경우에 대비해 쓰기도 한다. 화학 요법은 온몸 구석구석까지 약물을 전달할 수 있고, 또 분열이 빠른 세포를 더 잘 파괴하기 때문에 성장 속도가 빠른 암의 치료에 좀 더 큰 효과를 기대할 수 있다.

지금까지 밝혀진 바로는 화학 요법은 백혈병이나 유방암, 악성 림프종, 난소암 등에 효과가 있다고 한다. 그러나 위암이나 대장암은 그 효과가 기대치에 미치지 못하는 것이 사실이다. 난소암 같은 암에 비하면 완치율이 크게 떨어진다는 말이다. 그러나 수치상의 결과가 그렇다고 해서 효과가 아주 없는 것은 아니므로 '이런 암에는 화학 요법이 좋고 이런 암에는 화학 요법이 안 듣는다'는 식의 획일적인 사고는 피해야 한다. 내가 처한 상황을 편견 없이 객관적으로 바라보고, 의료진과의 협의로 취할 것은 취하고 버릴 것은 버리는 냉정한 자세가 필요하다는 것이다. 사실 암 치료에 있어서 화학 요법만큼 효과와 폐해가 극과 극을 달리는 치료법도 없을 것이다.

많은 사람들이 화학 요법에 대해 부정적인 시각으로 바라보며 치료를 망설이는 것은 그 부작용에 대한 두려움 때문이다. 구역질이나 구토, 탈모, 손발 저림, 백혈구의 감소, 설사 등 화학 치료의 부작용은 이루 헤아릴 수조차 없을 정도이다. 암을 고치기 전에 사람이 먼저 죽겠다는 말도 괜한 소리가 아니다. 부작용이 이렇게 확실한 만큼 가뜩이나 위축된 환자들이 화학 치료를 거부하려는 것은 이해할 만한 일이다.

어디 그뿐인가. 경우에 따라서는 항암제가 되려 암을 일으키는 원인이 되기도 한다. 유방암의 경우, 수술로 암을 제거하더라도 반대편 유방에 암이 새로 생길 가능성이 있다. 이때 타목시펜이라는 항암제를 투여하는데, 투여 후 유방암의 재발 빈도가 확실히 떨어지는 반면 우습게도 자궁내막암 발생률이 증가한다는 것이다. 모든 약이 다 그렇지는 않지만 사실상 이런 위험이 있는 약들이 몇 가지 있다. 그럼에도 이러한 약을 쓰는 것은 지금 당장 치료가 중요한가, 아니면 5년이나 10년 뒤에 암이 발병할 것을 염두에 두는 것이 중요한가를 따져봤을 때, 지금 당장이 더 시급하기 때문이다. 확률상의 가능성 때문에 치료를 거부하는 것은 교통사고가 날까 두려워 차를 타지 않겠다는 주장과 별반 다르지 않다.

그러나 화학 치료의 효과를 아무리 극대화시킨다 하더라도 그에 따르는 부작용에 대해서는 인정할 도리밖에 없다. 피하려고 해야 피할 수 없는 일종의 통과의례 같은 것이다. 그럼에도 현대 의학에서 화학 요법이 계속 쓰이고 있는 까닭은 과학적인 근거가 확실하기 때문이다.

화학 치료에는 두 가지 이상의 약물을 동시에 투여하는 칵테일 요법을 주로 쓴다. 수십 종이 넘는 항암제 중 함께 썼을 때 시너지 효과가 있는 두 약을 선택해 병행하는 것이다. 화학 요법에 대해 불신을 갖는 사람들이 흔히 "듣지도 않는 약을 함부로 써서 몸만 버렸다"고 하는데, 사실 의사가 '한번 해보자'는 식의 임의적인 태도로 약을 선택하는 것은 아니다.

수십 년간 환자의 동의를 얻어 임상시험을 해본 결과, 그 효과가 일정 수치 이상의 확률을 보이는 약 가운데 가능성이 가장 큰 약을 고르고 골라 쓰는 것이다. 물론 이때 부작용도 함께 생각한다. 부작용이 있음에도 화학 요법을 선택하는 것은 나타날 수 있는 부작용에 비해 치료 효과가 크다는 판단이 서 있기 때문이다. 그 판단의 근거가 바로 과학적으로 입증된 객관성과 재현성이다. 상식적으로 보아도 객관성과 재현성이 있는 치료법을 택하는 것이 당연하지 않은가.

다행스럽게도 지금 시행되고 있는 화학 요법은 점차 부작용을 경감시킬 수 있는 쪽으로 진행되고 있다. 흔히들 화학 요법을 받으면 머리카락이 모두 빠진다고 생각하지만 실제로 탈모를 일으키는 약은 20퍼센트 정도에 지나지 않는다. 화학 요법이 백혈구를 감소시켜 몸 안의 면역력을 떨어뜨리는 것을 문제 삼기도 하는데, 현재 GSF(과립구 생성 촉진제)라는 백혈구를 증식시키는 약이 개발되어 화학 요법 시 필요에 따라 투여하고 있는 상황이다. 구역질이나 설사 같은 가벼운 증상에 대해서는 각각의 증상에 따른 대증 치료가 가능하다.

이런 사실들이 일반인에게 그렇게 크게 다가서지 않는 것은 여전히 화학 요법에 대한 편견이 난무하고 있기 때문이다. 그러한 편견은 정통 의학이 아닌, 이른바 대체 의학을 주장하는 사람들에게서 많이 볼 수 있다. 마치 화학 요법을 의료 상업주의가 만들어낸 불순물인양 매도한다. 그러나 제대로 알고 시의적절하게 사용하면 화학 요법처럼 훌륭한 무기가 없다. 문제는 부작용에 대한 이해와 이를 최소화하여 극복할 수 있는 지혜를 갖추는 일이다.

고통을 최소화하는 방사선 치료법

암 치료에 쓰여온 방사선은 세포핵 속에 있는 DNA를 파괴해 암세포의 증식과 분열을 막는다. 물론 이 과정에서 정상 세포도 타격을 입지만 정상 세포에 비해 증식이 빠른 암세포는 더 큰 타격을 입는다. 방사선은 분열이 활발하게 일어나는 세포에 더 민감하게 반응하기 때문이다. 방사선 치료는 정상 세포도 함께 해를 입는다는 점에서 화학 요법과 비슷한 한계를 지닌다.

하지만 치료 부위에 국소적으로 쏘이는 것이 가능해 신체적 부담을 최소화할 수 있고, 나이나 건강 상태에도 구애받지 않는다는 장점이 있다. 수술과 비교하면 외상 없이 시술할 수 있는 것도 장점이라 하겠다. 사실 초기의 방사선 치료는 환자의 고통을 완화시키려는 목적으로 쓰였다. 즉 치료가 아닌 부작용에 대한 대증 요법으로 사용되었다는 말이다. 그러나 방사선 기기 및 치료 기술의 발달로 암 덩어리만 골라서 파괴하는 새로운 개념의 치료법이 일반화되고 있다. 따라서 방사선 치료를 마지막 선택 또는 대안 정도로 여기는 것은 잘못된 통념이라고 할 수 있다. 언제 어떻게 사용하느냐에 따라 부작용을 최소화하면서 기대 이상의 효과를 볼 수 있는 것이 바로 방사선 치료이다.

방사선 치료는 크게 세 가지로 나뉘는데 환자의 몸 밖에서 방사선을 투사하는 '체외 치료'와 체강에 삽입하는 '강내 치료' 그리고 방사성 물질을 조직 내에 삽입하는 '근접 치료'가 그것이다. 방사선 치료의 쓰임새는 암의 발생 부위나 형태에 따라 달라진다. 물론 방사선 치료만으로 암을 완치시키는 경우도 있다. 그러나 대개는 수술을 좀 더 쉽게 하기 위해 암 덩어리의 크기를 줄이거나, 수술 후 재발을 막거나, 생명을 연장시키고 삶의 질을 높이거나 항암제의 치료 효과를 높이기 위해 병행되거나, 말기 암 환자의 고통을 완화시키기 위해 사용된다. 방사선을 쏘이는 것만으로도 고통을 덜 수 있다는 것은 방사선 치료의 가장 큰 장점이라 해도 과언이 아닐 것이다. 더러는 방사선에 노출된 다른 부위에도 암이 생기는 것은 아닐까 걱정하는 일들도 있는 모양이다. 그러나 방사선 치료를 받아서 암이 생길 가능성은 거의 없다. 환자의 경우, 방사선에 노출되는 시간이 비교적 짧기 때문이다. 물론 방사선과 의사들이 가능한 방사선에 노출되지 않도록 주의하고 정기적으로 검진을 받고 있는 것은 사실이다. 그러나 그 때문에 암 발병률이 높아졌다는 보고는 아직 나온 바가 없다.

어찌 되었건 방사선 치료 역시 정상 세포에 해를 가하는 만큼 부작용은 따를 수밖에 없다. 다만 치료 부위와 방사선의 양, 환자의 건강상태 등에 따라 정도의 차이가 있을 뿐이다. 가장 흔한 부작용은 구토, 탈모, 식욕 감퇴, 점막염증 등인데 대부분 시간이 흐르면서 감소된다. 일시적인 부작용이다.

특별한 경우를 제외하고 웬만해선 방사선 치료를 중단하지 않는 이유가 바로 여기에 있다. 따라서 계획된 치료만큼은 모두 받는 것이 현명하며, 치료 후 휴지기에는 건강한 조직이 다시 생겨나도록 충분한 휴식을 취하는 것이 좋다. 다음 치료를 위해 항상 잘 먹고 잘 자고 체력 보강에 힘써야 하는 것은 물론이다.

암을 예방하려면, 이것 5가지는 지키자

암에 관해 일반적으로 알려진 상식 하나.
'암은 조기에만 발견하면 얼마든지 치유가 가능하다.'
맞는 말이다. 특히 한국인에게 흔한 위암의 경우, 조기에만 발견하면 95퍼센트에 이르는 생존율을 보인다. 바꿔 말하자면 현재로서는 암 치료의 성공 여부가 '얼마만큼 빨리 발견해 치료하느냐'에 달려 있다는 것이다. 그러나 현실적으로 볼 때 암을 조기에 진단하기란 쉬운 일이 아니다. 정기적으로 검진을 받으면 되지 않겠느냐고 반문할지도 모른다. 그러나 6개월이나 1년에 한 번 정기검진을 받는다고 해서 암의 위험, 즉 암에 의한 생명 단축으로부터 100퍼센트 벗어날 수 있는 것은 아니다. 정기적으로 암 검진을 받아왔음에도 갑자기 말기 암 진단을 받게 되는 예도 있으니 말이다. 게다가 평소 몸에 별다른 이상이 없다고 생각하는 일반인들이 의료 보험도 적용되지 않는 암 정밀 검사를 일 년에 한두 차례씩 받는다는 것은 말처럼 쉬운 일이 아니다. 이런 현실적인 조건을 떠나서 암 자체의 특성 때문에라도 조기 발견은 쉽지 않다.

우선 암은 초기 자각 증상이 없는 경우가 대부분이다. 어느 날 갑자기 몸에 이상이 느껴져 병원을 찾았을 때는 이미 상당히 진행되었을 경우가 많다. 더구나 아무리 좋은 시설이 있는 병원에서 근무하는 경험 많고 실력 있는 의사라 해도 종양의 크기가 5에서 10밀리미터는 되어야 판독 또는 진단할 수 있다. 다행히 이 시점에서 발견되었다 하더라도 사실상 조기 발견이라고 말하기는 어렵다. 종양이 10밀리미터가 되었다는 것은 1개의 암세포가 30번 분열하여 10억 개 정도로 증가한 상태이다. 어느 연구 보고에 따르면 이 크기의 암이라도 현미경적으로는 70퍼센트 이상 전이된 상태라고 한다.

미국의 MD앤더슨 병원의 경우, 아무리 초기에 발견되고 90퍼센트 이상의 치료율을 보인다 할지라도 일단 암이라는 판정이 내려지면 '전신 질환'으로 취급하려고 하는 이유가 바로 여기에 있다.

그렇다면 암에 대한 대비책은 전혀 없는 걸까. 그저 속수무책으로 암이 찾아오지는 않을지 전전긍긍하면서 살아가야 할까. 현재 많은 의사들이 여기에 대해 많은 연구를 하고 있다.

조기 진단이 어렵고 일단 발병하면 치료도 어려운 것이 암이라면 '애초에 암을 발생시키는 조건들에서 벗어나면 되는 것이 아닌가' 하는 원론적인 질문에 대한 해답을 마련하려는 것이다.

그러나 안타깝게도 아직 확실한 암 예방법이란 없다. 다만 건전한 생활 습관에 맞춰 사는 것이 최선이라는 결론이다. 이것만으로 암이 100퍼센트 예방된다고 장담은 못하지만 그럼에도 암 예방 차원에서 잊지 말아야 할 몇 가지 사항들이 있다.

첫째, 항암 식품 찾기 전에 냉장고부터 청소하라

소위 말하는 항암 식품을 한 번도 먹어보지 않은 사람이 몇이나 될까. 고깃집에서 삼겹살을 구워 먹다가도 "이거 먹으면 암에 안 걸린대"하며 생마늘 한 쪽을 집어드는 것이 바로 우리나라 사람들의 모습이다. 여기서 한 발 더 나아가면 녹즙이니 마늘즙이니 해서 암을 예방한다는 식품들을 본격적으로 찾게 된다.

내가 암에 걸린 다음 내 주위에서 한때 항암 식품 붐이 일었다. 멀쩡하던 사람이 하루아침에 암에 걸렸으니 다들 긴장이 되었던 모양이다. 그때 친척 중 하나가 경동시장에 나가 마늘즙을 만들어 왔다는 이야기가 내 귀에까지 들려왔다. 마늘에 각종 채소를 넣고 즙을 만들어 아침저녁으로 한 팩씩 물처럼 마신다는 것이었다. 주문한 양이 너무 많아 작은 냉장고도 하나 장만했다고도 했다.

암에 걸린 나로서는 이렇다저렇다 말할 만한 처지가 아니었지만 속으로 얼마나 답답했는지 모른다. 어디에서 들여왔는지 산지도 분명치 않은 마늘에, 제 눈으로 확인하지도 않은 채소들을 잔뜩 섞어 즙을 내서 인공 포장 용기에 담아, 그것도 냉장고에 석 달 동안이나 보관하면서 복용한다?

팩에 든 즙이건, 정제된 약이건 일단 원래 모습에서 벗어나 다른 형태를 갖추려면 인공적인 손길이 가해지기 마련이다. 변질을 막기 위해 방부제 성분을 넣었을 수도 있고, 굳이 방부제가 아니더라도 화학적 처리가 불가피하다. 더 큰 문제는 재료의 출처가 분명치 않다는 점이다. 중국산 농수산물이 건강에 나쁘다는 것은 원산지가 중국이라서가 아니라, 그것이 우리 앞에 전달되기까지 인체에 해로운 각종 보존제가 첨가되기 때문이다. 친척이 마늘즙을 먹는다는 말을 듣고 갑자기 그런 의문이 들었다. '그렇게 항암 식품을 따지는 그 집 냉장고 속에는 어떤 것들이 들어 있을까.'

비닐 포장된 각종 햄, 색소가 잔뜩 들어 있는 음료수, 하얗게 표백된 밀가루, 삼사일째 그냥 두고 뜯어본 기억조차 없는 식빵, 유리병째 파는 다진 마늘, 언제 만들었는지 기억도 안 나는 오래된 반찬들…….

나는 그 친척 얘기를 전하는 아내에게 한 마디로 잘라 말했다.

"마늘즙 같은 거 찾기 전에 당장 냉장고 청소부터 하라고 그래."

암 예방에 있어 가장 기본이 되는 것은 '자연의 원리를 배우고 그에 따라 생활하는 것'이다. 이는 세포의 돌연변이를 막는 가장 기본적인 생활 태도이다. 따라서 음식물 하나를 먹더라도 질 좋은 음식물을 자연의 원리에 따라 조심스럽게 먹는 것이 중요하다.

여기에서 질이 좋은 음식물이란 '자연 상태에 가까운 것'을 뜻한다. 이를테면 화학 비료를 쓰지 않고 유기 농법으로 재배한 농작물이나 첨가물이 가미되지 않은 식품 말이다. 화학 물질에 오염되거나 부자연스러운 첨가물이 가미된 것은 인체에 해가 된다. 하나같이 배설되지 않고 체내에 축적되어 몸에 이상을 일으키는 까닭이다. 한 가지 음식을 며칠씩 냉장고에 두고 먹는 것도 바람직하지 않다. 시간이 흐르면 변질되는 것이 당연하기 때문이다. 자연 상태에 가까운 것일수록 변질되는 속도 또한 빠르다. 결국 가공되지 않은 음식을 신선할 때 빨리 먹는 것 이상의 항암 식품은 없다.

항암 식품을 찾을 시간적·경제적 여유가 있으면 일단 냉장고부터 들여다보자. 많지도 않은 식구 수에 빈틈없이 빽빽이 들어찬 냉장고를 보면 무언가 느껴지는 게 있을 것이다. 각종 가공식품, 냉동식품, 버리기 아깝다고 그냥 넣어둔 반찬까지, 무언가 첨가물이 들어 있고 냉장고에서 오랫동안 자리를 꿰차고 있던 것들은 과감히 내다 버려라. 냉장고의 빈자리가 커질수록, 식탁 위 반찬들이 자연에 가깝고 신선한 것일수록 암에 걸릴 가능성은 그만큼 줄어든다.

둘째, 나에게 맞는 운동을 하자

현대인에게 운동이 절대적으로 부족하다는 것은 이미 잘 알려진 사실이다. 그런 만큼 운동에 대한 관심들도 높아지고 있다. 심지어 운동해서 땀을 흘리면 몸 안의 발암 인자들이 배출된다는 학설 아닌 학설까지 나돌고 있다. 그러나 그 사실 여부를 떠나서 운동이 건강한 삶을 유지하는 데 필수 조건인 것만은 분명하다. 그런데 운동에 대한 관심이 높아질수록 운동에 대해 그릇된 편견을 가진 이들도 늘어가고 있다. 즉 건강을 위한 운동이 아닌, 운동을 위한 운동을 하는 사람들이 많아지고 있다는 말이다.

나는 지금도 암이 재발되는 것을 막기 위해 나름대로 운동을 하고 있다. 운동이라고 해봤자 그저 골프를 치면서 천천히 필드를 걸어 다니는 정도이다. 남들은 그걸로 운동이 되느냐고 하지만 나는 자신 있게 말할 수 있다. 나한테는 그것이야말로 최고의 운동이고, 나름대로 효과도 보고 있다고 말이다. 내가 만일 운동을 한다는 일념으로 넓은 필드를 뛰어다닌다고 치자. 아니면 제대로 된 운동을 해보겠다고 골프 연습장에서 한 상자씩 공을 쳐댄다고 하자. 지금 당장 그렇게 하는 것도 무리겠지만, 설사 무리해서 그렇게 했다손 치더라도 근육이 경직되어 그날로 몸살에 걸려 앓아누울 게 분명하다. 운동으로 효과를 보는 게 아니라 쓸데없이 체력 소모만 하게 된다는 말이다.

암 예방을 위해 운동을 하더라도 '괴롭지만 참으면서 힘들게 땀을 흘려야만 하는 것'이라는 고정관념에서는 일단 벗어나자. 운동은 많이 할수록 좋다는 편견도 버려야만 한다. 대충대충 하라는 말이 아니다. 운동은 내 몸의 균형을 적당히 유지해 가면서 즐겁게 할 수 있어야 한다는 말이다. 그래서 적절한 운동이란 개개인의 나이나 몸 상태, 취향에 따라 달라질 수밖에 없다. 20대의 건장한 남자가 비만에서 벗어나기 위해 매일 헬스클럽에 다닌다면 말리지 않겠다. 그렇게 할 만한 체력이 있고, 시간이 지남에 따라 운동을 즐길 수도 있게 될 것이 분명하기 때문이다. 그러나 40, 50대 직장인이 몸의 피곤을 풀겠다며 안 하던 조깅을 매일 한두 시간씩하고, 역기 따위를 무리하게 들려고 한다면 운동의 효과는커녕 건강만 해칠 뿐이다.

일단 내가 가볍게 즐길 수 있는 일 중에서 운동이 될만한 것을 찾아보자. 그리고 즐겁다는 생각이 유지될 때까지만 하는 것이다. 그러다 보면 자연히 체력이 붙게 된다. 거기에 맞춰 조금씩 운동 시간과 강도를 높여가도 늦지 않다. 암의 발병은 대부분 상식을 벗어난 라이프 스타일과 관계가 있다. 건전하고 평범한 생활에서 벗어나 무언가 바람직하지 않거나 인위적으로 꾸며진 생활을 하게 될 때 암에 걸릴 확률이 높아진다는 말이다. 운동의 효과만 놓고 무작정 덤벼들기 전에 부작용이나 정신적 스트레스가 따르지 않을지를 먼저 고민하라. 기본적인 라이프 스타일 안에서 즐겁게 하는 운동만이 제대로 된 효과를 볼 수 있다는 사실을 잊지 말자.

셋째, 약, 꼭 먹어야 하는지 따져보라

지금이야 BCG 접종이 일반화되어 결핵 발병률이 낮아졌지만 1950년대까지만 해도 결핵에 대한 예방책이 전혀 없었다. 무방비 상태에서 결핵균이 몸에 침입하는 일도 부지기수였다. 그때 결핵에 대한 면역 여부를 알아보기 위해 시행했던 방법으로 만토 (Mantaux) 테스트라는 것이 있다. 만토 테스트란 사람의 몸 안에 결핵균이 들어왔었는지 아닌지를 판별하기 위해 팔에 주사를 놓고 반응을 보는 것이다. 만일 결핵에 걸린 일이 없던 사람이라면 주사를 놓은 자리에 아무 변화가 없지만, 감염 경험이 있는 사람은 심할 정도로 크고 발갛게 부어오른다. 그런데 당시의 테스트 결과를 보면 응시자의 80~85퍼센트가 양성반응을 보였다. 약 한번 안 먹고 주사 한번 맞지 않았음에도 불구하고 다섯 명 중 네 명이 자기도 모르는 사이에 결핵을 한 번 앓아 면역력을 갖추고 있었다는 말이다. 사람에게는 이처럼 스스로 병균에 맞서 싸우는 힘, 자가 치유 능력이 있다. 넘어져 생긴 상처가 저절로 아물고, 하루 이틀 사이에 배탈 증상이 낫고, 쌓였던 피로가 단잠 한 번에 풀리는 것이 모두 이런 자가 치유 능력 덕분이다. 따지고 보면 이러한 능력이 있었기 때문에 인류가 그 수많은 질병과 재해의 위험 속에서 몇만 년 동안 살아남을 수 있었던 것이다. 그리고 그 힘은 평소 하던 대로 자연스럽게 살아도 저절로 유지가 된다.

　그런데 문명이 발달하고 의학이 발전하면 할수록, 수만 년 동안이나 이어져온 면역력이나 자가 치유력이 무시당하고 설 곳을 잃어가고 있다. 요즘 사람들은 기침만 조금 나와도 바로 약국이나 병원을 찾는다. 불과 백 년 전까지만 해도 감기약은커녕 흔한 해열제 하나 없이도 이겨낼 수 있었던 것이 감기였다. 그런데 요즘에는 약을 먹지 않으면 감기를 평생 달고 살아야 할 것처럼 호들갑이다. 배가 아프면 소화제를 먹고 배변이 힘들면 변비약을 찾는다. 문제는 이 약들이 인간의 자가 치유력을 떨어뜨린다는 사실이다. 내 몸이 굳이 스스로 가해 요소들과 싸워야 할 필요성을 느끼지 못하게 된다고 할까. 쓸데없이 남용하는 약으로 인해 생체 리듬이 깨지고 결국에는 인체의 면역력이나 치유력이 떨어지고 마는 것이다.

암도 마찬가지이다. 정상 세포가 돌연변이를 일으킨 것이 암세포라고 한다면 우리 몸은 어느 때고 암이 생길 소지를 안고 있다. 잠재된 가능성이 현실로 드러나려고 할 때 이를 막아주는 것이 바로 면역 체계다. 물론 그것만으로 암 발병을 전부 막을 수는 없지만 몸 안의 면역 체계가 강하면 강할수록 발병 가능성이 줄어드는 것은 엄연한 사실이다.

나는 비록 의사이긴 하지만 약을 좋아하지는 않는다. 집에 있는 상비약이라고는 해열제 정도가 전부이고, 세 딸을 키우는 동안에도 그 흔한 감기약 한 번 먹인 적이 없다. 꼭 필요한 경우도 있긴 하지만 과용하면 백해무익한 것이 바로 약이다. 지나친 비약일지 몰라도 내가 받은 화학 요법이 완전 관해에 이를 정도로 효과를 보인 것에는 평소 약을 잘 쓰지 않았던 내 생활 태도가 한몫 했으리라고 생각한다. 비단 암 예방 때문이 아니더라도 건강한 삶을 영위하는 데 필요악이 바로 약이다. 약을 먹기 전에 이게 과연 내 몸에 꼭 필요한 것인지 다시 한번 따져보자.

넷째, 즐거운 식사가 최고의 보약이다

얼마 전 인터넷에서 암 환자의 아내가 올린 글을 본 적이 있다. 그이는 남편이 위암 2기 진단을 받아 수술을 한 뒤로 가족 전체의 식단을 바꿨다고 한다. 식구들이 즐겨 먹던 매운탕은 이미 식탁에서 사라진 지 오래고, 김치도 될 수 있으면 싱겁게 담가 먹는단다. 동물성 지방이 안 좋다는 말을 듣고 육류조차 제외했다는 그이. 그런데 가족들의 반응이 신통치 않더라는 것이다. 수술 후 경과가 좋아 직장에 복귀한 남편은 아직도 환자 취급을 한다며 화를 내고, 아이들은 스트레스를 받아 없던 암도 생기겠다며 성화란다. 가족들의 불만이 높아갈수록 그이의 고민도 커져 갔다. 남편이 평소 자극적인 음식을 좋아해서 위암까지 걸렸는데, 그런 식습관을 계속해서 유지할 수는 없다는 것이 그이의 생각이었다. 더구나 아이들까지 남편을 닮아 고기를 좋아하고 매운 것만 즐겨 먹는데 그걸 어떻게 두고 보겠냐는 것이다.

언제부터 우리가 암에 좋고 나쁘고를 따져가며 음식을 가려먹기 시작한 것일까. 암은 물론 모든 병에 채식이 좋다는 말은 상식이 된 지 오래다. 그뿐만 아니라 맵고 짠 자극적인 음식을 즐겨 먹는 것은 가장 먼저 개선해야 할 식습관의 하나로 자리를 잡았다.

그렇다면 채식이 생활화되어 있는 사람은 암에 걸리지 않을까. 일평생 고기라고는 입에도 대지 않는 스님이라고 암에 걸리지 않는다는 보장이 있는가.

매운 음식을 먹지 않는 일본인들에게서 위암 발생률이 높은 이유는 어디에서 찾을 것인가. 1999년 미국에서는 의학 단체의 협의에 의해 만들어진 '미국인 통합 식사 지침'을 발표한 바 있다. 협회마다 내세우고 있는 지침이 달라 환자나 일반인들에게 혼란을 줄 여지가 있다는 점을 살펴 미국 국립 보건원에서 각 분야의 전문가를 모아 통일된 식사 지침을 새로 마련한 것이다. 4대 성인병인 당뇨, 심장병, 뇌졸중, 암을 예방할 수 있는 최선의 식사 지침을 제시하자는 취지에서였다.

그런데 그 식사 지침의 제1조는 다름 아닌 '균형 있는 식사'이다. 이것저것 가리지 않고 골고루 먹으라는 것이 제1원칙인 것이다. 물론 그 아래 항목에는 소금을 많이 먹지 마라, 채소를 많이 먹어라, 지방을 적게 섭취하라는 등 특정 음식들에 대한 가이드가 제시되어 있다.

그러나 이 모든 것에 가장 선행하는 기본 원칙이 바로 균형 잡힌 식사인 것이다.

만일 누군가가 매운 것이 좋다고 끼니때마다 고추장을 세 숟가락씩 퍼먹는다면 문제가 될 수도 있다. 까맣게 탄 것만 골라 먹는다거나 하루 세끼 밥은 안 먹고 오로지 고기만 먹는다면 건강하던 사람도 몸에 이상이 올 것이다.

그런 극단적인 경우만 아니라면 늘 먹는 음식 안에서 영양의 균형이 이루어질 수 있도록 신경을 쓰는 것만으로도 암 예방은 충분하다. 오히려 일반인들이 암을 예방한답시고 하루아침에 채식만 고집한다면 영양상의 불균형은 물론, 정신적으로도 적지 않은 스트레스를 받게 될 것이 틀림없다.

고기를 먹고 싶으면 일단 먹자. 그러면서 채소도 함께 먹자. 만일 콜레스테롤이나 지방 축적이 걱정된다면 음식을 조절하면서 열심히 운동을 하면 된다. 비록 맵고 짠 음식이라도 지나치지 않는 선에서 즐겁게 먹는다면 크게 문제가 될 리 없다. 모름지기 즐거운 식사야말로 최고의 보약이다.

다섯째, 최소한의 발암 인자만큼은 피하라

현대 의학이 도입된 이래 가장 활발한 연구가 이루어진 분야가 있다면 암, 그중에서도 발암 인자에 대한 연구일 것이다. 다시 말해 어떤 경우에 암이 잘 생기는지에 대한 연구 조사이다. 지금까지의 연구에서 가장 확실한 발암 인자로 밝혀진 것은 우리가 일상적으로 피워대는 담배이다. 지금 임상에서 보는 암 발생 요인의 3분의 1 이상을 담배가 차지하고 있다. 담배에는 3,000여 종의 화학 물질이 첨가되어 있는데, 그 중 수십 종이 의학적으로 암을 유발시킬 가능성이 있는 성분들이다. 물론 담배를 안 피운다고 해서 암에 걸리지 않는 것은 아니다. 담배라고는 입에도 대 본 적이 없는 가정주부가 어느 날 갑자기 폐암에 걸리는 예도 적지 않다. 그러나 하루 1갑 정도 담배를 피운 사람이 담배를 피지 않는 사람보다 폐암에 걸릴 확률이 4배나 높다는 연구 보고도 있을 만큼 담배를 끊는 것이 암으로부터 멀어지는 지름길이다.

담배와 함께 자주 거론되는 것으로 술이 있다. 사실 알코올 성분이 직접적인 발암 인자는 아니다. 그러나 알코올은 발암 물질의 작용을 여러 면에서 도와주는 조력자 역할을 한다. 즉 발암 인자를 활성화시킨다는 말이다. 그렇다고 해서 술을 입에도 대지 말라는 주장은 타당하지 않다. 나만 해도 애주가는 아니지만 술자리를 즐기는 편이다. 매일매일 만취된 채 지내지만 않는다면 기분 좋게 한두 잔 마시는 정도는 정신건강에도 나쁘지 않다.

비만도 암을 부른다고 알려졌다. 흔히 좋은 음식을 잘 먹으면 건강에 좋을 거라 생각하지만 많이 먹는 것과 균형 잡힌 식생활을 하는 것은 엄연히 다르다. 고지방, 고열량 음식은 현대인의 건강에 그다지 좋은 영향을 끼치지 못한다. 그저 잘만 먹으면 좋은 줄 아는 것은 위험하기 짝이 없는 생각이며, 그러한 생각이 곧 발암 인자가 된다.

다음으로 청결 또한 빼먹을 수 없다. 일상 생활에서 손을 자주 씻고 목욕을 규칙적으로 하며 주위 환경을 청결하게 하는 것이 암 발생률을 낮춘다는 것은 잘 알려진 사실이다.

마지막으로 생각할 수 있는 것이 성생활이다. 불건전한 성생활이 생식기 계통의 암을 유발시킨다는 것은 이미 증명된 바 있다. 남편의 외도 탓에 아내가 암에 걸리거나, 그 자신도 암에 걸리는 예는 비일비재하다.

앞서 예로 든 것만 보아도 알겠지만 사실상 암에 걸리게 하는 위험 요소, 즉 발암 인자는 하나같이 우리가 살아가는 일상적인 삶의 상식선 밖에 있는 것들이다. 이를 바꿔 말하면 건전하게 사는 것이 곧 암 예방의 지름길이라는 말도 된다. 평범하고 바람직한 삶을 살면 그것만으로도 발암 인자로부터 멀어질 수 있다. 각자의 삶을 가만히 돌아보면 앞서 얘기한 것들이 아니더라도 암을 불러일으킬 만한 소지가 있는 것들이 눈에 띌 것이다.

일단 그런 요소들을 찾자. 머릿속에 무언가가 떠오르면 그것이 곧 발암 인자다. 그것은 개인마다 다를 수도 있다. 개인에게 찾아가는 암이 제각각이듯 말이다. 스스로 발암 인자를 찾아내 최소한 그것만은 피해 가는 것이 암을 예방하는 지름길이다.

4장

내가 나를 지키는
일상의 원칙

나는 암에 걸린 사람들에게 이렇게 충고하곤 한다.
"평소 등산을 즐겼던 사람이라면 산에 올라라. 이때 예전 같이 않은 체력이 문제라면 가던 길을 절반 정도로 줄이면 그만이다. 좀이 쑤셔 누워 있지 못하겠거든 과감히 교외로 나서라. 힘이 들면 그때 되돌아와도 늦지 않다. 온종일 집 밖을 나설 엄두도 못 내고 답답해하는 것보다는 그편이 정신 건강에도 훨씬 낫다."
암과 함께하는 시간이 한 달이든 1년이든 10년이든 그 시간 역시 내 삶의 한 부분일 뿐이다. 그 시간을 어떻게 보낼 것인가는 어디까지 나 본인의 선택에 달려 있다.

암 때문에 일상을 포기할 필요 없다

　간에 있던 암세포가 폐로 전이된 것을 발견하고 한창 화학 치료를 받고 있을 무렵이었다. 치료를 거듭하는 동안 내 몰골은 흉해질 대로 흉해져 있었다. 설상가상으로 시시때때로 치미는 구토감을 참을 수 없어 약까지 복용해야 했다.
　도저히 살아 있는 사람의 얼굴이라고 할 수 없는 몰골로 하루하루를 보내고 있는데 뜻밖의 소식이 날아들었다. 해마다 의학계에 공헌한 사람에게 주는 분쉬의학상 수상자로 내가 선정되었다는 것이다. 그러나 며칠 후에 있을 시상식에서 강연해야 한다는 말을 듣는 순간 몹시 망설여졌다.
　'이 몸으로 강연을 할 수 있을까? 내 모습을 보고 다들 어떻게 생

각할까?'

한참을 망설인 끝에 마음을 다잡고 강연 준비를 시작했다. 자연스러운 모습을 위해 명동에 나가 가발도 하나 장만했다.

"한만청 박사, 맞습니까?"

시상식 날 강연장 대기실에서 기다리고 있는 나를 보고 사람들이 물었다. 내 얼굴을 못 알아봤던 것이다. 그러나 그게 뭐 그리 중요한가. 중요한 것은 내가 예전과 다름없이 여러 사람들 앞에서 강연을 할 것이라는 사실이었다. 암 환자 한만청이 아니라 서울 의대 교수 한만청으로서 말이다. 나는 암 환자이기 이전에 한평생 의사로 살아온 사람이 아닌가.

강연장은 친지, 동료와 후배, 제자들로 북새통을 이루었다. 내 모습을 볼 수 있는 마지막 기회(?)라고 생각한 탓인지 엄청난 인파가 몰려들었다. 힘들면 앉아서 하라는 주최 측의 배려로 강단에는 의자가 하나 놓여 있었다.

그러나 나는 한 시간 내내 서서 강연을 했다. 그동안 학생들 앞에서 해왔던 수천 번의 강의와 다름없이 말이다.

그날 강연을 들었던 이들은 내게서 죽음의 그림자를 보았을지도 모르겠다. 하지만 나는 그 순간 살아 있음의 소중함을 뼈저리게 느꼈다. 암에 걸렸다고 해서 내게 주어진 일상의 기쁨을 포기할 이유는 어디에도 없었다.

오히려 너무나도 아쉽고 소중한 시간이기에 더 열심히 더 적극적으로 사는 것이 당연했다.

암은 히로시마를 강타했던 원자 폭탄에 비견할 만한 위력을 지니고 있다. 우리 몸에 뿌리내린 암세포는 앞뒤를 가리지 않고 기하급수적으로 늘어나 우리 몸 곳곳을 쑥대밭으로 만들어 버린다. 암세포가 일단 한번 자리를 잡으면 정상 세포의 기능을 무력화시키는 것은 물론이고 몸 안의 영양분이라는 영양분은 모조리 빼앗아 정상적인 생활을 할 수 없게 만든다.

그래서일까. 흔히 암에 걸리면 지금껏 살아왔던 삶의 방식에 제동을 걸고 예전과는 180도로 달라진 모습을 보이곤 한다. 지금 당장은 별다른 이상이 없어도 앞으로는 틀림없이 상태가 나빠질 것이라며 24시간 비상경계 태세에 돌입하는 것이다.

다니던 직장을 그만두는 것은 당연한 일이다. 그뿐인가. 평소 자극적인 음식을 즐기던 사람이라면 당장 밥상 위에 올라온 반찬부터 따지고 든다. 가족에게도 이렇게 말한다.

"이제부터는 암에 나쁘다는 음식은 절대로 내 앞에 내보이지 마라. 정 먹고 싶으면 집 밖에서 먹고 들어와라."

정도의 차이는 있겠지만 이것이 바로 암에 걸린 사람들이 보이는 보통의 모습이다. 암 환자들은 '살기 위해서'라는 이유로 일상의 많은 부분을 포기한다.

암을 이기기 위해서는 그 모든 것들을 '참고 견뎌내야 한다'는 것이다. 여기에 의구심을 품는 사람은 아무도 없다. 한결같이 살기 위해서는 당연히 감내해야 한다고 말한다.

물론 담배를 끊거나 술을 줄이는 것은 매우 바람직한 일이다. 하지만 사람들의 생각은 거기에서 멈추지 않는다. 꼬리에 꼬리를 무는 생각은 지금까지 나를 이루고 있는 일상을 부정하게 한다. 마치 지금까지 살아온 삶 전체가 잘못된 것인 양.

따지고보면 암도 삶의 한부분일 뿐이다

그러나 암에 걸렸다고 해서 삶 전체를 바꿀 필요가 있을까. 그러다 보면 한시도 암이라는 녀석을 잊을 수 없을 테고, 사소한 행동 하나하나도 억압과 규제의 틀에 묶일 것이며, 나아가 감당할 수 없는 부담감과 스트레스를 받게 될 것이다. 나는 그렇게 억지로 자신의 삶을 바꾸고 인위적인 울타리 안에 가둬두는 것이 오히려 해가 된다고 생각한다. 그런 과도한 집착과 열정은 결국 환자 자신을 망칠 따름이다.

여기서 나는 한 가지 질문을 던져본다.

'과연 무엇 때문에 고통스러운 항암 치료를 견뎌야 하는가?'

물론 답은 '살기 위해서'일 것이다. 그렇다면 다시 묻겠다.

'왜 살려고 노력하는가?'

그 답은 '건강했던 시절의 자신과 가족, 친구들과 함께 했던 시간으로 돌아가기 위해서'가 아닐까. 결국 살고 싶다는 말 뒤에는 암에 걸리기 전의 일상으로 되돌아가고 싶다는 의미가 내포된 것이다. 세계적인 물리학자 스티븐 호킹을 생각할 때 사람들은 제일 먼저 무엇을 떠올릴까? 나는 '빅뱅이론'이나 '태초의 우주론' 같은 학문적인 업적보다는 고개조차 가눌 수 없는 그의 모습이 먼저 떠오른다. 휠체어에 앉은 호킹 박사가 움직일 수 있는 것이라고는 왼손

손가락 두 개와 얼굴 근육 일부뿐이다. 심지어 1985년 폐렴에 걸려 기관지제거 수술을 받은 뒤로는 목소리마저 잃어버렸다. 지금 그는 휠체어 앞에 달린 컴퓨터와 음성 합성기를 통해 대화를 나눈다. 그나마 그가 1분 동안 만들어낼 수 있는 말은 열 단어에 지나지 않는다고 한다. 그런 호킹 박사가 젊은 시절에 조정 선수로 활약했다는 사실을 알면 대부분의 사람들은 깜짝 놀란다. 사실 옥스퍼드 대학을 3년 만에 마치고 스무 살에 케임브리지 대학 박사 과정에 들어갔을 때까지만 해도 그는 건강한 청년이었다. 놀라울 정도로 담담하게 자신의 병을 받아들인 호킹 박사는 만약 루게릭병에 걸리지 않았다면 지금 어떻게 살고 있을 것 같으냐는 질문에 이렇게 대답했다.

"물론 병에 걸리지 않았더라면 읽고 쓰는 일에 지금처럼 많은 시간이 걸리지는 않았을 것이다. 대신 강연하고 시험 점수 매기느라 연구를 제대로 못 했을 테니 결국 루게릭병이 나를 이론 물리학자로 만든 셈이다."

시간이 지날수록 그의 병은 점점 더 악화되어갔다. 그러나 그는 병을 핑계 삼아 연구를 중단하지 않았다.

누군가 그에게 "육체로 할 수 있는 모든 것을 잃고 언제 죽을지도 모르는데 두렵지 않느냐?"고 물은 적이 있었다. 그러자 그는 놀랍게도 이렇게 대답했다.

"나는 오히려 전보다 더 행복하다. 그렇다. 나는 언제 죽을지 모른다. 하지만 나는 가능한 정상적으로 살려고 노력하면서 내 상태에 대해 생각하지 않으려 한다. 내가 할 수 없는 일에는 신경을 쓰지 않는다. 그리고 실제로 못 하는 일도 별로 없다."

감기에 걸렸다고 일상생활을 포기하는 사람은 없다. 암도 다르지 않다. 변화가 필요하다면 내 일상의 틀 안에서 필요한 부분만 조금씩 바꿔가면 된다. 스티븐 호킹 박사에게 있어 병은 삶을 통째로 집어삼키는 존재가 아니었다. 그에게 있어 병은 일상을 변화시킬 이유가 되지 못한 것이다.

나는 암에 걸린 사람들에게 이렇게 충고하곤 한다.

"평소 등산을 즐겼던 사람이라면 산에 올라라. 이때 예전 같이 않은 체력이 문제라면 가던 길을 절반 정도로 줄이면 그만이다. 좀이 쑤셔 누워 있지 못하겠거든 과감히 교외로 나서라. 힘이 들면 그때 되돌아와도 늦지 않다. 온종일 집 밖을 나설 엄두도 못 내고 답답해하는 것보다는 그편이 정신 건강에도 훨씬 낫다."

암과 함께하는 시간이 한 달이든 1년이든 10년이든 그 시간 역시 내 삶의 한 부분일 뿐이다. 그 시간을 어떻게 보낼 것인가는 어디까지 나 본인의 선택에 달려 있다.

무엇을 어떻게 먹을 것인가

암 전문가는 의사지만 암을 감당해야 하는 것은 결국 환자 자신이다. 환자 스스로 건강을 돌보지 않으면 좋은 치료 효과를 기대할 수 없다. 그중에서도 가장 많이 신경 써야 할 것이 바로 식사 관리다. 매일 먹는 음식은 체력이나 영양 관리와 직결되기 때문이다. 그래서인지 흔히들 암에 걸리면 가장 먼저 이런 질문부터 던지곤 한다.

"도대체 뭘 어떻게 먹어야 합니까?"

암에 걸렸을 당시 내 식사법은 한마디로 무(無) 방법, 즉 정해진 식사법 자체가 없는 것이 방법이라면 방법이었다. 그런 무성의한 답변이 어디 있냐고 할지도 모르지만 사실 암 환자에게 이보다 더 좋은 식사법은 없다. 물론 내게도 몇 가지 원칙들은 있었다.

첫째, 발암 식품도 항암 식품도 없다

귀동냥에 의하면 암 환자들에겐 먹지 말아야 할 음식이 너무도 많다. 동물성 지방이 들어간 음식이나 맵고 짠 자극적인 음식은 예외 없이 암 환자의 식탁에서 제외된다. 라면 같은 인스턴트 식품은 말할 것도 없다. 그러면서 평소에는 잘 먹지도 않던 채소나, 버섯 같은 항암 식품을 먹으라고 한다. 이는 환자나 환자 가족들의 머릿속에 암에 나쁜 음식, 암을 고치는 데 도움이 되는 음식이라는 이분법적 전제가 뿌리 깊이 박혀 있기 때문이다. 그런데 논리적으로 따지고 보면 음식 자체가 항암이나 발암 작용을 한다는 것은 이치에 맞지 않는 주장이다.

한 예로 암을 고치는 데 탁월한 효과가 있다는 야채수프를 보자. 채소의 성분이 우리 몸의 면역 세포인 백혈구를 활성화시킨다고 해서 많은 암 환자들이 야채수프를 즐겨 먹고 있다. 그러나 지금으로부터 30년 전이라면 암 환자에게 야채수프가 좋다는 말이 과연 설득력이 있었을까 싶다. 만일 누군가 그런 말을 했다면 다들 미쳤다고 했을 것이다. 매일같이 푸성귀 나부랭이만 먹고사는데 새삼스럽게 채소를 먹으라는 말이 먹힐 리 있겠는가. 그것도 암 환자에게 말이다. 모르긴 몰라도 기르던 개라도 잡아 부족한 영양을 보충하라고 했을 것이다.

결국 야채수프를 먹으라는 말은 채소의 항암 효과 때문이라기보다는 현대인들이 좀처럼 야채를 먹지 않아 영양학적으로 불균형한 상태에 놓여 있기 때문에 생겨난 것이다. 한마디로 야채수프만 먹는다고 암 치료 효과를 기대할 수는 없다는 말이다.

사실 발암 식품이라는 것도 그렇다. 흔히들 암에 동물성 지방이 나쁘다고 하는데, 이는 암에 걸려 투병 생활을 하는 사람의 처지에서 보면 전혀 이치에 맞지 않는 소리다. 암 환자에게 가장 중요한 것은 영양 보충과 체력 보존이다. 먹을 수 있는 음식은 무엇이든 먹어서 영양을 보충하고 체력을 보존하는 문제가 시급하다는 말이다. 그런 암 환자를 앞에 두고 동물성 지방이 나쁘다 좋다 하는 것은 배부른 소리에 지나지 않는다. 암을 예방하는 차원에서라면 모를까, 이미 암에 걸려 있는 사람에게 음식을 가려먹으라고 충고하는 것은 별 의미가 없다.

만일 암 환자가 밥은 죽어도 못 먹겠는데, 라면은 먹겠다고 한다면 그 자리에서 당장 끓여줘야 한다. 화학 처리가 잔뜩 된 인스턴트 식품을 암 환자에게 먹여도 되냐고 반문하는 사람이 있을지도 모르겠다. 하지만 영양 부족으로 기력이 떨어져 있는 암 환자가 그런 것을 따질 처지인가. 물론 라면 말고 다른 음식을 먹을 수 있다면 더할 나위가 없을 것이다. 그러나 아무것도 먹을 수 없는 것보다는 라면이라도 먹는 편이 훨씬 낫다는 소리다. 그렇게 해서라도 암 환자는 일단 먹고 봐야 한다.

흔히 말하기를 우리나라 사람들은 너무 맵고 짜게 먹어서 위암에 잘 걸린단다. 그렇게 따지자면 맵지 않은 음식이라고는 찾아볼 수 없는 멕시코 사람들이 위암에 잘 걸리지 않는 현상은 어떻게 설명할 것인가.

더구나 우리 전통 음식 중에는 소위 발암 식품이라고 할 만한 것이 거의 없다. 수천 년 동안 이어져 내려오면서 이미 걸러질 만큼 걸러진 음식들이기 때문이다. 암에 걸렸다고 해서 지금까지 먹어 오던 음식을 모두 끊어버리는 것은 흰 도화지에 흰 칠을 하는 것만큼이나 무의미한 짓이다.

둘째, 먹기 싫다면 먹고 싶도록 만들어라

암 환자들이 가장 많이 겪게 되는 부작용 중의 하나가 식욕 감퇴이다. 수술을 받거나, 두어 차례 주사를 맞거나, 방사선 치료를 받으면 마치 임산부가 입덧을 하듯 구토 증세가 일어나고 나중엔 음식 냄새만 맡아도 헛구역질을 하게 된다. 심지어 구토 억제제 같은 약까지 복용해야 할 정도다.

그렇다고 먹는 것을 포기해서는 안 된다. 가족들의 도움이 절실히 필요한 때가 바로 이 순간이다. 환자가 절대로 입에 대지 않는 음식이 무엇인지, 그나마 한 수저라도 떠 넣을 수 있는 음식은 무엇인지 끊임없이 지켜보며 연구해야 한다. 물론 그 과정에서 환자가 내는 짜증 역시 식구들이 기꺼이 감당해야 할 몫이다. 환자 자신이 노력해야 하는 것은 말할 것도 없다. 무엇을 먹을 수 있는지 스스로 찾아내야 한다.

나 역시 틈날 때마다 무언가 먹을 만한 것이 없는지 고민해야 했다. 일부러 맛있다고 소문난 설렁탕 가게를 찾기도 했고, 물어물어 소개받은 국숫집을 찾아가기도 했으며, 어떨 때는 과감히 호텔 요리를 먹기도 했다. 아내를 시켜 만들게 했던 음식은 헤아릴 수 없을 정도다. 그렇다고 그 음식들을 다 먹을 수 있었던 것은 아니다. 오히려 애써 찾아낸 성의가 무색하게 입에도 대지 못했던 경우가 태반이다. 그토록 먹고 싶던 음식도 막상 코앞에 들이밀면 먹고 싶은 생각이 싹 가셨던 적이 한두 번이 아니다. 그러나 그렇게 해서 조금씩이라도 먹을 수 있다면 그것에라도 만족해야 한다. 그렇게 조금씩 먹어둔 음식이 내 몸 안에서 어떤 영양제보다 요긴하게 작용할 것이 틀림없다. 암 환자가 아무것도 먹고 싶지 않은 것은 당연하다. 그런 증상이 오면 내 몸에 들어온 약이 암을 물리치고 있다는 신호로 받아들이면 된다. '암이 물러가느라고 이런 현상이 일어나는구나' 하고 마음을 편안히 가지라는 말이다.

아무것도 먹을 수가 없다고 괴로워할 시간이 있다면 차라리 어떻게 하면 먹고 싶은 생각이 들지 고민하는 편이 더 현명하다. 과연 나는 먹기 위해 어떤 노력을 했는지, 그저 앉아서 짜증만 내고 있지는 않았는지 자신에게 물어보자.

셋째, 나에게 맞는 식사 패턴을 찾아라

수술이나 화학 요법, 방사선 치료를 받으면 몸에 갖가지 변화가 찾아온다. 음식에 대한 취향이나 식사 습관이 바뀌는 것도 그러한 변화 가운데 하나이다. 예전에 좋아하던 음식에도 별다른 맛을 느끼지 못하는 것은 물론이고, 끼니때마다 거뜬히 밥그릇을 비워내던 사람도 반 공기를 먹기가 벅차다. 무엇보다도 가장 큰 문제는 먹어도 좀처럼 소화가 잘 안 된다는 것이다. 기껏 먹기 싫은 것을 참아가며 먹었는데 음식이 돌덩이처럼 묵직하게 위에 얹혀 내려갈 생각조차 않기 일쑤다.

이럴 때는 우선 식사에 대한 고정관념을 버려야 한다. 하루 세끼를 다 먹어야 하고, 될 수 있으면 밥을 먹어야 하며, 반찬도 골고루 갖춰먹어야 한다는 생각을 버리자. 물론 그렇게 먹을 수 있다면 좋겠지만 암 환자에게는 전에는 아주 당연하게 여겨졌던 일조차 어렵게 다가오는 법이다.

암 환자의 식사는 어떻게든 목구멍을 타고 넘어가는 것이면 족하다. 쌀가루를 물에 타 마시든, 생야채를 씹어 삼키든 기존의 식사 패턴에 구애받을 필요가 없다는 말이다. 나 역시 간 절제 수술을 받은 직후 음식을 먹지 못해 체력이 급격하게 떨어졌었다. 담당 의사의 말에 따르자면 돼지비계라도 먹어야 되는데, 도무지 아무 것에도 입맛이 당기지 않았다. 그래서 생각해낸 것이 죽이었다. 하루 세 끼를 죽으로 먹어야 하니 질리지 않게 아침은 잣죽, 점심은 깨죽, 저녁은 쇠고기죽 하는 식으로 메뉴를 바꿔나갔다. 오죽하면 아내 입에서 "죽 끓이는 법이 이렇게 많은 줄 처음 알았다"는 말이 다 나왔을까.

워낙에 소화가 안 되다 보니 한번에 많은 양을 먹는 것도 불가능했다. 정상인들이 한 끼로 먹을 만한 양을 가져오면 3분의 2는 그냥 내버려야 했다. 처음 한두 번은 어떻게든 다 비우려고 노력을 했지만 그러다 보니 나중에는 먹는 것 자체가 부담스러워졌다. 며칠을 그렇게 지내던 나는 결국 마음을 바꿔 먹었다. 내 몸이 원하는 대로 해주기로 한 것이다.

아침 식사 시간부터 늦췄다. 억지로 죽 한 그릇을 다 비울 생각도 버렸다. 아내에게도 아예 처음부터 조금씩만 만들라고 부탁했다. 대신 하루 세끼라는 고정관념을 던져 버리고 먹고 싶을 때마다 조금씩 먹기로 마음먹었다. 끼니때가 아니더라도 치즈 크래커처럼 전에 좋아하던 간식거리 중에서 입맛이 당기는 것이 있으면 찾아 먹었다. 입에도 맞고 소화도 잘되면 다행이고 조금이라도 꺼려지면 먹지 않으면 그만이었다.

먹는 것 가지고 실랑이할 일도 없고 주는 족족 잘 받아먹으니 아내도 마음이 놓이는 모양이었다. 조금 귀찮다는 것만 빼면 말이다. 걸핏하면 짜증을 내는 암 환자를 두고 흔히 '변덕이 죽 끓듯 한다'고 말한다. 하지만 식사 습관에 있어서 만큼은 오히려 변덕스러움을 보여야 한다. 암과 함께 지내는 동안 내 식습관은 실로 다양한 변화를 보였다. 어떤 때는 소화가 안 돼 유동식만 먹으며 지내기도 했고, 어떤 때는 암에 걸리기 전보다 더 왕성한 식욕을 보이기도 했다. 그럴 때마다 나는 '하루 세끼를 제대로 갖춰 먹는다'는 고정 관념을 버리고 내 몸이 원하는 대로 식습관을 맞춰 갔다. 목적은 단 한가지였다.

'최대한 잘 먹을 수 있게 하자.'

암 환자에게 고정관념이 도움이 되는 경우는 거의 없다. 특히 식사에 있어서는 더더욱 그렇다. 치고 빠지는 일종의 '게릴라 전'이라고 할까. 지금 나에게 가장 잘 맞는 식사법이 무엇인지 찾아보자. 즐겁고 편하게 먹을 수 있는 방법, 거기에 좀 더 많이 먹을 수 있는 방법이라면 뭔들 문제겠는가.

넷째, 보양식 찾기 전에 안전성부터 따져라

암 환자들이 가진 대표적인 편견 중의 하나가 특별한 음식을 먹어 영양을 보충해야 한다는 것이다. 그래서 안 먹던 개고기도 먹고, 자라나 뱀 같은 보양식도 찾는다.

보양식이 나쁘다는 소리가 아니다. 먹을 수만 있다면 무엇이든 가리지 않고 먹는 것이 좋다. 하물며 그것이 고단백질·고열량 식품이라 체력 보강에 보탬이 된다면 더할 나위가 없다. 그러나 영양가를 따지기에 앞서 반드시 짚고 넘어가야 할 것이 있다.

바로 식품의 안전성이다. 암 환자는 저항력이나 면역력이 정상인보다 턱없이 부족한 상태이다. 이를테면 정상인에게는 아무런 이상이 없을 정도로 살짝 맛이 간 생선이 암 환자에게는 자칫 치명적으로 작용할 수도 있는 것이다. 배탈이 나는 정도에 그치는 것이 아니라 힘들게 쌓아 올렸던 체력이 떨어져 치료를 계속해나갈 수 없는 지경에 이를 수도 있다.

내가 암에 걸렸을 때 즐겨 먹었던 것은 달걀이다. 달걀에는 콜레스테롤이 많다고 하지만 그것 때문에 암 환자가 잘못된다고 생각하면 오산이다. 전 세계적으로 가장 많이 먹는 음식 가운데 하나인데, 그마저 나쁘다고 하면 안심하고 먹을 수 있는 음식이 얼마나 되겠는가. 내가 달걀을 즐겨 먹었던 것은 달걀처럼 싸고 신선하고 영양가 있는 음식이 별로 없기 때문이다. 달걀은 상하면 노른자 색깔이 이상해지거나 냄새가 나는 등 금방 표가 나기 때문에 안심하고 먹을 수 있다. 먹어도 아무 이상이 없고 충분한 영양분을 섭취할 수 있으니 그 이상의 음식은 없다.

다시 한번 말하지만 암 환자나 그 가족들은 음식의 안전성을 절대로 간과해서는 안 된다. 제아무리 산해진미라 해도 먹어서 탈이 난다면 백해무익할 뿐이다. 더구나 암 환자에게 그런 '탈'은 자칫 치명적인 체력 손실을 불러일으킬 수도 있다. 하다못해 매일 먹는 쌀이라도 너무 많이 정미된 것은 아닌지 농약이나 방부제, 표백제 같은 인체에 해가 될 만한 성분이 들어 있는 것은 아닌지 꼼꼼히 따져보길 바란다.

보양식을 찾기 전에 그 음식이 안전한가, 신선한가, 먹어도 아무 탈이 없는가를 먼저 생각하는 자세가 필요하다.

때론 지나친 휴식이 독이 된다

체내에 산소가 부족하면 기본적인 신진대사에 장애가 따를 수밖에 없다. 이때 충분한 휴식과 숙면은 우리 몸에 산소를 공급하는 데 중요한 역할을 한다. 그러나 암 환자들이 충분한 휴식이나 수면을 취하기란 말처럼 쉽지 않다. 쉬려고 해도 편히 쉴 수가 없고, 잠을 자도 잔 것 같지가 않다. 여기에는 통증 같은 육체적인 원인뿐만 아니라 불안, 초조, 우울 같은 심리적인 원인도 크게 작용한다. 이럴 때는 어떻게 해서든 잘 자거나 편히 쉴 수 있는 여건을 마련해야 한다. 자기 전에 등이나 발을 주물러 근육을 이완시키거나 따뜻한 물을 마시는 것이 좋다. 그래도 나아지지 않으면 의사의 처방에 따라 수면제나 진통제를 복용하는 방법도 있다.

휴식과 생활의 무게를 적당하게

그런데 암 환자들이 휴식에 대해 한 가지 오해하고 있는 부분이 있다. 암 환자에게는 무조건 휴식이 좋다는 편견이 바로 그것이다. 휴식을 그저 아무것도 안 하고 누워지내는 것으로만 여기는 고정관념도 버려야 한다. 암 환자에게 휴식이란 무엇인가. 암 환자는 어떤 휴식을 취해야 할 것인가.

온종일 죽치고 앉아 있는 것, 하는 일 없이 누워만 있는 것, 많이 자는 것이 곧 휴식으로 이어지는 것은 아니다. 건강하게 살기 위해서는 걷고 움직이고 생각하고 일해야 한다. 교통사고를 당해 깁스를 두어 달만 하고 있으면 나중에는 그 부분만 몰라볼 정도로 마르고 힘이 잘 들어가지 않는 것을 알 수 있다. 오랫동안 석고로 고정된 채 움직이지 못했기 때문이다. 걷고 움직이고 생각하고 일하는 것은 살아남기 위한 인간의 본능에서 비롯된 행동이다.

암 환자라고 다르지 않다. 무조건 쉬려고만 들면 체력이 떨어지는 것은 당연하다. 암 환자 중에서 유독 몸이 마르고 힘이 없어 보이는 이들 치고 침대에 누워있는 시간이 길지 않은 이가 없다. 중요한 것은 휴식과 일상생활 사이의 적절한 균형이다. 무조건 쉬기만 하는 것도 과로만큼이나 체력을 떨어뜨리는 원인이 된다.

암 환자는 연령이나 체력 조건, 암의 진행 상황에 따라 적절한 휴식을 취해 삶의 균형을 유지할 필요가 있다. 20대 젊은이가 마치 70대 노인처럼 누워만 지내서도 안 되고, 초기 암 환자가 당장 내일모레 죽을 것처럼 영양제만 맞고 잠만 자는 것도 아무런 도움이 되지 않는다.

휴식에 대한 수위 조절은 본인 스스로 해나갈 수 있다. 나는 화학 치료를 끝내고 다른 환자들에 비해 비교적 일찍부터 골프를 치러 나갔는데, 그 모습을 보고 놀라지 않는 사람이 없었다. 몸을 너무 혹사시키는 게 아니냐는 것이다. 무리하다 암이 재발하면 어쩌나 걱정들을 하는 모양인데, 다른 사람들처럼 무리해서 골프를 치지 않으니 나에게는 그저 가벼운 운동일 뿐이다.

내가 만일 전전긍긍 검사 날짜만 기다리며 집에서 누워만 지냈다면 지금처럼 활기찬 모습을 되찾진 못했을 것이다. 그런 식의 휴식은 암 환자에게 아무런 도움이 되지 않는다. 암 치료는 고사하고 체력만 떨어뜨릴 뿐이다. 화학 치료나 방사선 치료를 받으면 전신에 피로감이 몰려온다. 그럴 때 환자들은 대부분 시간을 따지지 않고 잠을 청한다. 잠을 억지로 이길 필요는 없다. 졸음이 쏟아지는 것은 뇌에서 휴식을 취하라고 보내는 신호다. 그럴 때는 참지 말고 자야 한다. 단잠만 한 보약은 없다.

그런데 잠시 눈을 붙인다는 게 대 여섯 시간 이상을 내리 잤다고 치자. 그러고 나면 정상적으로 수면을 취해야 할 시간에 제대로 잠을 잘 수가 없다. 새벽 시간의 숙면이 건강의 필수 조건이라는 것은 이미 잘 알려진 사실이다. 체력 관리에 특히 신경을 써야 하는 암 환자들은 두말할 나위도 없다.

암 환자들일지라도 적당한 피로감은 필요하다. 일부러라도 몸을 움직여 기분 좋을 만큼 몸이 피로해지면 잠을 청하기가 한결 수월하다. 암 환자의 건강 관리법이라고 해서 일반인의 건강 관리법과 크게 다르지 않다. 암 환자에게 충분한 휴식이 필요하다는 말을 몸을 사리라는 말로 오해해서는 안 된다.

그리고 휴식은 누워 자는 것만을 뜻하지 않는다는 점을 명심하자. 걷고 움직이고 생각하고 일하는 것이 과로로 직결되는 것도 아니다. 휴식과 생활의 무게가 적당한 균형을 유지할 때 체력도 유지된다는 사실을 잊지 말자.

암 환자를 위한 3가지 운동

암에 걸린 사람은 날마다 조금씩 운동을 하는 습관을 들일 필요가 있다. 규칙적인 운동이야말로 암을 이겨내기 위한 필수 조건이기 때문이다.

그러나 암 환자의 운동은 그 목표부터 일반인과는 다르다. 암 환자가 운동을 하는 것은 살을 빼기 위해서도, 마라톤 코스를 완주하기 위해서도 아니다. 목표는 단 하나, 기력을 회복하고 그것을 유지하고 향상시키기 위해서이다. 그러나 운동 자체를 암 치료라고 생각하고 맹목적으로 집착하는 태도는 절대 금물이다. 운동은 치료가 아니다. 운동으로 말미암은 체력보강이 치료의 밑거름이 될 뿐이다. 운동 자체를 치료라고 생각하고 무리하게 매달리다 보면 오히려 체력을 떨어뜨리는 역기능을 불러올 수도 있다. 암 환자를 위한 운동은 시기에 따라 세 가지 정도 유형으로 구분해서 생각할 수 있다.

수술 직후

내가 대학 다닐 때까지만 해도 환자가 수술 직후에 움직이는 것은 금기시되어 있었다. 그러나 최근에는 수술 직후에도 운동을 해야 체력이 빠르게 회복된다는 것이 상식으로 통하고 있다. 이 시기의 운동은 기본적인 체력 회복과 함께 신체 기관을 활성화시키고 장이 제자리를 찾도록 하는 것을 목적으로 한다. 따라서 무리하게 몸을 움직여 땀을 흘리기보다는 간단한 맨손체조나 가벼운 산책으로 몸을 풀어주는 정도가 적당하다. 수술 후 체력이 급격히 떨어져 운동을 하기 힘들다면 침대에서 몸을 일으키는 것부터 시작해보라. 힘들다고 운동을 포기할 것이 아니라 어떻게든 조금이라도 몸을 움직일 방도를 찾아보라는 말이다.

화학 요법이나 방사선 치료를 받을 때

정도에 따라 차이는 있겠지만 화학 요법이나 방사선 치료는 암 환자의 기력을 소진시킨다. 그뿐만 아니라 식욕이 떨어지고 구토나 구역질이 자주 일어나며 체중이 줄어드는 부작용도 뒤따르게 된다. 약물에 따라서는 탈모 증상이 나타나기도 한다. 이럴 때 암 환자들은 전에 느껴보지 못했던 심리적 압박감을 느끼게 된다. 어떤 이들은 이에 대한 반작용으로 무리하게 운동을 하려고 들기도 한다. 운동을 한답시고 차도를 따라 달리거나 사람이 많은 공원을 찾는다. 심지어는 평생 해본 적도 없는 등산을 하겠다고 고집을 부리기도 한다. 그러나 화학 요법이나 방사선 치료를 받은 암 환자는 기력과 함께 면역력도 떨어지게 마련이다. 먼지를 뒤집어쓴다거나 심폐기능에 무리가 가는 운동은 삼가야 한다. 사람이 많은 곳을 찾아가 운동을 하는 것은 더더욱 피하는 것이 좋다. 암 환자에게 사람은 곧 '움직이는 세균 덩어리'라 해도 과언이 아니다. 암 환자에게는 감염으로 인한 감기나 폐렴이 무엇보다도 무서운 존재라는 사실을 잊어서는 안 된다.

이 시기에는 수술 후와 마찬가지로 너무 무리하지 않는 선에서 팔다리를 조금씩 움직이다가 맨손체조 등으로 운동의 강도를 높여 가는 것이 좋다. 걷는 운동은 될 수 있으면 공기가 탁하지 않고 사람이 적은 곳에서 해야 한다.

몸이 허약해졌을 때

마지막으로 생각해볼 수 있는 것이 치료와 관계없이 암이 진전되어 몸이 허약해졌을 때의 운동이다. 흔히 이럴 때는 무조건 쉬어야 한다고 생각하기 쉽지만 사실은 이럴 때일수록 몸을 움직여주는 것이 좋다. 그래야만 몸 전체의 기능이 활성화되고, 체력이 조금이나마 향상되며, 그에 따라 저항력도 높아지기 때문이다.

무엇보다도 이 시기의 운동은 정서적인 안정에 커다란 도움을 준다. 환자들은 암이 진전되고 있다는 사실을 알게 되면 죽음에 대한 두려움이나 절망감에 사로잡혀 투병 의지를 잃어버리기 쉽다. 이런 시기에 운동을 통해 자신이 살아 움직이고 있다는 사실을 확인할 수 있다면 흔들리는 마음을 추스르는 데 많은 도움이 될 것이다.

운동이라고 해서 반드시 뛰거나 거창한 기구를 사용할 필요는 없다. 앉은 자리에서 팔을 돌리는 것도, 벽을 잡고 방안을 한 바퀴 도는 것도 암 환자에게는 훌륭한 운동이다.

사실은 나도 간암 수술 직후에 운동을 열심히 하지 못했다. 물론 담당 의사가 요구하는 최소한의 운동량은 채웠지만 몸이 무겁다는 이유로 몹시 귀찮아했고, 하면서도 짜증을 내기도 했다. 그러나 회복기를 지나면서 무리하지 않는 선에서 적당히 운동을 해주는 것이 얼마나 필요한 일인지 절실히 깨닫게 되었다.

만약 즐거운 마음으로 적극적으로 운동에 임했다면 회복 기간도 훨씬 단축되고, 혼자서는 일어설 수조차 없을 정도로 다리 근육이 약해지는 일도 없었을 것이다. 운동은 환자의 식욕을 돋워주고 심신의 균형을 잡아준다. 적절한 운동이 적절한 휴식으로 이어지는 것은 말할 것도 없다. 그러나 무엇보다도 중요한 것은 운동이 환자에게 긴장감에서 벗어날 수 있는 힘과 자신감을 심어준다는 사실이다. 환자가 어떤 상태에 놓여 있던지 말이다.

대인 관계 조절도 전략이다

　암 환자는 주변 사람들을 배려할 만한 정신적인 여유가 없다. 때로는 사랑하는 가족에게조차 짜증을 부리고 심한 말로 상처를 입히곤 한다. 심지어는 상대방의 마음이야 어떻든 간에 차라리 아무도 날 찾지 않았으면 싶기도 하다.
　그런 상태가 오래가다 보면 난생처음 자신의 인간관계에 대해 시험을 치르고 있는 듯한 기분마저 든다. 주변 사람들을 뿌리치는 자신을 보면서 자괴감이 들기도 하고, 주변 사람들의 발길이 뜸해지면 이러다가 정말 외톨이가 되어버리는 것은 아닌가 하는 불안감에 사로잡히기도 하는 것이다. 나도 예외는 아니었다. 대화는커녕 사람들과 눈을 마주치기조차 싫어지는 바람에 아예 면회 사절을 선언해버린 적도 있다. 병문안을 온 사람도 웬만하면 아내를 통해 돌려보냈고, 위문 전화가 걸려와도 내가 직접 받은 적이 거의 없었다. 그러나 조금이라도 편해지자고 시작한 그 일이 나중에는 내 마음을 오히려 더 불편하게 만들었다.

암 환자가 무엇보다도 피해야 할 것이 있다면 그 중의 하나가 바로 스트레스이다. 암 환자에게 있어 스트레스는 정신적인 피로감은 물론이고 두통, 식욕 부진, 수면 장애와 같은 신체 증상으로 나타난다. 결국 나는 잘못된 대인 관계 탓에 자신을 스트레스라는 함정 속으로 몰아갔던 것이다.

그렇게 불편한 마음으로 며칠을 보내고 있을 때였다. 내 바로 위의 형님과 고종사촌 형님이 나를 찾아오셨다. 초췌한 몰골로 형님들을 대하기가 몹시 꺼려지긴 했지만 차마 그냥 가시게 할 순 없었다. 그런데 나를 만나고 돌아가신 형님들이 마치 두 분이 서로 짠 것처럼 며칠 뒤 이틀 간격으로 선물을 보내오셨다. 형님들과 이야기를 나누는 동안 어릴 때 먹었던 밀크 캐러멜이 생각난다는 말을 했더니, 두 분 모두 기억하고 계셨다가 물어물어 구해 보내신 것이었다.

나는 그때 먹었던 밀크 캐러멜 맛을 아직도 잊지 못한다. 그리고 그 캐러멜은 주변 사람들을 대하는 내 마음가짐에 작은 변화를 가져다주었다. '나는 암 환자이니 아픈 것도, 주변 사람이 관심을 두는 것도 당연하다. 누군가 위로해 주려 한다면 피하지 말고 마음껏 위로받자'는 식으로 말이다.

우리가 살면서 맺게 되는 인간관계는 이루 헤아릴 수 없이 많다.

가족이나 친지, 친구, 학교 선후배, 직장 동료, 이웃까지……. 그런데 가만히 보면 그들과의 관계는 좋건 나쁘건 간에 내 삶의 질을 결정짓는 중요한 요소가 되고 있다.

인간관계의 부재는 삶의 활력을 빼앗아 가며 살아가는 의미를 잃게 한다. 억지로 안 보고 피한다고 해서 해결될 일이 아니다. 암환자들은 가족처럼 자신에게 도움이 되는 인간관계가 아니면 아예 관심조차 꺼버리는 경우가 많다. 자신과 깊은 연결 고리가 없다거나 만나서 피곤할지도 모른다고 판단되는 인간관계에는 마음을 닫기 쉽다.

인간관계를 회복하면 빠른 쾌유란 선물이 찾아온다

그러나 그런 인간관계일수록 나 자신을 돌아보게 하는 열쇠가 될 수도 있다. 나는 어떤 부류의 인간인지, 어떤 것을 소중하게 생각하는지, 그 안에서 간과하고 있는 것은 무엇인지를 깨닫게 한다는 말이다. 나아가 그런 깨달음은 암을 대하는 나 자신의 모습까지 돌아보게 한다. 내 편의대로 암이라는 녀석을 판단하지는 않았는지, 안 되는 일에 집착하거나 해야만 하는 일을 도외시하지는 않았는지 나의 내면을 향해 진지한 물음을 던져보게 하는 것이다. 주변 사람들과의 관계 회복은 때로 빠른 건강 회복이라는 의외의 결실을 가져다주기도 한다.

암과 함께 생활하는 동안 나를 둘러싼 사람들과의 관계를 하나씩 풀어가다 보면 바꿀 수 있는 것은 최선을 다해 바꾸고, 바꿀 수 없는 것과는 공존을 하는 방법을 배우게 된다. 그것은 암 치료의 원리이자 핵심이기도 한다.

사람과의 관계를 변화시키고 조화를 이뤄가는 유일한 방법은 스스로 변하는 것뿐이다. 그리고 그것은 내 안의 암을 변화시키는 첫 걸음이 된다.

탈출구를 많이 마련하라

　문화 인류학에서 인간을 정의하는 말 가운데 '놀이하는 인간(Homo Ludens)'이라는 것이 있다. 인간에게는 삶을 유지해나가려는 생존 본능 외에도 유희하고자 하는 본능이 존재한다는 말이다. 여기서 '유희'란 단순히 '논다'는 뜻이 아니라 정신적 창조 활동을 뜻한다.

　동물은 먹이를 찾아 배를 불리고 나면 쉬거나, 자거나, 그저 뒹굴면서 놀뿐이다. 그러나 인간은 의식주를 위한 생존 활동 외에도 풍부한 상상력을 바탕으로 다양한 창조 활동을 즐긴다. 음악이나 미술, 무용, 연극, 문학, 스포츠 활동 등이 바로 그것이다. 동물이 유희보다 생존 본능에 충실하다면, 인간은 유희 때문에 그 본능을 억제하거나 오히려 더 강하게 추구하기까지 한다. 다시 말해 인간은 유희를 통해 삶의 의미를 찾을 수 있고, 삶에 대해 더 강한 열정을 불태울 수 있으며, 지루한 일상에 활력을 되찾게 된다.

그런데 언제부턴가 '놀이'는 반드시 필요한 것이 아니라 시간이 남고 여유가 있을 때 하는 선택적인 것으로 여겨지고 있다. 특히 바쁜 현대인들은 유희가 가져다주는 삶의 활력이나 충족감을 잊어버리고 살 때가 많다. 병마에 시달리고 있는 암 환자들은 더더욱 그렇다. 암 환자들은 자신에게 이런 질문을 던져볼 필요가 있다.

삶에 활력을 주는 무언가를 찾아라

"오늘 하루 나는 놀이하는 데 얼마나 시간을 투자했는가?"

암 환자에게 가장 필요한 것은 암을 이겨낼 체력과 삶을 놓지 않으려는 의지이다. 그러나 많은 암 환자들이 체력을 기르기 위해 노력하는 반면 삶에 활력을 주는 무언가를 찾으려는 노력은 좀처럼 하지 않는다. 어찌 보면 암은 내 삶 곳곳에 처진 철창과도 같다. 그저 하루 세끼 밥 먹고 쉬고 조금 움직이다가 잠드는 것을 생활 전부로 만들어 버린다. 그런 규제에서 벗어나 탈출구를 만드는 것. 그 탓에 삶의 활력을 얻는 것은 암 환자 자신의 몫이다.

내가 이렇게 말하면 "뭘 좀 하려고 하면 금세 피곤해지는 걸 어떡합니까?"하고 반문하는 환자들도 많다. 그러나 피곤해서 다른 무언가를 할 여력이 없다는 것은 핑계에 지나지 않는다. 그럴수록 내 삶의 활력소를 찾아내야 한다. 피곤하다고 말하는 자체는 곧 삶의 탈출구가 필요하다는 신호이기 때문이다.

단 하나 주의해야 할 것은 탈출구가 아닌 것을 탈출구로 착각하는 일이다. 화학 치료를 받을 당시 나는 엄청난 양의 책을 읽어댔다. 내게는 그것이 유일한 탈출구이자 여가이자 유희였다. 그러나 처음부터 독서가 내게 탈출구가 되어주었던 것은 아니다. 지루한 투병 생활을 견디다 못한 나는 예전에 하던 버릇대로 학술 용어와 의료 정보로 가득한 학술 잡지를 집어 들었다.

하지만 예전에는 읽는 것만으로도 커다란 성취감과 만족감을 안겨주던 그 책들이 도무지 눈에 들어오지 않는 것이었다. 어려운 내용에 집중하다 보니 머리가 아파져 왔고, 복잡한 도표를 들여다보느라 눈마저 침침해졌다. 그러다가 우연히 발견한 책이 바로『로마인 이야기』였다. 나는 그 책을 통해 의학서가 아닌 다른 책들이 주는 재미에 다시 눈을 뜨게 되었다. 내 나름의 유희이자 탈출구를 발견하게 된 것이다. 그때부터 나는 시중에 나온 온갖 베스트셀러와 역사 소설, 에세이, 일본소설들을 시간 가는 줄도 모르고 닥치는 대로 읽었다. 그러자 절대로 머릿속을 떠나지 않던 암에 대한 생각들이 까맣게 잊혀졌다. 결국 그 시간이 암에 집중되어 있던 신경을 분산시켜 삶의 여유를 되찾게 했던 것이다.

흘러간 영화를 다시 찾아보는 일도 내게는 굉장한 즐거움이었다. 영화 자체의 재미도 재미지만 영화를 보며 젊은 시절의 추억을 되새기는 일이 생각지도 못했던 기쁨을 안겨주었다. 사람은 추억을 먹으며 산다는 말을 새삼 실감했다고 할까.

바둑 TV는 어린 시절에 바둑과 장기를 배우던 기억을 일깨워주어서 즐겨 보곤 했다. 이창호 9단의 팬이 된 것도 모두 그 덕이다. 사실 암 환자들에게는 노는 것도 '큰일'이다. 나들이 한 번 가거나 영화 한 편 보는 일조차 마음 놓고 하지 못한다. 그러나 심리적으로 부담된다면 그것은 이미 놀이가 아니며 탈출구는 더더욱 될 수 없다.

그럴 때는 나의 본능에 따라야 한다. 암에 걸리기 전에 내가 가장 꿈꾸어왔던 일이 무엇인지 되짚어 보는 것도 좋은 방법이다. 내게 맞는 탈출구는 때로 내가 한번도 경험해 보지 못한 일일 수도 있다. 그 일이 무엇이 되었건 일단 찾아내면 밥을 먹거나 잠을 자는 일처럼 비중을 두고 실천해나갈 필요가 있다. 암 환자는 시시때때로 고통이나 절망, 두려움의 공격을 받게 된다. 그럴 때마다 무참히 당하고 있을 수만은 없지 않은가. 고통이나 절망, 두려움이 엄습해 올 때 나를 다시 일어나게 하는 삶의 활력소, 삶의 탈출구를 찾자. 그것은 독서가 될 수도 있고, 바둑이나 장기가 될 수도 있으며, 건강이 허락한다면 등산이나 낚시가 될 수도 있다. 내가 찾은 탈출구가 많으면 많을수록 암 때문에 억눌린 내 삶이 다시 피어난다. 그리고 그것이 곧 암을 이기는 힘이 된다.

스트레스를 역으로 이용하라

　병원에서 화학 치료를 받고 있을 무렵이었다. 처음 한두 번은 견딜만했지만 시간이 갈수록 어지럼증과 구토감이 심해졌다. 그러나 나는 단 한번도 그런 내색을 해본 적이 없다. 나를 돌보던 간호사가 내 참을성에 혀를 다 내두를 정도였다. 그러나 퇴원할 무렵이 되자 한 간호사가 아내에게 이런 말을 했다고 한다.
　"참는 게 다 좋은 건 아니에요. 짜증이 나면 가끔 터트려주는 게 좋아요. 그렇게 못 하면 되레 스트레스가 될 수도 있거든요."
　그러나 나는 단 한 번도 내게 찾아온 스트레스를 억지로 참는다고 생각해본 적이 없다. 그것은 내게 예정된 통과의례이자 암이 치료에 반응을 보이고 있다는 증거였다. 때문에 내게 있어 부작용은 억지로 참아내야 할 과제가 아니라 암을 돌려보내겠다는 의지에 불을 지르는 도화선 역할을 했다. 오히려 긍정적으로 작용을 한 것이다.

스트레스란 우리가 적응해야 할 외부의 자극이나 변화를 말한다. 그때 보이는 정신적·육체적 반응 역시 스트레스라고 부른다. 그러나 어떤 일에 대해 모든 사람이 똑같이 스트레스를 느끼는 것은 아니다. 그 일을 어떻게 받아들이느냐에 따라 더 많은 스트레스를 받을 수도 있고, 오히려 기쁨을 느낄 수도 있다. 즉 스트레스는 받아들이는 사람의 주관적인 상태에 따라 많은 차이가 난다는 말이다. 일반적으로 스트레스라고 하면 부정적인 것으로만 생각하기 쉬운데 사실은 그렇지 않다. 적당한 자극과 변화는 오히려 삶의 활력소가 된다. 스트레스에는 긍정적인 측면도 있다는 말이다. 암 환자가 건강을 지켜가면서 삶의 질을 높이려면 스트레스의 부정적인 역할을 최소화하는 동시에 긍정적인 역할을 극대화해야 한다. 그러기 위해서는 우선 스트레스에 대해 제대로 알고 적절하게 대응하는 방법을 익힐 필요가 있다. 우선 생활 곳곳에서 생겨날 수 있는 부정적인 스트레스에 대해 알아보자.

건강을 위한 선택도 부정적 스트레스가 될 수 있다

건강이나 체력 관리를 위한 일 중에서도 뜻밖에 암 환자에게 스트레스를 주는 것이 많다. 수술 후 회복기나 화학 치료를 받는 중에 공기 좋은 곳에서 삼림욕을 했다고 치자. 그런데 해야 할 일이 머릿속을 떠나질 않아 숲에 있는 내내 지루함만 느꼈다면 그게 과연 무슨 도움이 되겠는가. 이것이야말로 피해야 할 부정적인 스트레스이다. 만일 어떤 행위가 억제나 규제로 느껴진다면 그것은 분명히 도움이 되지 않는 자극, 부정적인 스트레스이다. 그러나 많은 암 환자들이 하기 싫은 일을 억지로 하고서는 자신은 최선을 다했다며 스스로 안도감을 느끼곤 한다.

내가 굳이 골프를 고집하는 것도 이와 같은 이유에서이다. 성격상 나는 산책을 즐기는 편이 못 된다. 만일 골프장 같은 곳에서 산책 삼아 그저 걷기만 하라면 채 10분도 지나지 않아 지루함을 느낄 게 분명하다. 그렇게 되면 건강을 위한 산책도 부정적인 스트레스로 작용할 따름이다. 골프를 친다고 해서 스트레스를 받지 않는 것은 아니다. 생각대로 공이 맞지 않으면 분명 스트레스를 받는다. 그러나 그것은 부정적인 스트레스가 아니다. 오히려 내 안의 묘한 경쟁 심리를 자극해 에너지와 투지를 불러일으킨다. 그 결과 경기가 기대 이상으로 잘 풀리면 커다란 만족감과 성취감을 느끼게 된다. 그러나 경기가 잘 풀리지 않더라도 다음 번 칠 때를 대비해 목표를 남겨두었으니 그걸로 족하다.

스트레스를 공포의 대상으로 볼 필요는 없다. 스트레스를 바로 알고 잘만 이용한다면 오히려 암 치료에 도움이 될 만한 에너지와 활력을 얻을 수도 있다. 일단 나를 둘러싼 것들로부터 부정적인 스트레스를 몰아낼 필요가 있다.

건강을 위해 하는 일 중에서 정말 싫은 것이 있다면 과감히 떨쳐

버려라. 그보다 더 나은 대안을 찾으면 그만이다. 고기를 먹는 게 정말 싫다면 억지로 먹으려 들지 말고 고기의 영양분을 대신할 만한 다른 음식을 찾으라는 말이다.

  대신 어쩔 수 없이 받아들여야만 하는 상황이라면 어떻게든 긍정적인 방향으로 받아들이려는 마인드를 갖자. 스트레스를 주는 모든 상황을 일단은 긍정적으로 평가하라는 말이다. 잔에 물이 반밖에 남지 않은 게 아니라 반이나 남았다고 생각하라. 쌓여만 가는 스트레스를 혼자 해결할 수 없다면 주변 사람들과 대화를 나누는 것도 좋다. 마음을 연 대화야말로 스트레스를 해소하는 가장 좋은 방법이다. 정신과적으로는 이를 '환기(ventilation)'라고 하는데, 불만을 표출함으로써 스트레스가 해결되는 것은 물론이고 이해와 공감을 통해 자신이 처한 상황을 긍정적으로 재인식하게 하는 효과가 있다.

  마지막으로 유의할 점은 무엇이든 행동하기 전에 미리 생각하라는 것이다. 부정적인 스트레스는 이미 지나간 일에 대한 후회로부터 비롯되는 경우가 많다. 스스로에게 충분한 물음을 던지고 그에 따라 합리적으로 판단한다면 후회할 일을 최소한으로 줄여갈 수 있을 것이다.

5장

암이 내게 준 선물

아이러니하게도 그런 마음가짐이 생길 때, 다시 말해 죽음을 정면으로 바라보고 이를 자신의 손으로 과감히 취할 마음가짐이 들 때, 비로소 암이란 놈이 온전히 끼고 살아갈 수 있는 친구로 다가온다. 따지고 보면 암에 대한 두려움이 곧 죽음에 대한 두려움이기 때문이다. 죽음을 외면하고 두려워하는 마음가짐이 사라진다면 그 매개인 암이 두려울 까닭은 더더욱 없다. 나아가 그 마음은 암을 끼고 살아가는 모든 순간을 지탱하는 힘이 된다. 그 결과가 설혹 죽음이라는 형태로 찾아올지라도 그것은 형벌이 아닌 선물이다.

죽음에 대한 짧은 생각

간에서 14센티미터가 넘는 악성 종양 덩어리가 발견된 것은 1998년 초의 일이다. 그전 검사에서 의심될 만한 소견이 없다는 판정을 받은 지 꼭 4개월 만의 일이었다. CT 영상을 본 의사들은 하나같이 입을 굳게 다물었다. CT 영상에 거대한 덩어리가 선명하게 찍혀 나왔으니 더 설명할 것도 없었던 까닭이다. 조직 검사니 피 검사니 하는 다른 검사들은 해볼 필요도 없었다. 그때 내 머릿속을 스쳐 지나가는 생각은 오직 한 가지였다.

'이제 끝났구나.'

의사로서 수많은 사람의 병을 진단하고 삶과 죽음을 저울질해왔지만 정작 자신의 건강에 대해서는 단 한번도 의심해보지 않았던 내게 그것은 일종의 형벌이었다. 죽음을 늘 지켜보면서도 남의 일로 치부하고 말았던 내 자만심에 대한 형벌.

 나는 난생처음 죽음과 정면으로 마주하게 되었다. 내 곁에 머무르면서 나를 이루고 있던 모든 것이 한순간에 사라진다는 사실, 아무도 대신해줄 수 없는 두려움을 나 혼자 겪어야 한다는 사실……. '숨이 멎는다'는 한 마디가 얼마나 엄청난 것을 의미하는지 비로소 절감하게 된 것이다. 느닷없이 찾아온 죽음을 눈앞에 두고 나는 손가락 하나 까닥하지 못하고 있었다. 머릿속에서는 조금씩 죽음으로 다가가는 시계 초침만 째깍거렸고, 나는 망연자실 시곗바늘을 바라보고만 있을 따름이었다.

 '죽음을 어떻게 준비해야 할 것인가. 내게 남은 시간이 많지 않다면 그 시간을 어떻게 보내야 할 것인가.'

죽음에 대한 두 가지 태도

 내가 보아온 암 환자들은 대개 자신에게 닥친 죽음이라는 문제에 대해 두 가지 태도를 보였다. 그 한 가지는 바로 죽음을 외면하는 것이다. 간암으로 세상을 떠난 환자 한 명이 있었다. 나처럼 의사였던 그는 누가 보아도 그리 낙관적인 상태가 아니었다. 치료를 받고 있기는 했지만 언제 어떻게 상태가 악화될지 몰라 스스로 생활을 조절해 나갈 필요가 있었다. 본인이 의사였으니 자신의 상태가 어떤지, 죽음에 이를 가능성은 어느 정도인지 충분히 알고 있었을 것이다. 그러나 그는 알고도 모르는 척하는 것인지, 죽음의 가능성을 조금도 염두에 두고 있지 않았다. 죽음에 대해 진지하게 생각하거나, 죽음을 모면하기 위해 노력하기는커녕 평소보다 더 무리해가며 분주한 나날을 보냈다. 마치 이런 내게 어찌 죽음이 찾아들겠냐며 시위라도 하는 것처럼 보였다.

병원에 있어야 할 시기에 여행을 가겠다고 나서는 것은 시작에 불과했다. 심지어 수술 예정일을 일주일 앞두고 보통 사람이라면 도저히 상상도 할 수 없는 이야기를 꺼냈다. 지방에서 친구가 출마를 하는데 자기가 직접 선거 유세를 도와야겠다는 것이었다. 주변 사람들이 아무리 말려도 말을 듣지 않던 그는 막무가내로 지방으로 내려가 버렸고, 수술은 뒤로 미뤄졌다. 물론 나중에 수술도 받고 치료도 계속했지만, 그는 결국 별다른 차도를 보지 못하고 죽음을 맞게 되었다. 그는 어쩌면 눈을 감는 그 순간에도 이게 마지막이라는 것을 인정하지 않았을지도 모른다. 대부분의 암 환자들은 죽음의 실체를 외면하려 한다. 그들은 어떤 상황에서도 눈 가리고 귀를 막고 그럴 리가 없다고 도리질 치면서 스스로를 세뇌한다.

'나는 절대 죽지 않아. 암에 걸린 사람이 다 죽어도 나는 살아남을 거야. 난 지금 죽어선 안 되니까.'

죽는 순간까지도 그 믿음은 변하지 않았다. 숨이 넘어가는 순간에도 자신이 지금 어떤 상황에 처해 있는지 깨닫지 못한다. 사람이라면 누구나 한 번은 맞게 되는 죽음을 그저 외면만 하다가 결국엔 미완성인 채로 삶을 끝내고 마는 것이다.

두 번째로 보이는 상태는 정신적인 공황이다.

제2차 세계대전 당시 아우슈비츠 수용소에 끌려간 유대인이 있었다. 그는 수감자 중 95퍼센트가 처형당했던 생지옥에서 3년간이나 죽음을 지켜보면서 자기 자신을 포함해 언제 죽을지 모르는 포로들의 심리 상태를 자세히 관찰하고 기록했다. 후에 정신과 의사가 된 그가 기술한 죽음의 실체를 요약해 보면 다음과 같다.

같이 끌려온 사람의 90퍼센트가 30분 내에 가스실에서 죽는다. 포로들은 그것을 보면서 충격과 공포에 빠져드는 1단계에 진입한다. 이들은 극도의 불안과 불면증에 시달리고 너무 두려워 자살을 하기도 한다. 이렇게 지내던 포로들도 한 달 정도 지나면 처음과는 다른 2단계 상태로 진입한다. 이때부터는 어떻게든 살아보려는 일념만 남을 뿐이다. 일주일을 빵 한 조각으로 연명하며 얇은 천 조각만 몸에 걸친 채 혹한의 날씨에 철로 공사를 하고도 감기 한 번 안 걸리는 기이한 현상이 벌어진다. 지금껏 배워왔던 의학 지식이 다 거짓투성이였다는 것을 깨달으면서 인간의 놀라운 적응력에 전율을 느낀다. 노동력이 있어야 가스실로 끌려가지 않기 때문에 포로들은 아침이면 돌을 주어다 면도를 한다. 면도를 하면 젊어 보이기 때문이다. 병약자를 골라 가스실로 보내는 명단을 작성할 때면 자기 이름을 빼고 다른 사람의 이름을 넣기 위해 갖은 방법을 동원한다. 그러나 이렇게 치열한 생존 경쟁을 치르며 살아가던 포로들의 마음에 또 다른 변화가 오면서 3단계로 진입한다. 자신의 인간답지 못함에 대한 자괴감과 무력감을 느끼면서 포로들은 점차 정신적인 무감각 상태에 빠져든다. 살겠다는 열망도 없어지고 죽겠다는 생각도 없어지는 정서적인 자멸 상태가 되는 것이다.

나는 이것이 바로 죽음을 눈앞에 둔 암 환자들의 또 다른 모습이 아니겠는가 하는 생각을 했다. 암 환자들은 닥쳐올 죽음을 무시한 채 맹목적인 낙관론을 펼치는가 하면, 아우슈비츠의 포로들처럼 무력감에 사로잡히기도 한다. 한동안 극심한 고통에 시달리다가 결국은 아무 생각도 할 수 없는 무방비 상태, 즉 정신적 공황을 맞는 것이다. 그런 단계에 이른 암 환자들은 분명히 살아 숨 쉬고 있음에도 절대 산 자의 모습이 아니다. 그렇다고 내 앞에 닥친 죽음을 제대로 인식하고 있는 것도 아니다. 삶도 죽음도 아닌 그 중간 지점에서 그저 '존재'하고 있는 것이다. 정서적인 자멸 상태에 놓인 아우슈비츠의 포로들처럼 말이다.

암과 함께 찾아든 죽음을 앞에 두고 애써 눈 돌려 외면하거나 고통에 겨워 정신적인 공황을 맞는 것, 나는 두 모습 중 어떤 것에도 고개를 끄덕여 수긍할 수 없다. 그럴 수밖에 없을 것이라고 말하고 싶지도 않다.

어쩔 수 없이 죽음을 맞아들여야만 하는 때가 있다. 인정하고 싶지 않지만 인간의 힘으로는 어떻게 해볼 수 없는 때가 올 수도 있다는 말이다. 나는 죽음의 형태는 어디까지나 인간이 선택할 수 있는 문제라고 생각한다. 그 누구의 것도 아닌 나의 죽음 아닌가. 삶에 있어서 단 한 번 찾아오는, 내 삶의 대미를 장식할 수 있는 마지막 기회가 바로 죽음 아닌가. 처음 화학 치료를 받을 때 이런 생각을 한 적이 있다.

'만일 이 화학 치료가 효과가 없다면 한 번쯤 다른 약을 쓰는 2차 화학 치료에 응할 용의는 있다. 하지만 그것마저 듣지 않는다면 그때는 치료에 대해 다시 생각을 해보겠다.'

고백하건대 그것은 결코 치료를 포기한다는 의미가 아니었다. 나 스스로 위엄 있게 죽을 권리, 내 삶을 정리하고 마무리할 권리를 놓치지 않겠다는 것이었다. 언제 찾아올지 모르는 죽음에 대해 무방비 상태로 있거나, 아니면 그 실체를 모르는 척 외면만 하고 있다가 하루아침에 사라져버리는 그런 죽음을 맞기는 싫었다. 나의 죽음이므로 내가 선택해서 내가 원하는 형태로 맞이하겠다는 생각이었다.

인간으로서의 마지막 권리를 놓지 말라

생각해보자. 환자에게 큰 충격이라는 생각에 가족들조차 환자 본인에게 사실을 감춘다. 그러다 우연히 그 사실이 밝혀지면 환자는 현실을 감당해 내기가 어려워 갈팡질팡하며 하루하루를 보낸다. 그렇게 되면 지나간 삶을 정리하고, 떠날 자와 남을 자 사이의 관계를 재정립하고, 한정되어 있어 더욱 소중한 남은 날들을 지켜갈 여유를 갖지 못하게 된다. 그런 와중에 불현듯 죽음을 맞이하고 그것으로써 모든 상황은 종료된다. 어찌 보면 생에 있어 가장 중요한 순간이 그저 방황과 절망으로 일관하다 부지불식간에 끝나고 마는 거다.

그 시간은 누구도 돌이킬 수 없고 보상해줄 수도 없다. 그뿐인가. 결코 보상받지 못할 그 시간들은 남은 자에게 두고두고 상처로 남게 된다. 나는 나 자신에게 했던 것처럼 모든 암 환자들에게도 감히 이렇게 말하고 싶다.

"암에 걸린 그 순간 나 자신의 상태가 어떠한가를 정확하게 파악하라. 죽음이 얼마나 가까이 와 있는지 명확히 알라."

물론 최선을 다해 암을 돌려보내려는 노력을 멈춰서는 안 된다. 그러나 인력으로는 어떻게 해볼 도리가 없는 순간이 왔을 때는 인간으로서의 마지막 권리를 놓지 말아야 할 것이다. 그것은 위엄 있게 죽을 권리, 지난 한평생을 정리하고 마지막 순간까지 후회 없는 시간을 보낼 권리이다.

아이러니하게도 그런 마음가짐이 생길 때, 다시 말해 죽음을 정면으로 바라보고 이를 자신의 손으로 과감히 취할 마음가짐이 들 때, 비로소 암이란 놈이 온전히 끼고 살아갈 수 있는 친구로 다가온다. 따지고 보면 암에 대한 두려움이 곧 죽음에 대한 두려움이기 때문이다. 죽음을 외면하고 두려워하는 마음가짐이 사라진다면 그 매개인 암이 두려울 까닭은 더더욱 없다. 나아가 그 마음은 암을 끼고 살아가는 모든 순간을 지탱하는 힘이 된다. 그 결과가 설혹 죽음이라는 형태로 찾아올지라도 그것은 형벌이 아닌 선물이다.

교통사고를 당해 생사의 기로에서 살아난 사람에게 이런 말을 들은 적이 있다. 사고가 나는 순간에 그동안 자신이 살아왔던 삶이 마치 영화를 보는 것처럼 눈앞을 스쳐 지나가더라고. 이것은 짧은 시간이나마 자신의 인생을 정리하고 죽음을 받아들일 수 있도록 하는 신의 배려가 아닐까?

　지금도 그렇지만 예전의 어르신들은 저승 갈 때 입고 갈 수의를 미리 지어두곤 했다. 자신이 이 세상에서 마지막으로 입을 옷이기에 더욱 정성을 들여 한 땀 한 땀 손수 바느질을 했던 것이다. 그것은 어쩌면 자신의 인생을 정리하고 죽음을 담담하게 받아들이려는 여유가 있었기에 가능한 일이었는지도 모른다.

　죽음을 가장 가까이에서 대면하고 있는 암 환자들에게도 그런 여유가 필요하다. 자신의 인생을 정리하고 죽음을 담담하게 받아들이는 여유만 있다면 남은 시간이 1년이든 10년 혹은 그 이상이든 새로운 인생을 살 수 있을 것이다.

　피하고 싶지만, 어떻게 해도 피할 수 없는 삶의 마지막 형태인 죽음. 그러나 죽음 역시 내 삶의 일부이기에 내 손으로 맞아들여 나의 것으로 만들 수 있어야 한다. 언젠가 찾아올 인생의 마지막 순간에 후회하지 않기 위해서라도 말이다.

하늘은 스스로 돕는 자를 돕는다

사람의 생각이 지닌 힘은 어디까지일까? 과학적으로 설명할 순 없겠지만 나는 사람의 생각이 지닌 힘을 인정한다. 다음은 베르나르 베르베르가 쓴 『상대적이며 절대적인 지식의 백과사전』에서 생각하는 힘에 관해 서술한 내용이다.

영국의 화물선 한 척이 한 항구에 닻을 내렸다. 한 선원이 모든 짐이 잘 꾸려졌는지를 확인하려고 어떤 냉동 컨테이너 안으로 들어갔다. 그때 그가 안에 있는 것을 모르는 다른 선원이 밖에서 냉동실 문을 닫아버렸다. 안에 갇힌 선원은 있는 힘을 다해서 벽을 두드렸지만 아무도 그 소리를 듣지 못했고 배는 포르투갈을 향해 다시 떠났다.

선원은 자기가 오래 버티지 못할 것을 알고 있었다. 그래도 그는 힘을 내어 쇳조각 하나를 들고 냉동실 벽 위에 자기가 겪은 고난의 이야기를 시간별로 꼼꼼하게 기록했다. 냉기가 코와 손가락과 발가락을 꽁꽁 얼리고 몸을 마비시키는 과정을 적었고, 찬 공기에 언 부위가 견딜 수 없이 따끔거리는 상처로 변해가는 과정을 묘사했으며, 자기의 온몸이 조금씩 굳어지면서 하나의 얼음 덩어리로 변해가는 과정을 기록했다. 배가 리스본에 닻을 내렸을 때, 냉동 컨테이너의 문을 연 선장은 죽어 있는 선원을 발견했다. 선장은 벽에 꼼꼼하게 새겨 놓은 고통의 일기를 읽었다. 그러나 정작 놀라운 것은 그게 아니었다. 선장은 컨테이너 안의 온도를 재보았다. 온도계는 섭씨 19도를 가리키고 있었다. 그곳은 화물이 들어 있지 않았기 때문에 항해 동안 냉동 장치가 내내 작동하고 있지 않았다. 그 선원은 단지 자기가 춥다고 생각했기 때문에 죽었다. 그는 자기 혼자만의 상상 때문에 죽은 것이다.

사람에게는 분명히 생각하는 힘이 있다. 그리고 그 생각하는 힘을 어느 방향에 두느냐에 따라 나아갈 길이 달라지기도 한다. 그 때문에 같은 환경, 같은 조건에 놓여 있다 하더라도 어떤 사람은 끝내 역경을 극복하는 반면, 어떤 사람은 시도도 못 하고 포기하고 만다.

생사의 갈림길에 선 암 환자들은 더욱이 생각하는 힘에 대해 생각해볼 필요가 있다. 살 수 있다는 의지, 어떤 상황에서도 굴하지 않겠다는 마음가짐은 분명히 예기치 않은 상황에서 적지 않은 힘을 발휘한다. 그런 이유로 나는 암에 걸린 환자들이 종교를 갖는 것에 대해 상당히 긍정적이다. 종교의 힘을 빌려 자꾸 흔들리고 바닥으로 치닫는 마음을 다잡고 추스를 수만 있다면, 부정적인 색깔로 가득한 마음을 긍정적인 마인드로 바꿀 수만 있다면 말이다. 절이든, 성당이든, 교회든 하다못해 기도원이라도 어떠한가. 암 환자에게 있어 긍정적 마인드는 그만큼 중요하다.

그러나 암이 걸리기 전이나 지금이나 나는 종교가 없다. 어려서부터 그 흔한 점 한번 보지 않으셨던 어머니 손에서 자란 탓도 있겠고, 종교에 매달릴 만한 계기도 없었던 것 같다.

그런데 그러던 나 역시 암에 걸린 이후로 상황이 달라졌다.

"나 입원해야 해."

아내는 처음 그 말을 듣고 며칠 불안한 모습을 보였다. 가장 먼저 한 일은 주변 사람들에게 전화를 넣는 것이었다. 암에 걸렸다는 사람들의 연락처를 어떻게 알아냈는지 얼굴 한번 못 본 사람에게 "저, 한만청 씨 부인되는 사람입니다" 하고 전화를 걸어 여러 가지 조언을 구했다. 그러던 어느 날 아내가 말했다.

"교회에 다니는 분들이 당신을 위해서 기도를 많이 해주고 계세요."

순간 참 고맙다는 생각이 들었다. 나를 위해서 기도를 해준다는 사실도 흐뭇했지만 그것 때문에 아내 표정이 조금은 밝아진 듯 보였기 때문이다. 그 후 아내는 아주 열심히는 아니어도 짬짬이 틈을 내 교회에 나갔다. 그러면서 가끔 내게 같이 나가보지 않겠냐고 물었다. 나처럼 암에 걸린 사람들이 교회에 다니면서 많은 안정을 찾았고 그것이 투병 생활에 도움이 된다는 설명이었다.

그 말을 듣는 순간, 한 번쯤 교회에 나가볼까 하는 생각이 들었지만 이내 고개를 가로저었다. 그 이유는 두 가지였다.

첫째, 암 환자에게 필요한 긍정적인 마인드를 굳이 종교에서 찾을 필요가 없었다. 누가 보면 자만심으로 똘똘 뭉친 늙은이라고 욕할지 모르겠지만 타고난 성격 탓인지, 평생을 그렇게 살아서인지 나는 처음부터 암이란 존재를 그렇게 부정적으로 보지는 않았다.

암 선고를 받은 처음 며칠만 제외하고 나는 이상할 정도로 담담했다. 평생을 병원에서 수많은 환자를 접하며 살아서인지 내게 찾아온 암조차도 그저 무덤덤한 눈으로 바라볼 수 있었던 것이다. 그런데 그것이 나에겐 오히려 긍정적인 마인드를 불러일으켰다. 암에 걸리긴 했지만 유쾌하게 털고 일어설 힘이 되어 주었던 것이다. 그런 내가 굳이 평생 발걸음 한 번 하지 않던 교회를 일부러 찾을 이유는 없었다. 그보다 더 중요한 두 번째 이유는 자기 힘으로 얻지 못하는 긍정적인 마인드와 의지를 종교의 힘을 빌어 얻는 것이 자칫 자신을 더 큰 위험에 빠뜨릴 소지가 있기 때문이었다.

포기하지 않게 해달라 기도하라

우리 주변을 둘러보면 어느 종교를 막론하고 독특한 한국적 특색을 지니고 있는 것 같다. 다름 아닌 '~해달라'는 식의 기복 사상, 기원 마인드이다. 내가 만일 암에 걸렸을 당시에 교회에 나갔더라면 스스로 다진 긍정적인 마인드마저 잃어버리고 종교의 힘에 무작정 의탁해 버렸을지도 모른다. 견뎌야 할 것이 너무도 많은 상황에서 그것은 너무나도 달콤한 유혹이었을 테니 말이다.

어떤 철학자는 사람들이 종교를 갖게 되는 계기를 가리켜 인간의 생명력이 약해져서 에너지의 '역광을 쐴'때라고 했다. 즉 정신적인 것이든지 물질적인 것이든지 자기 안의 부족한 무언가를 채우기 위해 종교를 찾는다는 말이다.

그러나 그것이 단순히 자기에게 부족한 어떤 것을 종교의 힘을 빌어 메우는 차원이 아니라 온몸을 내던져 의탁하는 차원이라면 암 치료에 치명적인 결과를 불러올 수도 있다.

암에 걸린 환자가 종교를 찾는 모습을 상상해 보라. 그것이 절이건 교회건 성당이건 크게 다를 바는 없다. 환자는 무릎을 꿇고 기도를 하기 시작한다.

'병이 낫게 해주십시오.'

그 기도 후에 철석같이 믿는다. 나는 죽지 않을 것이라고, 신의 가호 아래 이 병을 이겨낼 것이라고.

그러나 바람이나 기원, 기도만으로 해결될 수 있는 건 아무것도 없다. 기도를 해서 다 낫는다고 한다면 굳이 병원을 찾을 이유가 어디에 있겠는가. 그럼에도 기도의 힘이 있다고 한다면 '병을 낫게 해주십시오'가 아니라 '어떤 상황에서건 이성을 잃지 않고 포기하지 않게 해주십시오'라고 빌어야 할 것이다.

이런 이야기를 하는 것은 '신의 보호 아래'라는 핑계로 현실을 제대로 파악하지 못하고 자신을 과신하는 예를 많이 봐왔기 때문이다. 극단적인 예로 가능성이 있음에도 단지 견디기 어렵다는 이유로 도중에 치료를 그만두고 기도원에 들어가는 사람도 있다. 그 정도까지는 아니더라도 최선을 다해 매달려도 될까 말까 하는 치료에서 뒷걸음질치는 사람들이 많다. 그런 사람들이 있기에 상처하나 내지 않고 수술을 하거나 영적 치료를 한다는 사이비 단체들이 우후죽순 생겨나는 게 아니겠는가.

옛날에 들었던 우스갯소리 하나가 생각난다.

어느 마을에 갑작스러운 폭풍우가 찾아와 마을 전체가 물에 잠길 위험에 처했다. 상황이 급박하게 돌아가자 구조대원들이 파견되어 마을 사람들을 구조하는데, 한 남자가 자기 집 지붕 위에 앉아 꼼짝도 하지 않는 것이었다. 구조대원들은 구명조끼와 밧줄을 던져주며 지붕에서 뛰어내리면 자신들이 받아주겠노라고 소리쳤다. 그러나 그 남자는 이렇게 말했다.

"필요 없습니다. 신께서 저를 구해주실 겁니다."

그러고는 하늘을 향해 두 손을 모아 간절히 기도를 하기 시작했다. 물은 점점 더 차올라 그냥 내버려두면 남자의 목숨이 위태로울 지경에 이르렀다. 이번에는 구조대원들이 구명보트를 타고 지붕 위의 남자에게 접근했다. 그러나 그 남자는 두 번째 기회마저 거절했다.

"신만이 저를 구하실 겁니다."

이제 지붕에까지 물이 차올라 간신히 설 수 있을 만큼의 공간만 남았다. 두 손을 모으고 하늘만 바라보는 남자에게 구조대의 헬리콥터가 다가와 사다리를 내렸다.

"이번이 마지막 기회입니다. 어서 올라오세요."

그러나 남자는 끝내 고개를 저었고 결국 물에 빠져 죽고 말았다.

"제가 그렇게 기도를 했는데 왜 저를 외면하셨습니까?"

그러나 신의 입에서는 이런 대답이 나왔다.

"나는 너를 외면하지 않았다. 오히려 외면한 것은 네가 아니더냐. 나는 너를 구하기 위해 처음엔 구명조끼와 밧줄을 던졌고, 그 다음엔 구명보트를 보냈으며, 그래도 내 말을 듣지 않는 널 위해 헬기까지 동원했다. 하지만 끝끝내 너는 내 손길을 거부했다."

암에 걸린 사람들에게 종교를 버리라는 말을 하는 것이 아니다. 병을 희망적으로 보는 긍정적인 마인드가 얼마나 중요한지 스스로 체험한 바 있으니 말이다. 그러나 그것은 어디까지나 현실을 있는 그대로 받아들이고 주어진 여건 안에서 최선을 다할 때 비로소 긍정적인 효과를 가져온다. 현실은 외면한 채 어떻게든 낫겠지 하는 막연한 희망만 가지고 기도에만 매달려서는 달라지는 게 없다. 오히려 그 사이에 몸 안에 있는 암 덩어리만 커질 뿐이다.

기도를 하더라도 스스로 감내해야 할 몫을 외면해서는 안 된다. 그러기 위해서는 우선 자신이 처한 현실을 직시해야 한다. 기원하는 마음, 바라는 마음만으로 달라질 수 있는 상황은 없다. 상황을 조금이라도 호전시킬 수 있는 건 간절한 바람이 아니라, 괴로운 현실에서 도망치지 않으려는 긍정적인 마인드이다. 그리고 그 마인드가 현실에서 제대로 적용되려면 무엇보다 현실을 바로 볼 수 있는 마음가짐이 필요하다. 외면만 하지 말고 주어진 현실을 있는 그대로 자각하고 받아들이라는 말이다. 절대적 존재의 힘을 믿는 건 아니지만 내가 분명히 수긍하는 말이 하나 있다.

'하늘은 스스로 돕는 자를 돕는다.'

낫게 해달라고 기원하기 전에 먼저 스스로에게 무엇을 했는지 물어보자. 과연 떳떳하게 최선을 다했다고 말할 수 있는지, 눈앞에 닥친 현실을 피하고만 있지는 않은지 말이다.

골프에서 배운 평상심

별다른 취미 생활을 할 수 없는 암 환자에게 책을 읽는 것만큼 좋은 소일거리가 없다. 나 역시 그랬다. 계속되는 치료로 걷는 것조차 힘이 들 무렵 나는 독서로 무료함을 달랬다. 그렇게 읽은 책이 얼마나 될까. 그중에서도 『장자』에 들어 있는 '자여' 이야기가 기억에 많이 남는다.

어느 날 자여가 몸이 뒤틀리는 무서운 병으로 앓아 누웠다. 친구 자사가 문병을 가니 자여가 말했다.

"위대하도다! 저 조물주는 장차 나를 곱사등이로 만들려나 보다. 등은 꼬부라지고, 오장은 머리 위에 있고, 턱은 배꼽에 감추어지고, 어깨는 정수리보다 높고, 목뼈는 하늘을 가리키고 있구나."

자사가 물었다.

"자네는 그 병을 혐오하지 않는가?"

"내가 왜 병을 혐오하겠는가? 만일 병이 점점 깊어져 내 왼팔을 닭처럼 만든다면, 나는 왼팔이 내게 새벽을 알리기를 바라겠네. 만일 오른팔이 활촉 모양으로 변한다면 나는 그것으로 올빼미를 잡아서 구이를 하겠네. 또 만일 내 척추 꼬리뼈가 수레바퀴처럼 되고 내 정신이 말처럼 변한다면, 나는 이 마차에 오를 뿐 따로 탈것을 구하지 않겠네. 무릇 이 세상에 나오는 것은 다 때를 따라오는 것이요, 세상을 떠나는 것도 제각기 갈 차례를 따르는 것이라네. 그러므로 그때를 따라 편안하고, 그 변화에 순응한다면 슬픔도 즐거움도 끼어들 수 없지. 이것이 이른바 모든 구속에서 벗어난다는 것이라네. 스스로 구속에서 벗어나지 못하는 사람은 사물에 얽매여 있기 때문이야. 사물이 원래 하늘을 이기지 못하는 것이거늘 내가 어찌 이 병을 혐오하겠는가?"

자여가 온몸이 뒤틀리는 무서운 병에 걸렸으면서도 이렇듯 평온할 수 있었던 것은 찾아온 병 때문에 절망하지도, 감정의 노예가 되지도 않았기 때문이다. 병을 이기기 위해서는 억지로 상황을 타개해 나가려고 하기보다는 흐르는 물처럼 주어진 상황에 자신을 내맡기려는 마음가짐이 필요하다. 나는 엉뚱하게도 골프를 치면서 그런 마음가짐을 배우게 되었다.

등산을 가자니 체력에 자신이 없고, 조깅을 하자니 그 지겨움을 감당 못할 것 같고, 자꾸만 식욕이 동해 체중은 늘어가니 어떻게든 운동은 해야겠고……. 여전히 사치스러운 스포츠라는 말들이 많지만 나는 이런저런 이유를 들어 골프를 즐기는 편이다.

푸른 들을 산책 삼아 한 바퀴 돌고 나면 젖을듯 말듯 땀 흐르는 기분이 참 상쾌하다. 산길을 그냥 걸으라고 했으면 꽤 지루할 텐데, 이런저런 얘기를 나누며 쉬엄쉬엄 걷다 보면 서너 시간이 금세 지나간다. 산책 삼아 한다는 마음을 가져서일까. 나는 공이 잘 맞거나 못 맞거나 크게 마음 쓰는 편이 아니다. 잘 맞으면 잘 맞아서 좋고, 안 맞아도 친구 만나 얘기 나눈다는 기쁨이 있어서 좋다. 골프를 칠 때마다 나는 늘 그렇게 술에 술 탄 듯 물에 물 탄 듯 허허거리다 돌아오곤 한다. 가만히 보면 내 골프 실력은 친구들보다는 한두 수 아래지만 그럭저럭 남과 어울릴 수 있을 정도는 된다. 친구들은 특별히 연습을 하는 것도 아니고, 치는 둥 마는 둥 폼도 허술하기만 한데 어쩌면 그렇게 칠 수 있느냐고 감탄 아닌 감탄을 한다. 그리고 도대체 그 비결이 뭐냐고 궁금해 한다. 그럴 때마다 내가 하는 소리가 있다.

"그냥 치는 거야."

잔뜩 기대를 하다가 그런 말을 들으면 저 혼자만 잘 치려고 안 가르쳐준다며 야단들이다.

물론 나도 처음부터 유유자적 골프를 즐겼던 것은 아니다. 처음 골프를 시작했을 때만 해도 지금과는 180도 다른 모습이었다. 지기 싫어하고 안 되면 이유부터 따져보는 버릇이 있던 내게 골프만큼 생각대로 되지 않는 것도 없었다. 그러니 매번 약이 오를 대로 올라 안달복달할 수밖에…….

이제 막 기본기를 익히고 남과 어울려 칠 수 있을 정도가 되었을 무렵이었다. 함께 어울리던 친구들이 느닷없이 이런 제의를 했다.
"재미없게 그냥 치지 말고 내기나 한번 걸어볼까?"
실력으로 보나 경험으로 보나 내가 불리할 게 뻔했다. 하지만 못하겠다는 소리는 죽어도 안 하는 성격이다 보니 덜컥 수락을 하고 말았다.
하지만 없던 실력이 하루아침에 생기겠는가. 나는 실수만 안 하면 되지 하고 공을 뚫어져라 쳐다보며 마음을 가라앉혔다. 그러나 아무리 집중을 해봐도 몸이 내 맘대로 따라주질 않았다. 친구들은 골프를 유일한 낙으로 알고 밤낮 연습을 하는 것도 아니었고, 내가 가진 문제점을 분석해 보려는 시도조차 해 본 적이 없었다. 그러니 치는 족족 엉뚱한 곳으로 날아갔다.
자존심도 상하고 약도 올랐지만 변명의 여지가 없었다. 노름처럼 운이 나빠서 그랬다는 말도 안 통하고, 복식이나 팀플레이가 아니니 탓할 상대도 없었다. 날씨 탓도 할 수 없는 것이 비가 오건 눈이 오건 나만 그런 환경에 놓여 있는 것이 아니었다. 잘못이나 실수가 있다면 그것은 오로지 내 안에서 찾아야 할 일이었다.
결국 내기에 지고 씁쓸한 기분으로 돌아오는데, 마음이 영 개운치 않았다. 내기에 져서라기보다는 스스로 이해가 안 갈 정도로 엉망으로 굴러가던 공이 머릿속에서 떠나질 않아서였다. 어떤 결과든 이유가 있기 마련인데, 나는 도무지 그 이유를 알 수가 없었다. 그날 이후 한동안 내 머릿속에는 온통 골프 생각밖에 없었다. 그런 내 모습이 마뜩잖았던지 한 선배가 지나가듯 한 마디를 던졌다.
"골프 잘 치는 법 알려줘?"

귀가 솔깃해서 뭐냐고 다그치는 내게 선배가 던진 말이 아주 걸작이었다.

"그게 참 재미있더라고. 잘 쳐야겠다고 생각하고 때리면 안 맞는데, 생각 없이 휘두르면 요행히 잘 맞는 때가 많더란 말이지."

별 싱거운 농담을 다 한다며 웃어 넘긴 지 얼마 후, 다시 친구들과 골프를 치러 갔다. 사실 필드에 들어설 때까지만 해도 오만 가지 잡생각이 다 들었다. 이 친구들이 나를 깔보고 일부러 내기를 하지고 한건 아닌지, 아침 먹은 속이 좀 불편한데 그것 때문에 컨디션이 떨어지는 것은 아닌지, 오늘도 안 맞으면 영 기분이 나쁠 텐데 그 기분은 또 어떻게 풀지. 언짢은 기분에 바지 주머니에 손을 찔러 넣는데 지폐가 만져졌다. 아침에 나오면서 내기할 걸 대비해 넣어둔 만 원짜리 두어 장이었다. 그때 문득 이런 생각이 들었다.

'내깃돈이라고 해봤자 간단히 점심 한 끼 사는 정도가 아닌가.'

생각해 보니 그랬다. 평상시라면 친구들한테 기분 좋게 한턱 낼 수도 있는 일인데 왜 그렇게 안달복달했는지. 어느 순간부턴가 나는 골프를 치는 것이 아니라 골프채에 덜미를 잡혀 이리저리 끌려 다니고 있었다. 프로 골퍼가 되려는 것도 아니고 그저 재미있게 즐기자고 하는 일인데 말이다. 생각이 거기까지 미치자 나는 지갑을 열어 돈을 확인한 다음, 오늘은 승부에 구애받지 않고 즐겁게 치리라 마음먹었다. 필드에 들어서는 순간, 공을 보라는 둥 정신을 집중하라는 둥 자세를 바로잡으라는 둥 골프 교본에 나오는 이야기들은 이미 내 머리를 떠난 지 오래였다. 나는 어릴 적 골목길에서 자치기 하듯 편한 마음으로 골프를 즐겼다.

"자네 연습 따로 했나?"

얼마 지나지 않아 함께 골프를 치던 친구들 입에서 감탄사가 터져 나오기 시작했다. 저 친구 연습깨나 한 모양이라는 둥 필시 연습장에 가서 레슨을 받았을 거라는 둥 저희끼리 수군대면서 말이다.

"그냥 치는 겁니다"

비록 초보자 수준이기는 하지만 내가 골프를 칠 때 가장 중요하게 생각하는 것은 바로 평상심(平常心)이다. '잘 치겠다' '못 치면 어쩌나' 하는 감정에 휩싸여서는 절대 생각한 대로 공을 칠 수 없다. 잘하고 싶을수록 몸에서 힘을 빼고 공에 대한 집착을 버려야 한다. 마음을 비우라는 말이다. 잘 맞건 못 맞건 눈에 보이는 결과에 연연해 하지 않고 그저 공을 치는 일에만 몰두하다 보면 크게 기뻐할 일도 크게 낙담할 일도 없다.

단 그 마음을 끝까지 유지해야 한다. 처음엔 잘 안 되다가 어느 순간부터 공이 잘 맞을 수도 있고, 처음에는 잘 되다가 어느 순간부터 뜻대로 풀리지 않을 때도 있다. 이때 마음이 흔들리거나 억지로 치려 한다거나 도중에서 그만두겠다고 마음먹으면 그날의 샷은 그것으로 끝이다.

그래서 사람들이 골프 비결에 대해 물을 때마다 나는 이렇게 대답한다.

"그냥 치는 겁니다."

말 그대로 '그냥'이다. 방법 자체가 없다. 평상시 마음대로, 집착 없이, 기뻐하거나 노여워하는 감정의 기복 없이 '그냥' 치면 된다. 처음부터 끝까지 평상심을 유지하라는 것이다.

나는 암에 대해 거론할 때마다 골프 이야기를 빠트리지 않는다. '골프에서 배운 암 치료론'이라는 거창한 이름까지 붙여가면서 말이다. 내 경험으로 볼 때 암을 대하는 환자의 입장은 게임에 임하는 골퍼의 입장과 다르지 않다.

암에 걸리면 가장 힘든 것이 무엇일까. 때때로 찾아드는 육체적 고통, 제대로 먹지 못하는 고통, 갖가지 부작용 등 이루 말할 수 없이 힘든 일들이 많다. 그러나 따지고 보면 정작 힘든 것은 어찌할 바를 모르게 흔들리는 마음이다. 암에 걸리면 감정이 전에 없이 극과 극으로 치달으며 폭주를 하게 된다. 따라서 하루에도 열두 번씩 극과 극을 오가는 주체못할 감정 때문에 몸도 마음도 점점 지쳐간다. 슬프면 슬픈 대로, 기쁘면 기쁜 대로 감정의 노예가 되어 이리저리 휘둘리니 지쳐 나가떨어질 수밖에…….

이때 필요한 것이 바로 평상심이다. 그러나 분노, 기쁨, 슬픔 등 갖가지 감정이 가득한 마음으로는 평상심에 이를 수 없다. 돌변하는 상황에 따라 생기는 감정들을 하나둘씩 비워가야만 자신에게 닥친 상황을 있는 그대로 받아들이도록 하는 평상심이 생긴다.

암에 걸린 환자에게 평상심은 냉철한 판단력과 어떤 상황에서도 흔들리지 않는 굳건한 의지를 가져다준다. 무조건 살고 보겠다고 앞뒤 안 가리고 달려드는 의지가 아니라 이성이 내재된 차가운 의지 말이다.

암이 폐로 전이되었다는 사실을 알았을 때, 나는 하마터면 이 평상심을 잃을 뻔했다. 참 우스운 것은 그런 심각한 순간에도 골프가 떠올랐다는 사실이다. 화를 내거나 절망에 빠지면 그 순간이 바로 끝이었다. 골프를 치다가 마음이 흐트러지는 순간 그날 샷이 끝나는 것처럼 말이다.

모름지기 암을 되돌려 보내려면 치료를 끝까지 견뎌낼 수 있는 체력과 정신력이 있어야 한다. 그것은 누가 만들어 줄 수 있는 것이 아니다. 특히 마음의 평정은 눈에 보이는 것이 아닌 만큼 무시되거나 소홀히 여겨지는 경우가 많다. 그러나 평상심이야말로 기나긴 투병기를 견디게 하고 죽음의 확률을 떨어뜨리는 명약 중의 명약이다. '어떻게 하면 나을 수 있을까. 이러다 죽는 건 아닐까, 내가 할 수 있는 최선은 무엇일까.' 이렇듯 고민하고 계획을 세우는 것도 물론 중요하다. 때때로 병이 호전되면서 맛보는 기쁨 역시 긴 투병기를 견디게 하는 힘이 된다.

그러나 그보다 더 중요한 것은 상황이 악화되었다고 해서 겁먹거나 뒤로 물러나지 않고, 상황이 호전되었다고 해서 나태해지지 않는 일관된 마음가짐이다. 사실 골프를 치면서 평상심을 유지하기란 쉽지 않다. 오죽하면 힘 빼는 데만 3년이 걸린다는 말이 다 있겠는가. 하물며 사람 목숨을 쥐락펴락하는 암을 대하면서 평상심을 가지기란 말처럼 쉬운 일이 아니다.

그럼에도 암을 대하는 데 있어 평상심만큼 중요한 것은 없다. 골프를 칠 때는 마음이 흔들려서 공이 안 맞으면 다음번을 기대할 수도 있다. 그러나 암과의 게임에서는 '다음번'이 없다. 암은 워낙 잔

꾀가 많은 녀석이라 갖가지 방법으로 사람을 놀래고 괴롭힌다. 없어졌나 싶다가도 갑자기 기름 먹은 불처럼 기승을 부리기도 하고, 금세 죽일 것처럼 온몸으로 퍼지다가도 몰라보게 얌전해 지기도 한다. 그럴 때마다 웃고 울며 기력을 소진하기엔 암과 보내야 할 시간이 너무도 길다.

이런저런 치료를 받아보기 전에 일단은 마음부터 다잡을 일이다. 그것이야말로 세상 어떤 것도 대신할 수 없는 명약이자 명 치료이다.

가족이 지켜야 할 4가지 약속

암 환자들은 암에 걸렸다는 사실만으로도 가족에게 미안한 마음을 갖게 된다. 그 미안함 때문에 가족에게마저 마음을 닫고 혼자 외로움에 떠는 일도 많다.

환자 스스로 주체가 되어 암을 치료하겠다는 의지와 혼자 싸울 수밖에 없다는 절망감은 분명히 다르다. 그런데 주체적으로 암을 상대해 나가겠다는 의지가 강하면 강할수록 외로움과 소외감도 커지는 것이 암 환자의 심리다. 어떤 사회나 집단에도 소속되지 못하는 주변인(周邊人)처럼 말이다.

이때 환자에게 필요한 것은 바로 가족들의 진심 어린 관심과 애정이다. 문제는 환자를 돕는 방법에 있다. 가능하다면 내 몸 어디

하나라도 떼어주고 싶은 게 가족의 마음이지만 때론 그 마음이 화를 부르기도 한다. 모범 답안이 있는 것은 아니다. 암에 따라 치료하는 방법이 모두 다르듯, 환자의 상태나 특징에 따라 돕는 방법도 각양각색이다. 환자가 정신적으로 나약할 수도 있고, 경제적 여건이 뒷받침되지 않을 수도 있다. 경우에 따라서는 죽음을 준비해야 하는 상황에 놓인 환자도 있을 수 있다. 따라서 가족들에게는 상황에 따라 적절한 태도로 환자를 대하는 마음가짐이 필요하다. 다음은 환자의 가족으로서 반드시 지켜나가야 할 네 가지 약속이다.

첫째, 어떤 순간에도 환자를 속이지 마라

언젠가 영국의 한 록 밴드가 내한 공연을 했다. 꽤 유명한 그룹이었는지 딸아이도 몹시 흥분을 했다. 그 분야에 대해서는 도통 관심이 없었던 나는 도대체 무엇 때문에 딸아이가 그렇게 열광하나 싶어 신문에 난 인터뷰 기사를 봤다. 그룹 이름은 '데프 레파드'. 그런데 놀랍게도 밴드 구성원 중에 외팔이가 있었다. 더구나 그는 숨 가쁘게 드럼을 두드려야 하는 드러머였다. 그룹 데프 레파드가 세 장의 음반을 히트시키는 동안 드러머 릭 앨런은 신기에 가까운 연주로 명성을 떨쳤다. 그러던 중 스포츠카를 몰다가 불의의 교통사고를 당해 왼쪽 팔을, 그것도 어깨부터 절단해야 했다. 그러나 그는 포기하지 않고 다시 도전해 세계 유일의 외팔이 드러머가 되었다. 물론 예전보다 드럼 수도 줄여야 했고, 속도감도 떨어졌다. 그러나 사람들은 그의 연주가 전혀 어색함이 없다고 한다. 나는 릭 앨런의 연주를 들어본 적은 없지만 그가 했던 말만큼은 잘 기억하고 있다.

"어려움을 겪어보지 않은 사람은 인간이 얼마나 강인한 존재인지 알기 어렵지요."

당시 나는 릭 앨런을 통해 위기 상황이 인간을 얼마나 강인하게 만드는지를 다시 한번 확인할 수 있었다.

그도 아마 사고가 나기 전까지는 자신에게 그런 초인적인 의지가 숨어 있다는 사실을 미처 깨닫지 못했을 것이다. 내 생각도 그와 별반 다르지 않다.

나는 내 안에서 자라나는 암을 CT나 초음파로 진단할 때마다 빠트리지 않고 그 결과를 지켜봤다. 내 상태를 누구보다 정확히 알기 위해서였다. 처음에 암일지도 모르는 궤종이 발견되었을 때의 충격은 이루 말할 수가 없었다. 그러나 그런 위기감은 시간이 갈수록 내 투지에 발동을 걸었다.

'그래 어디 한번 해보자. 나는 강하다. 암 따위에게 지지 않는다.'

요즘에는 환자 본인에게 암을 통보하는 일이 일반화돼가고 있다. 그러나 일단 치료에 들어가면 여전히 나쁜 소식은 숨기려고 드는 경우가 많다. 가족이라면 더더욱 그렇다. 괜찮다고, 나아지고 있다고 환자를 다독거리기에 바쁘다.

그러나 환자에게 희망을 심어준다고 현재 상태를 속이는 일은 더 큰 문제를 불러오기 마련이다. 그것은 환자의 알 권리를 무시하는 동시에 치료를 위해 환자 스스로 갖추어야 할 태도를 무너뜨리는 결과를 불러온다. 가족들은 흔히 이렇게 말한다.

"괜한 말을 해서 충격이라도 받아 상태가 나빠지면 어떡합니까?"

하나만 알고 둘은 모르고 하는 말이다. 잔인한 말일지는 몰라도 그 정도로 무너질 정신력이라면 암과 맞서도 승산이 없다. 한 마디로 살겠다는 의지가 빈약하다는 말이다. 앞서 말했듯 인간은 어려움에 처했을 때 비로소 자신이 얼마나 강인한 존재인지 깨닫게 된다. 물론 초기에는 깊은 절망에 빠져들 수도 있겠지만, 그 절망을 뛰어넘어야 암을 극복할 수 있다.

나는 환자 스스로 자신에 대해 정확하게 아는 것이 무엇보다도 치료에 도움이 된다고 생각한다. 제대로 알지 못하고서는 되돌려 보낼 방법도 찾을 수 없기 때문이다. 지금 내가 정확히 어떤 상태에 놓여 있는지, 예후는 어떠한지, 치료는 얼마나 진전이 있는지, 내가 이 상황에서 최선을 다하려면 어떻게 해야 하는지 먼저 환자 스스로 알아야 한다.

'눈 가리고 아웅 한다'고 나아지는 것은 아무것도 없다. 무엇보다도 섣부른 희망이 환자를 안이하게 만든다는 사실을 잊어서는 안 된다.

최악에는 현대 의학으로 치료할 수 없을 수도 있다. 그런 상황에서도 가족들은 환자에게 사실을 숨겨서는 안 된다. 환자가 마지막으로 온몸을 던져 암과 싸울 기회, 자신의 인생을 정리할 수 있는 시간을 빼앗아서는 안 된다. 환자에게 죽음을 맞이할 여유를 주어 삶을 완성시킬 수 있도록 돕는 것도 가족의 몫이라는 사실을 잊어서는 안 될 것이다.

둘째, 가라앉은 눈빛으로 환자를 바라보라

암 환자의 가족이 가져야 할 태도에 대해 이야기할 때마다 나는 내 누님을 빼놓지 않는다. 어린 시절부터 워낙 말이 없고 차분했던 분이라 우리 사인 사실 좀 무덤덤했다고 할까. 말보다 눈으로 말하는 사이였다. 한창 항암 치료를 받고 있을 때, 누님은 사흘이 멀다 하고 나를 찾아오셨다. 누님은 언제나 별말씀이 없으셨다. 몸은 괜찮은지, 치료가 힘들지는 않는지 궁금해하는 내색도 없으셨다. 그저 여느 때처럼 아무렇지도 않은 얼굴로 "잘 지냈나?" 하고 묻는 것이 전부였다. 그리고는 싸들고 오신 봉지에서 주섬주섬 무언가를 꺼내시는데, 한 손으로 잡기 어려울 만큼 크고 탐스러운 복숭아였다. 부엌으로 가 복숭아를 씻어 오신 누님은 어린 시절에 그랬던 것처럼 통째로 내게 내미셨다.

"날도 더운데 이거나 들어."

그러더니 또 휑하니 부엌으로 들어가신다. 그런 누님의 뒷모습을 보며 피식 웃음이 나왔다. 누님도 틀림없이 암에 좋다는 음식을 잔뜩 싸들고 와선 한바탕 걱정을 늘어놓으실 거라는 내 예상은 여지없이 빗나가고 말았다. 누님은 마치 내가 암에 걸렸다는 사실을 전혀 모르는 것처럼 행동하시는 게 아닌가.

오시기 전에 미리 전화를 넣지도, 와서 밤늦도록 내 곁에 붙어 계시지도 않았다. 그저 상처 하나 없이 크고 탐스러운 복숭아를 쥐여 주시고 아내와 이런저런 이야기를 나누는 게 전부였다. 상태가 나쁘다는 소식을 들어도 큰소리 한 번 내는 법이 없었고, 뭐가 좋다더라며 간섭을 하지도 않았다. 남들처럼 한 번쯤 눈물을 보일 법도 한데, 눈물은커녕 불안한 모습조차 보이신 적이 없었다. 그런데 참 신기한 것은 목구멍으로 음식을 넘기는 게 고역이던 그때, 누님이 주신 복숭아만큼은 너무나도 달고 맛있었다는 사실이다. 암에 걸리기 전과 다름없이 잘 먹을 수 있었던 유일한 음식이었다. 복숭아를 먹고 있으면 암에 걸렸다는 사실조차 잊어버릴 정도로 마음이 편안해졌다. 마치 암에 걸리기 전이나 후나 늘 한결같이 나를 대하던 누님을 보듯 말이다.

병실 복도에 주저앉아 오열하는 여인네와 그이를 부축하며 함께 울먹이는 아들과 딸. 그러다가 그중에 한 사람이 이렇게 외친다.

"도대체 왜 우리한테 이런 일이 생긴 거죠?"

드라마나 영화를 보면 심심찮게 나오는 장면 중 하나다. 어느 날 갑자기 암 선고를 받은 사람과 가족들. 슬픔에 겨워 절망하는 건 환자나 가족이나 진배없다. 어떨 땐 누가 환자고 누가 가족인지 분간할 수 없을 정도다.

그 뒤는 보지 않아도 짐작할 수 있다. 의사를 붙잡고 살려만 달라며 매달리기도 하고, 혼자서 고민, 고민하다가 밤잠을 이루지 못해 수면제를 찾기도 한다. 시간이 좀 더 지나면 인터넷, 신문, 인맥들을 통해 갖가지 정보 수집에 나선다.

그런 마음을 이해 못 하는 바는 아니다. 목숨보다 소중한 가족이 암에 걸렸다는데 제정신일 사람이 어디 있겠는가. 그러나 그렇게 흥분하는 것은 자신이 방관자에 불과하다는 사실을 스스로 인정하는 꼴밖에 되지 않는다. 가족이 아니더라도 가까운 사람이 암에 걸렸다고 하면 같이 슬퍼해 줄 수 있다. 그것 외엔 별달리 할 수 있는 일이 없으니 말이다. 그러나 가족은 다르다. 울며불며 슬퍼할 시간도 없고 그래서도 안 된다. 가족들이 환자와 함께 흥분해서 이성을 잃은 사이에도 암은 계속해서 자라고 있기 때문이다.

1분 1초가 급하다고 초조해하거나 불안에 떨어서도 안 된다. 초조하고 불안할수록 지금 처해있는 상황에서 가족들이 할 수 있는 일이 무엇인지 냉정하게 판단해야 한다. 어떤 의사를 선택하고, 어떤 치료 과정을 밟아야 하며, 앞으로 어떤 식으로 환자에게 도움을 줄 수 있을지 구체적으로 계획을 세워야만 하는 것이다.

암 환자의 가족은 자신에게 기대오는 환자와 환자가 처해있는 상황을 차분히 가라앉은 눈으로 바라볼 수 있어야 한다. 그렇지 않고서는 절대 올바른 판단을 내릴 수 없다. 그리고 바른 판단에 따르지 않은 행동은 환자에게 예상치 못한 해를 줄 수도 있다.

환자는 가족의 사소한 말 한마디에도 마음에 상처를 입거나 절망에서 헤어나지 못하게 될 수도 있다. 흥분하거나 절망하는 것을 보면 환자의 의지는 바닥으로 곤두박질치게 될 것이 틀림없다. 차분히 가라앉은 눈빛으로 환자를 바라보자. 어떤 위로보다 큰 힘이 되는 것은 초지일관 담담하게 가라앉은 가족들의 눈빛이다.

셋째, 환자의 말을 따르되 필요할 땐 과감히 설득하라

가족 중 누군가 암에 걸리면 가족 전체의 생활이 암 환자 위주로 돌아가게 된다. 가족 입장에서는 그만큼 환자를 위해 희생해야 할 일도 많다. 일상생활이건 경제적 부담이건 가족이라면 그러한 희생의 몫을 저버릴 수 없을 것이다. 그뿐이라면 그나마 다행인데 시간이 흐르면 흐를수록 환자의 짜증은 늘어만 간다. 사소한 일에 마음 상해하거나 엉뚱한 일로 트집을 잡기 십상이다.

나는 가족들에게 환자가 아무리 괴팍하게 굴더라도 다 받아주라고 말하고 싶다. 그런 행동을 하게 만든 것은 환자 자신이 아니라 암이기 때문이다. 암 치료에 따른 신체적 변화는 정신적으로도 영향을 미친다. 제아무리 긍정적인 사람이라 해도 거울에 비친 자신의 형편없는 모습을 보면 평상시처럼 웃을 수 없는 것이 당연하다. 먹고 싶어도 제대로 먹지 못하는 그런 상황은 또 어떤가. 뼈와 가죽만 앙상하게 남은 몸을 하고서도 좀처럼 먹을 수 없다면 그것만큼 괴로운 일도 없을 것이다.

암 환자를 대할 때는 언제나 환자가 처한 상황을 잊지 말아야 한다. 단순히 환자를 위해주라는 말이 아니다. 어떤 상황에서도 흔들리지 않는 가족의 모습이 그 무엇보다도 환자에게 힘이 된다는 의미이다. 그럼에도 환자와 싸워야 할 상황도 있다. 한마디로 말해 암이 친구라는 생각에서 벗어나려 할 때이다. 화학 치료를 잘 받던 환자가 갑자기 힘들어서 그만두겠다고 할 때, 어디서 봤는데 무슨 약이 암에 좋다라고 할 때, 입맛이 없어 밥을 못 먹겠다고 할 때는 싸워서라도 환자를 과감히 설득해야 한다.

그런 순간이면 환자들은 대개 눈물로 호소하기 마련이다. 환자도 힘이 들어서 하는 말이니 그 모습을 보는 가족들의 마음이 편할

리 없을 것이다. 그러나 그럴 때가 가장 중요한 순간이다. 잠시 나약한 마음을 먹는 것이 자칫 돌이킬 수 없는 치명적인 결과를 불러오기도 한다. 말릴 자신이 없거든 차라리 귀를 막고 환자의 말을 듣지 마라. 아니면 환자 돌보기를 포기하고 다른 사람에게 맡겨라. 때론 가족보다 생판 모르는 남이 환자에게 더 도움이 될 수도 있다. 암 환자의 가족이라면 때때로 엄한 감독이 되어야 할 때도 있다.

넷째, 때로 '무치료'가 최선일 때도 있다

"할 수 있는 일은 다 했습니다만 진전이 없습니다."

만일 의사로부터 이런 말을 들었다면 어떻게 해야 할 것인가.

이런 경우, 대부분의 가족은 실낱같은 희망이라도 찾고자 끝까지 매달린다. 조금이라도 긍정적인 이야기가 나오면 당장 환자에게 가장 유리한 쪽, 즉 살 수 있다는 이야기로 받아들인다. 의사들은 그런 가족들의 마음을 알기에 냉정하고 객관적인 답변을 해주지 못하는 경우가 많다. 기대할 만한 상황이 못 되는데도 치료 가능성의 폭을 넓혀서 말한다거나, 귀에 걸면 귀고리 코에 걸면 코걸이 식의 애매한 답변을 하는 식이다.

이런 상황이 빚어지는 것은 누구의 탓도 아니다. 사람의 생명을 두고 자로 잰 듯 정확하게 이렇다 저렇다 판단할 수 있는 사람은 없다. 그러니 어떤 순간에도 희망을 놓지 않는 것이 당연하다. 그러나 환자 입장에서 보면 이런 상황은 너무나도 부당하게 느껴진다.

앞서 말했듯 죽음은 선택당하는 것일지 몰라도, 죽음을 맞이하는 형태는 환자 스스로 선택해야 하기 때문이다.

당장 한 달 뒤에 죽을지도 모르는데 실낱같은 희망에 기대 하루하루를 견뎌나가는 것이 최선일까, 아니면 치료를 중단하고 편안하게 여생을 정리할 수 있는 시간을 가지는 것이 현명한 선택일까. 물론 이것은 현대 의학으로 최선을 다해 치료했지만 그럼에도 희망이 보이지 않는다는 전제가 있을 때의 이야기이다.

그러나 내가 보기에는 그 어느 쪽도 정답은 아니다. 그것은 환자 본인의 선택에 달려있는 문제이기 때문이다. 사실 환자에게 어느 한 쪽을 선택하라고 하는 것은 너무도 잔혹한 일일지 모른다. 삶과 죽음을 놓고 어느 쪽을 선택할 것인가 묻는데, 죽는 걸 좋다고 할 사람이 어디 있겠는가. 그럼에도 나는 '무(無)치료'가 더 나은 방법일 수도 있다는 말을 하고 싶다.

나는 그동안 의미 없는 치료가 지칠 대로 지친 암 환자들을 끝 간 데없는 고통 속으로 몰아가는 경우를 숱하게 보아왔다. 그들은 암에 걸린 그 순간부터 죽음에 이를 때까지 단 한 순간도 편할 때가 없었다.

얼마나 많은 말기 암 환자들이 단지 가족들의 집착 때문에 온몸에 호스를 주렁주렁 매단 채 의식불명으로 죽을 날만 기다리고 있는가. 자신이 지금 삶의 마지막 순간에 이르렀다는 사실조차 인식하지 못한 채 말이다. 고통스러운 연명이 최선일지, 마지막까지 인간답게 살다가는 것이 최선일지는 어디까지나 환자 자신이 선택해야 한다. 그러나 때때로 환자 자신이 그 선택을 할 수 없는 상황도 있다. 그럴 때 가족은 과연 무엇이 사랑하는 이를 위한 길인지 생각해봐야 한다. 행여 그 생각에 환자를 위한 마음이 아니라 내 욕심이 개입되어 있지는 않은지 잘 살펴보면서 말이다.

암 환자가 가족을 위해 지켜야 할 것들

지금은 국가에서 상당한 부분의 암 치료비를 의료보험으로 부담해주지만 가족 중 누군가가 암에 걸렸을 때 남은 가족들이 짊어져야 하는 부담은 말로 할 수 없다.

의료 선진국인 미국에서도 가족 중 암 환자가 생기면 통장을 해약하는 것은 기본이고, 가족 구성원의 일부가 휴직 또는 퇴직을 하며, 투병 기간이 길어질수록 상당수가 궁핍한 생활을 하게 된다고 한다.

그러나 이런 경제적인 고통은 단지 표면적인 것에 불과하다. 암 환자와 함께 지내는 동안 필연적으로 겪게 되는 육체적, 정신적 고통은 그 어떤 것과도 비교할 바가 아니다. 물론 암 환자가 겪는 고통도 크지만, 환자를 위해 힘든 내색조차 할 수 없는 가족들은 하루하루가 생지옥일 수밖에 없다. 오죽하면 암 환자를 간병하면서 받는 스트레스를 감당하지 못해 정신건강의학과를 찾는 사람들이 다 나오겠는가.

가족은 또 다른 형태로 암과 싸우는 사람들이다. 환자가 암과 직접 상대해야 한다면, 가족은 암 때문에 일어나는 갖가지 삶의 변화와 위기를 견뎌내야 한다.

환자와 가족이 각각 주어진 몫을 충분히 해내지 못하면 찾아온 암을 되돌려 보내기란 쉽지 않다.

환자와 가족은 암이라는 짐을 함께 짊어진 채 힘들 땐 서로 끌어주고 넘어질 땐 서로 일으켜주면서 앞으로 나아가야 한다. 싫건 좋건 간에 시작부터 끝까지 함께해야 할 존재라는 말이다.

그러나 주변 사람들은 물론 환자 자신조차도 가족의 일방적인 희생을 당연하게 받아들이는 경우가 허다하다. 위로하고 보듬어 안기는커녕 가족을 원망하고 화풀이 대상으로 삼기도 한다. 그런 환자의 태도는 완치라는 목표에 도달하기도 전에 가족을 지쳐 쓰러지게 만든다. 그러다 보면 암이라는 짐은 고스란히 환자 자신만의 몫으로 남게 된다. 가족과 함께 짊어져도 벅찬 짐을 혼자서 떠안아야 한다.

때문에 환자는 자기 자신을 위해서라도 가족을 위해 할 수 있는 일, 지켜야 할 일들을 찾아야 한다. 가족이 동반자라는 사실을 인정하고, 가족의 짐을 덜어주기 위해 환자가 잊지 말아야 할 것은 다음과 같다.

첫째, 적응할 수 있는 시간을 주어라

"사실 뭐가 뭔지 얼떨떨하더라고요. 실감도 나지 않고요."

아내에게 내가 암에 걸렸다는 소식을 처음 접했을 때 어땠냐고 물었더니 나온 답이다. 나는 아내의 말에 충분히 공감이 간다. 아마 나라도 그랬을 것이다. 아내가 암에 걸렸다고 하면 처음엔 아무 생각도 들지 않을 것이 틀림없다.

내가 지켜본 아내의 모습은 그랬다. 처음엔 무반응이었다가 다음엔 내가 당장에라도 죽을 것처럼 발 벗고 나서서 여기저기 조언을 구하러 다녔다. 그 일로 나와 승강이를 벌인 적도 여러 번이다. 그러다 나중엔 나름대로 생각을 정리하는듯 싶더니 며칠 만에 평상시의 모습으로 돌아왔다. 시행착오가 없진 않았지만 그래도 아내는 빨리 제자리를 찾은 편이다.

아내는 긴 투병기 동안 단 한 번도 내게 푸념을 늘어놓은 적이 없었다. 잘 될 거라며 과장하여 나를 위로하는 법도 없었다. 아내가 속을 털어놓은 것은 한참 지난 뒤에서이다.

"사실 나, 그때 무척 힘들었어요. 아마도 수명이 몇 년은 줄어들었을 걸요. 그러니까 당신이 책임져요."

암 환자는 자신의 고통에 눈이 멀어 가족이 받았을 충격은 이해하지도 못하고, 이해하려고 들지도 않는다. 설사 가족이 힘들어한다는 사실을 알게 되어도 '직접 겪는 것만 하랴'며 그다지 신경을 쓰지 않는다.

하지만 암 선고에 따른 충격은 환자만이 겪는 문제가 아니다. 나는 가족이 암에 걸렸다는 사실에 충격을 받아 자살 소동까지 벌이는 사람도 본 적이 있다. 이는 그 사람이 심약해서라기보다는 가족이 암에 걸렸다는 사실이 그만큼 견디기 어려운 충격이라고 해석해야 옳을 것이다. 사랑하는 사람이 암에 걸렸다는 데도 태연해할 수 있는 사람이 몇이나 되겠는가.

이때 가장 필요한 것은 주어진 상황을 인정하고 적응할 수 있는 시간적, 정신적 여유이다. 하루아침에 뒤바뀐 상황을 받아들이고 인정할 시간이 필요한 것은 가족도 마찬가지라는 말이다. 그 시간을 가족에게 줄 수 있는 사람은 환자밖에 없다.

그래서 나는 아내와 세 딸의 충격이 가라앉기를 조용히 지켜보았다. 한 번도 입 밖에 내어본 적은 없지만 마음속으로는 그랬다.

'그 마음 나도 잘 안다. 하지만 어서 털어 버리자. 함께 이겨내 보자는 말이다.'

내게는 그것이 일종의 기다림이었다. 가족이 충격에서 벗어나기를, 마음을 가다듬고 암을 맞이할 준비를 하기를, 나와 손잡고 함께 나아가기를 기다린 것이다.

나는 지금도 내 주변의 암 환자들에게 이렇게 말한다.

"당신의 고통이 10이라면 가족이 받아야 할 고통은 20입니다. 당신은 내색이라도 할 수 있지만, 가족은 당신의 울타리가 되어주어야 한다는 굴레 때문에 울 수도 없습니다."

그런 가족들에게 당신이 줄 수 있는 가장 큰 선물은 기다림이다. 가족들이 고통 속에서 빠져나오기를 참고 바라봐 주는 것이다. 기다림은 길지 않아도 된다. 환자를 사랑하는 만큼 가족들도 빨리 상황에 적응해나갈 테니 말이다.

둘째, 내 가족의 삶을 지켜라

"집에만 있지 말고 바람도 좀 쐬고 그래."

집과 병원을 오가며 화학 치료를 받는 동안 나는 아내에게 자주 외출을 권하곤 했다. 어쩔 땐 옆에 있는 게 오히려 불편하다며 핀잔을 주기도 했다.

사실 아내 때문에 불편하다는 건 핑계에 지나지 않았다. 아내는 이미 나를 돌보는 일에 익숙해져 있었고, 나를 편하게 해주는 방법도 잘 알고 있었다. 크게 신경을 쓰지 않는 것이 오히려 나를 편하게 했다고 할까.

그런데 어느 날인가 문득 그런 생각이 들었다.

'혹시 내가 불편하게 할까 봐 일부러 신경을 쓰지 않는 척하는 건 아닐까. 신경 쓰지 않는 척 눈에 띄지 않게 나를 돌보는 게 오히려 더 힘들지 않을까.'

가만히 돌이켜보니 정말 그랬다. 밥상만 봐도 매일 다른 반찬이 올라왔다. 어제 먹었던 반찬을 찾으면 상해서 버렸으니 오늘 장만한 신선한 것을 먹으라며 다른 반찬을 권했다. 집에서 편하게 입으라며 건넨 가운도 알고 보니 내가 거동이 불편한 것을 고려해 일부러 멀리까지 나가 좋은 물건으로 골라온 것이었다. 자기 옷 사러 나간 김에 하나 샀다고 둘러대긴 했지만 말이다. 그때부터였던 것 같다. 나는 아내가 교회에 나가는 걸 말리지 않았다. 가서 내 병을 낫게 해달라고 기도하고 오라는 것이 아니었다. 나 아닌 다른 사람들과 만나 암과 관련되지 않은 다른 삶을 얻길 바랐다. 아내가 암 환자의 가족이 아닌 이 땅의 평범한 여자로서의 삶도 누릴 수 있기를 바랐던 것이다.

처음에는 아내를 위한다는 생각에서 외출을 권했지만 시간이 지날수록 아내의 외출은 내게도 신선한 자극이 되어주었다. 아내가 밖에서 만난 사람들에 대해, 그네들의 일상적인 삶에 대해 두런두런 건네는 말들이 좋았다. 그러나 무엇보다도 아내 얼굴에서 피어나는 생기가 나에게도 큰 힘이 되어주었다.

가족 중 한 사람이 암에 걸려 가족 구성원 전체의 삶이 엉망이 되어 버린 예를 자주 보게 된다. 시어머니가 암에 걸리는 바람에 며느리는 다니던 직장도 그만두고 병수발에 매달리고, 아들은 병원에서 출퇴근을 하고, 아이들은 고아 아닌 고아가 되어 친척 집을 떠도는 가슴 아픈 일들이 비일비재하게 일어난다. 그러나 그것은 암을 제대로 상대하는 방법이 아니다. 그야말로 언젠가는 돌려보내야 할 손님에게 안방을 통째로 내주고 주인으로 떠받드는 격이다. 그런 생활은 결코 오래가지 못한다. 결국 가족 중 누군가는 지쳐 나가떨어지게 마련이다. 그리고 그 일은 암이 물러간 뒤에도 환자와 가족에게 두고두고 상처로 남는다.

암을 이기려는 까닭은 암에 걸리기 전처럼 온 가족이 도란도란 행복하게 살기 위해서이다. 바로 그렇게 때문에 지금까지 가족이 누려왔던 삶을 어떻게든 지켜내야 한다. 이전 생활에서 한발 한발 멀어지다 보면 다시 돌아올 길이 너무나 막막해진다. 진정으로 다시 살기를 원한다면 내 가족의 삶부터 지켜라. 그것은 미래를 위한 준비이자 지금 당장 내가 암과 더불어 살아가는 데도 큰 힘이 될 것이다.

셋째, 솔직하게 말하는 법을 배워라

"아버지 이것 좀 드세요."
"정말 못 먹겠으니 치워줄래. 제발 부탁이다."
 암에 걸려 있는 동안 세 딸과 가장 많이 나누었던 대화이다. 조금이라도 더 먹이려는 딸과 끝끝내 먹지 않겠다고 버티는 아버지. 누가 봤으면 까짓 한번 먹어주면 어떠냐고 했을지도 모르겠지만 당시 내게는 먹는 것만 한 고역이 없었다. 화학 치료의 부작용으로 몇 미터 밖의 음식 냄새만 맡아도 입덧하는 여자처럼 코부터 감싸 쥐어야 했으니 더 말해 무엇하랴. 치료를 견디기 위해서는 잘 먹어야 한다는 사실을 누구보다도 잘 알고 있었지만 몸이 받아들이질 않았다. 그런데 딸들은 그것이 못내 서운했던 모양이다. 처음에는 그저 권하기만 하다가 나중에는 이따금 역정을 내기까지 했다. 아무리 싫어도 먹어야 살 게 아니냐며 말이다. 사실 딸아이들이 화를 낼 만도 했다. 딸들이 보아온 아버지는 웬만한 일에는 야단치는 법이 없고, 저희 의견을 이유 없이 무시하는 법도 없었으며, 무슨 일이든 그저 허허 웃어넘기는 호인이었으니까. 아내는 그런 내게 악역은

다 자신에게 맡기고 좋은 역할만 하려고 한다며 눈을 흘기곤 했었다. 과거에 대한 미련 때문이었을까. 나는 암에 걸린 뒤 변화된 내 모습을 인정하기가 싫었다. 어쩐지 체면이 구겨지는 것 같기도 했고, 그런 모습을 내 가족에게, 그것도 사랑하는 딸들에게 보인다는 것이 얼마나 참담했는지 모른다.

다행히 딸들은 그런 내 모습을 담담히 바라봐 주었다. 핀잔을 하면서도 음식을 치우라고 하면 말없이 치워주었고, 다음날이면 무언가 새로운 음식을 가져와 내 앞에 내밀었다. 그런 딸들을 보면서 나 자신이 한없이 부끄럽게 느껴지는 순간도 있었다.

"아버지가 참 미안하다."

내 입으로 자식들에게 미안하다는 말을 한 것은 그때가 처음이었던 것 같다. 딸들은 기억조차 못 할지 모르지만 그 말을 한 뒤로 마음이 참 편해졌다. 힘겹게 지고 가던 짐을 내려놓은 기분이었다. 그 뒤로 나는 내 상태에 대해 솔직하게 말하는 법을 배워갔다. 힘들면 힘들다고, 불편하면 불편하다고, 싫으면 싫다고 느껴지는 대로 말했다. 참는 것만이 수가 아니라는 사실을 깨닫게 된 것이다. 그런 내 모습을 본 가족들은 오히려 더 따뜻하게 나를 감싸주었다. 비로소 아버지가 자신들에게 기대어 온다는 사실에 기쁨을 느꼈는지도 모를 일이다.

가족이란 그렇게 솔직해지면 솔직해질수록 서로에게 힘이 되는 존재들이 아닌가 싶다. 어떤 치부라도 내보일 수 있고, 그랬을 때 손 내밀어 잡아줄 수 있는 존재는 가족밖에 없다. 그리고 그런 가족의 울타리 안에 있다는 것은 암 환자에게 가장 큰 힘이 된다.

넷째, 내가 떠나고 없는 상황을 연습시키는 것도 필요하다

사실 자신이 떠나고 없는 상황을 가족들에게 준비시키는 것만큼 어렵고 조심스러운 일도 드물다. 그러나 나는 그것이 암 환자에게 반드시 필요한 일이라고 생각한다. 암에 걸린 사람들은 잘 알겠지만 암만큼 예후를 짐작하기 힘든 병도 없다. 그러나 환자들은 애써 그 사실을 부인하고 회피하려 한다. 언젠가는 누구나 맞이하게 되는 것이 죽음임에도 마치 나와는 상관없는 일인 양 여기는 것이다. 그러다가 어느 순간 죽음을 맞이하여 생을 마감하게 된다. 그러나 죽음으로 끝을 보는 이는 환자뿐이다. 남은 가족들은 떠난 사람의 빈자리를 보며 또 다른 삶을 시작해야 한다. 이때 가족들은 막연히 짐작만 했을 뿐 구체적으로 생각해보지 못했던 갖가지 상황에 직면해 적잖이 당황하고 절망하게 된다.

환자는 환자대로, 가족들은 가족들대로 환자가 떠난 뒤 남은 가족들은 어떻게 살아가야 할지 구체적으로 준비해야 한다. 그러나 환자 가족들은 앞날에 대해 상상하는 것만으로도 심한 죄책감에 빠져들곤 한다. 환자를 앞에 두고 어떻게 그런 생각을 할 수 있느냐며 고개를 흔들기 마련이다.

결국 자신이 떠난 뒤의 삶을 제대로 꾸려갈 수 있도록 앞날을 준비하게끔 도와줄 수 있는 사람은 환자 자신뿐이다. 환자가 그 역할을 제대로 하지 못했을 때, 남은 가족들은 힘겹고 버거운 삶을 이어갈 수밖에 없다.

내 가까운 친구만 해도 그랬다. 얼굴 보기가 하늘의 별 따기일 정도로 바빴던 그는 어느 날 갑자기 암 선고를 받게 되었다. 인생의 갈림길에 서게 된 것이다. 그러나 그는 입원은 고사하고 치료조차 받지 않았다. 심지어는 가족들에게도 그 사실을 알리지 않았다. 단지 새로 벌인 사업이 이제 막 자리를 잡기 시작했다는 이유 때문이었다.

그러나 그는 결국 병이 악화되어 병원에 실려오게 되었고, 가족들도 그제야 그가 암에 걸렸다는 사실을 알게 되었다. 그는 그 순간에도 가족들 앞에서 호언장담을 했다.

"걱정 말아. 멀쩡하게 일어나서 멋지게 성공할 거다. 그때 우리 식구 모두 해외여행이나 가자."

하지만 그는 그렇게 말한 지 불과 석 달도 지나지 않아 세상을 떠나고 말았다.

그 뒤 회사의 도산으로 빚더미에 앉은 가족들은 뿔뿔이 흩어졌다. 단란했던 한 가정의 모습이 흔적조차 찾을 수 없게 되어버린 것이다. 모두 환자가 자신의 의지만 믿고 앞날을 준비하지 않은 탓이었다. 가족에게는 앞날에 대한 어떠한 대비책도 없었고, 살아갈 희망조차 없었다. 여기에 대한 책임은 누구에게 물어야 할 것인가.

암 병동에서는 절대 입 밖에 내지 말아야 할 묵계가 있다. 바로 죽음과 죽음 이후에 대한 언급이다. 하지만 나는 화학 치료를 받을 당시 몇 차례의 치료로도 효과를 보지 못하면 가족들을 준비시킬 작정이었다. 내가 떠난 빈자리를 어떻게 메울지, 아내의 남은 삶은 어떻게 꾸려가야 할지 구체적으로 상의하리라 모질게 마음먹었다. 그것은 내가 아니면 누구도 할 수 없는 일이었다. 만일 그 과정이 생략된다면 남은 가족들의 삶이 어떻게 될지 불을 보듯 뻔했다.

다행히 화학 치료가 효과를 거두어 내가 생각했던 일이 실제로 일어나지는 않았다. 하지만 나는 그때 내 마음가짐이 틀리지 않았다고 생각한다. 같은 상황이 다시 온다면 나는 또 그렇게 마음먹을 것이다. 암은 사라졌지만 나는 이따금 마음속으로 아내와 세 딸에게 묻곤 한다.

"나 없으면 어떻게 살래?"

가족들은 그게 무슨 소리냐며 펄쩍 뛰겠지만 그렇게 묻는 내 마음을 모르지는 않을 것이다. 내가 가장 바라는 것은 가족의 평안이라는 사실 말이다. 언젠가 내가 없더라도 가족들은 내 바람대로 살아가게 될 것이다. 바로 그렇게 묻는 한 마디 한 마디가 가족들에게는 연습이고 준비가 될 테니까.

전엔 몰랐던 인생의 또 다른 기쁨

이른 아침 초인종이 울린다. 누가 이 시간에 찾아왔을까 싶어 현관 쪽을 내다봤더니 시집간 딸이 성큼 들어선다. 손에 든 보따리를 내려놓자마자 내 앞으로 쪼르르 달려와 "아버지~"하고 매달리는 딸.

"넌 애 엄마가 돼서도 어째 달라지는 구석이 없냐?"

짐짓 핀잔을 줘도 딸은 모르는 척 제 할 말만 쏟아놓는다.

"날도 더워지는데 아버지 입맛 떨어질까 봐 걱정되서 왔죠. 국 가져왔으니 좀 드세요."

한창 항암 치료를 받느라 기력이 떨어져 국물조차 제대로 넘기지 못할 때였다. 딸아이가 제 시어머니께서 손수 끓여 주셨다는 영양식 국을 냄비째 싸서 온 것이다. 딸아이의 성의를 봐서 몇 수저 뜨긴 했지만 헛구역질이 일어 결국 그걸로 끝이었다. 딸아이에게는 그 국 참 맛있게 먹었다고 거짓말까지 해가면서 말이다. 그런데 그 말을 귀담아들은 딸은 그때부터 암이 다 나은 지금까지도 틈만 나면 국을 들고 찾아온다.

"아이고, 효녀 났네, 효녀 났어. 시집가기 전에도 그렇게 좀 잘하지."

옆에서 보고 있던 아내가 괜한 핀잔을 준다.

"에이, 엄마도 참······. 내가 뭐 언제는 아버지한테 잘 못했나?"

아내의 핀잔에 무안했는지 배시시 웃는 딸아이를 보고 있자니 오히려 내가 미안한 마음이 든다. 그런 내 마음을 아는지 모르는지 딸아이는 "아버지 이제 아프지 마세요"하면서 어깨를 주무른다. 세상에 어느 부모가 제 자식 소중한 줄 모르겠는가마는 돌이켜보면 나는 다정다감한 아버지는 아니었던 것 같다. 방관자였다고 할까. 아이들 성적이 떨어져도 걱정하는 법이 없었고, 심지어 아이들이 연락 없이 늦어도 "좀 있으면 오겠지"하고 앉아서 기다리는 편이었다. 옆에서 발을 동동 구르는 아내를 보며 "걱정한다고 뭐 달라질 게 있어. 믿고 내버려두라"고 말하는 게 고작이었다.

굳이 이유를 달자면 세 딸에게 부모가 만들어 놓은 굴레를 씌우고 싶지 않았던 것이다. 그러나 그 역시 겸연쩍은 마음에 슬쩍 던지는 변명일 뿐이었다. 하지만 밖에서는 천하에 둘도 없는 호인이지만 집에서는 무심하기 그지없는 아버지였음에도 나를 대하는 세 딸의 모습은 한결같이 따뜻하다. 그런 딸들의 마음을 암에 걸리고

서야 알았다면 녀석들에게 정말 미안한 이야기가 될까.

암에 걸린 사람들이라면 알 것이다. 수술이나 화학 요법, 방사선 치료 같은 것이 얼마나 사람을 힘들게 하는지. 하루하루 변해가는 자신의 모습에 놀라 거울조차 보기 싫어지는 것은 시작에 불과하다. 하루아침에 혼자서는 아무것도 할 수 없게 되어버린 모습을 보며 눈물짓는 경우도 한두 번이 아니다. 병실에 머무를 때 내가 그랬다. 수술을 받은 직후에는 다리에 힘이 들어가지 않아 병상에서 내려서 앉는 것조차 너무 힘이 들었다. 간신히 벽을 잡고 서면 지척에 있는 화장실은 왜 또 그렇게 멀게 느껴지는지. 후들거리는 다리를 부여잡고 한발 한발 내디뎌 화장실 문 앞에 다다르면 숨이 턱까지 차오르고 땀이 비 오듯 흐르곤 했다.

심지어는 화장실에서 겨우 볼일을 보고 나면 밑을 닦을 힘조차 없었다. 나중에는 혼자 있을 때 소변을 보는 것조차 부담스러울 지경이었다. 하루아침에 갑자기 허물어져 가는 자신을 바라보는 그 심정을 누가 알까. 어쩔 땐 이게 바로 지옥이구나 하는 생각마저 들었다.

그러던 어느 날, 제 어머니를 대신해 병시중을 들던 딸아이가 내게 말했다.

"아버지, 제가 목욕시켜 드릴까요?"

순간 내가 잘못 들었나 싶어 딸아이의 얼굴을 바라보았다. 어려서부터 웃음소리조차 크게 내지 않을 정도로 조용하던 딸이 얼굴 가득 환한 미소를 머금고 있었다.

"이럴 때 아니면 제가 언제 아버지 등 한번 밀어보겠어요."

대꾸할 틈도 없이 나를 부축해 일으키는 딸아이를 보면서 나는 아무런 말도 할 수가 없었다.

"우리 아버지 등 참 작네."

목욕 수건에 비누 거품을 묻혀 한참 동안 등을 문지르던 딸아이가 불쑥 입을 열었다. 그러더니 미주알고주알 묻지도 않은 이야기를 저 혼자 떠들기 시작했다. 어릴 때 아버지랑 바닷가에 갔을 때가 생각난다는 둥, 잘못해도 제 편만 들어주는 아버지 때문에 엄마가 속깨나 썩었을 거라는 둥, 한번도 아버지한테 공부하라는 소리를 들은 적이 없다는 둥…….

그전까지 잊고 있었던 과거의 단편들이 딸아이 입을 통해 새록새록 살아나고 있었다. 30년 동안 비어 있던 사진첩이 차곡차곡 채워지는 느낌이라고나 할까.

그날 이후 내 목욕은 세 딸의 몫이었다. 아마도 딸들 사이에서 모종의 합의가 이루어진 듯했다. 어머니 혼자서 아버지 수발을 들기에는 역부족일 거라고, 부녀 사이인데 목욕 정도야 못 시켜 드리겠냐고 하면서 말이다.

나이 든 아버지의 벗은 몸을 구석구석 닦아내고 마른 수건으로 물기를 없앤 다음 속옷부터 겉옷까지 차곡차곡 챙겨 입히는 딸들의 마음이 어땠을지…….

이미 집을 떠나 각자의 삶을 꾸려가고 있는 딸들이었지만 내가 암에 걸린 그 순간부터 저희 생활은 제쳐놓고 스물네 시간 번갈아가며 내 곁을 지켜주었다.

나는 그 시간을 통해 내가 무엇을 기반으로 여기까지 올 수 있었는지를 확인하게 되었다. 너무나도 가까이 있어서 오히려 그 소중함을 알지 못했던 가족이라는 울타리가 바로 그것이었다. 그리고 그 울타리 안에는 한평생 그림자처럼 나와 함께한 존재가 있었다. 딸의 부축을 받으며 욕실 문을 나서는 내게 따뜻한 보리차를 건네는 아내.

"내가 이렇게 독한 여자인 줄 당신한테 시집오고 나서 알았어요."

어느 날인가 저녁 식사를 하다말고 아내가 내게 말했다. 곧이어 내게 묻는 말.

"당신, 지금 우리 집에 돈이 얼마나 있는지 알아요?"

당신처럼 무심한 사람도 없을 거라며 밥술을 뜨는 아내의 얼굴을 보니 새삼 처녀 적 모습이 떠올랐다. 가진 것이라고는 배짱밖에 없으면서도 절대 고생 안 시키겠노라 호언장담을 하며 데려왔건만 사는 동안 단 한 번도 그 약속을 지켜본 기억이 없었다.

막내딸이 세상에 태어날 무렵에는 부족한 공부를 더 하겠다고 미국 유학길에 올랐고, 나중엔 머나먼 미국 땅까지 데려가 고생을 시켰다. 한국에 돌아와 조금 살만하다 싶을 때는 우리나라 영상의 학계의 새 지평을 열겠다는 의지에 불타 아내와 자식들은 언제나 뒷전이었다.

일 년에 일주일 휴가 내기도 어려워 가족들만 먼저 바닷가에 보낸 다음 뒤늦게 따라나선 적도 한두 번이 아니었다. 그런 남편 덕에 아이들 기르는 일도, 집안의 대소사를 챙기는 일도 모두 아내의 몫이었다. 내가 암에 걸렸다는 사실을 알게 되었을 때 아내는 나보다 더 억장이 무너졌지 싶다.

나야 한평생 내 마음대로 하고 살아온 사람이니 삶에 무슨 미련이 있겠는가. 하지만 오로지 남편과 세 딸을 위해 평생을 바쳐온 아내로서는 자기가 병에 걸린 것보다 더 충격이었을 게다. 그런데 내 예상과는 달리 아내는 처음 며칠이 지나고 나자 그 누구보다 담담한 모습을 보여주었다. 달라진 점이라고는 식탁 위의 반찬들이 조금 바뀐 것이 전부였다. 차라리 날 붙잡고 통곡이라도 했으면 좋으련만 그런 내 마음을 아는지 모르는지 아내는 전혀 속내를 드러내지 않았다. 아내의 태도가 무엇을 의미하는지 알게 된 것은 화학 치료가 끝나고 암이 물러났다는 소식을 접한 다음 날이었다.

"힘들었을 텐데 당신답지 않게 잘 견디데" 하고 넌지시 속을 떠보았더니 아내는 이렇게 말했다.

"막아줄 사람이 나밖에 없잖아요."

아내는 하루가 다르게 나빠지는 내 모습을 보면서 나를 보호해야겠다는 생각에 냉정을 되찾을 수밖에 없었단다. 불안한 마음을 겉으로 드러내면 그 순간 정말 무너지고 말 것 같았다는 것이다. 아내는 그 말끝에 웃으며 한 마디를 덧붙였다.

"그래도 당신 모르게 방황도 꽤 했지."

주먹만 한 암 덩어리가 발견되었다는 말을 들은 뒤로 아내는 며칠 동안이나 밤잠을 이룰 수가 없었다고 한다. 나를 병원에 보내고 혼자 집을 지키는 날이면 날이 훤하게 밝아올 때까지 집 안 구석구석을 몽유병 환자처럼 돌아다녔다는 것이다. 내가 암과 겨루고 있는 사이에 아내도 자기만의 전쟁을 치르고 있었다. 나에게는 지원

군이라도 있었지만 아내에게는 아무도 도와줄 사람이 없었다.

무표정한 얼굴 뒤에 수많은 갈등을 감추며 살았던 아내는 내가 항암 치료를 받고 집에 돌아와 정신없이 침대에 쓰러질 때조차도 불안한 내색을 하지 않았다. 다만 내 옆에 조용히 누워 이불 밑으로 손 한 번 꽉 잡아주는 것으로 마음을 대신했다.

'당신 괜찮을 거야.'

'나도 그렇게 믿어.'

처음 암에 걸렸다는 말을 들으면 대부분 하늘이 무너지는 것 같은 절망감에 빠져들게 된다. 그 절망감은 수술을 받고 항암 치료를 받으면서 더욱 깊어져 간다. 하지만 생각해 보면 암에 걸린 사람만 힘든 것이 아니다. 암 환자의 병시중을 들어야 하는 가족이 더 큰 절망에 빠져 있을지도 모른다. 환자는 홀로 암과 상대하는 것이 아니다. 나만큼 아니, 나보다 더 힘들게 나를 지켜주고 내게 희망을 주는 가족이라는 절대적인 조력자가 있음을 잊지 말자.

사실 나는 암에 걸리기 전까지만 해도 가족이라는 존재가 나의 조력자라는 사실을 깨닫지 못했다. 그저 내가 가족을 지켜주는 울타리라고 생각해왔을 뿐이다. 그러나 딸들이 나를 씻기고 아내가 나를 지켜주는 생활이 시작되면서 내가 가족의 울타리가 아니라 가족이라는 울타리가 나를 둘러싸고 있다는 사실을 알게 되었다.

암이 내 곁을 떠나간 후, 내게서 가장 많이 달라진 점이 있다면 집에서 보내는 시간을 즐길 줄 알게 되었다는 것이다. 아마도 그건 가족에 대한 내 나름의 즐거운 속죄인지도 모르겠다. 아내와 세 딸은 너무나 당연하다는 듯 내 어깨를 짓누르는 암이라는 짐을 함께 나누어졌다. 그리고 어떤 상황에서든 나와 함께해 줄 존재가 있다는 사실을 깨닫게 해주었다. 아무리 퍼내고 퍼내도 마르지 않는 사랑이 있다는 사실을 몸소 보여준 것이다.

요사이엔 저녁 식사를 준비하는 아내의 뒷모습을 보는 것도 좋고, 남편 따라 외국에 나가 있는 막내딸의 안부 전화를 받는 것도 좋다. 근처에 사는 둘째 딸이 손주 녀석들을 데려와 재잘재잘 수다를 떠는 모습을 보는 것도 즐겁다. 뒤늦게 미국 유학길에 오른 큰딸의 모습도 볼수록 대견스럽기만 하다. 그리고 그 모든 것이 내가 하루하루를 살아가는 소중한 힘이 된다. 한 가지 신기한 점은 전에는 전혀 들리지 않던 가족의 목소리가 너무나도 잘 들린다는 것이다. 내게 잠시 머물렀던 암이 돌아가면서 막혀 있던 내 귀를 뚫어놓은 것이지 싶다.

암 환자에게는 견딜 수 없을 만큼의 외로움과 절망이 시시때때로 찾아든다. 차라리 죽여달라고 말하고 싶을 정도로 고통스러운 순간도 있다. 아무것도 들리지 않고 보이지 않는 어둠 속에 있을 때면 가만히 고개를 들고 주변을 찬찬히 살펴보자.

아주 가까운 곳에서 그런 나를 지켜보며 눈물조차 마음대로 흘리지 못하고 가슴 아파하는 가족이 있을 것이다. 그들이 바로 내가 암을 돌려보낼 수 있도록 마지막까지 힘을 주는 사람들이라는 사실을 잊지 말자. 암 환자에게는 '내'가 아닌 '우리'가 있을 뿐이다. 그것을 깨닫게 될 때 미처 알지 못했던 생의 또 다른 기쁨을 맛볼 수 있을 것이다.

6장

그럼에도 절망스러울 때는

내 인생의 최대 위기라고 할 수 있는 암이 발병하고, 2개월만에 전이되었을 때 내가 오래 절망하지 않을 수 있었던 이유는 그것을 '내 인생의 끝'이라고 생각하지 않았기 때문이다. 그런 식으로 인생이 끝나는 것이 썩 마음에 들지 않기도 했지만, 설령 끝이라 하더라도 그것을 슬퍼하거나 그것에 절망하는 것이 지금에 처한 현실을 조금도 바꾸지 못한다는 사실을 알고 있었기 때문이다.

내가 암을 싸워 물리칠 적이라 여기지 않고, 위기라 여기지 않았기 때문에 암은 내게 친구가 되었다. 그리고 그 친구는 지금껏 나와 잘 지내고 있다.

바람이 불 때 할 수 있는 일이란

절망하지 말라.
설혹 너의 형편이 절망하지 않을 수 없더라도
그래도 절망은 하지 말라.
이미 끝장이 난 듯 싶어도 결국은 또 새로운 힘이 생겨나는 것이다.
최후의 모든 것이 정말로 끝장이 났을 때는 절망할 여유도 없지 않겠
는가.

F. 카프카

누구나 일생을 살아가며 몇 번쯤 실패를 경험하고, 때론 절망하며, 심지어는 자포자기하기도 한다. 그러나 그 절망의 순간을 어떻

게 '툭' 털어버리느냐는 사람마다 제각기 다를 것이다.
　미국의 한 시인은 '어쩔 수 없는 일과 맞서 싸우지 마라. 거센 바람이 불 때 할 수 있는 일은 옷을 챙겨 입는 것뿐이다'라고 했다.
　어디선가 이 구절을 읽었을 때 나는 '옳거니!' 하고 무릎을 치지 않을 수 없었다. 내가 하고 싶은 말을 그 시인이 그대로 하고 있었기 때문이다.

거센 바람이 몰아칠 때면

　거센 바람이 몰아치고, 억수같은 비가 퍼부을 때 우리가 할 수 있는 일이란 정작 그리 많지 않다. 사실 뭔가 해야 했다면 거센 바람이 불기 전, 바람이 살랑일 때, 억수 같은 장대비가 퍼붓기 전, 가는 빗줄기가 뿌릴 때 이미 했어야 옳다. 이미 바람이 거세어지고, 빗줄기가 굵어진 다음에는 이미 늦은 것이다. 그때 내가 할 수 있는 일이란 고작 두꺼운 옷을 챙겨 입고, 우산을 쓰는 일이지 않은가! 그래서 불가항력이라는 말이 있는 것이다.
　불가항력이라고 판단되는 일을 만났을 때, 어쩌면 나는 쉽게 포기해버리는지도 모르겠다. 이미 내 힘으로는 어쩔 수 없어진 일에 대해 그리 오래 생각하는 편이 아니기 때문이다. 내 힘으로 어쩔 수 없는 일인데 두고두고 생각한들 무슨 뾰족한 수가 날 것도 아닌데, 차라리 잘 덮어두자는 것이 내 생각이다. 이미 결론이 난 실패를 오래도록 곱씹으며 좌절감을 느끼는 것은 더 큰 좌절과 실망을 느끼게 한다. 그것은 두 번 다시 시행착오를 겪지 않기 위한 건설적인 자기반성이 아닌 자괴감과 절망으로 이어지기 십상이다.

　암을 이겨낸 나를 두고 사람들은 어떠한 경우에도 절망하지 않을 사람이라고 한다.

　그러나 사실은 그렇지 않다. 다만 나는 절망 중에 희망을 찾는 의지를 가졌고, 절망을 딛고 일어서는 속도가 남보다 조금 더 빨랐을 뿐이다.

　내 인생의 최대 위기라고 할 수 있는 암이 발병하고, 2개월만에 전이되었을 때 내가 오래 절망하지 않을 수 있었던 이유는 그것을 '내 인생의 끝'이라고 생각하지 않았기 때문이다. 그런 식으로 인생이 끝나는 것이 썩 마음에 들지 않기도 했지만, 설령 끝이라 하더라도 그것을 슬퍼하거나 그것에 절망하는 것이 지금에 처한 현실을 조금도 바꾸지 못한다는 사실을 알고 있었기 때문이다.

　내가 암을 싸워 물리칠 적이라 여기지 않고, 위기라 여기지 않았기 때문에 암은 내게 친구가 되었다. 그리고 그 친구는 지금껏 나와 잘 지내고 있다.

지금 당장 말하라

9988234!

무슨 암호와도 같은 이 말은 99세까지 팔팔하게 살다가 이삼일 앓다 죽었으면 좋겠다는 황혼의 소망을 말하는 것이라고 한다.

팔팔하게 살다가 이삼일만 아프고 편안하게 죽음을 맞이하는 것. 그러고 보면 죽음보다 두려운 것은 병드는 것이라는 말이다.

일각에서는 눈부신 속도로 의학이 발달해 인간 평균 수명이 120세를 넘길 것이라는 전망도 영 허황한 것만은 아니지만 또 일각에서는 당치 않은 죽음도 많고, 감히 의학의 힘으로 어쩌지 못하는 무서운 병도 많은 것이 사실이다.

그래서 현대의학으로는 고칠 수 없는 병에 걸려 가산을 탕진하고 가족들에게 무거운 짐만 안긴 채 죽어가는 것에 대한 두려움을 누구나 다 가지고 있을 것이다.

하지만 이미 오래 전에 죽음을 준비한 바 있는 나는 이삼일만에 급격한 죽음을 맞이하는 것이 과연 행복일까 하는 생각을 한다.

내 몸의 암 세포가 폐로 전이된 CT 영상을 보며, 담당 의사의 입에서 차마 하기 힘든 말이 나오기 전에 나는 내 상황을 직감했다. 그 순간, 누구보다 힘들어 했을 사람은 다름 아닌 아내였을 것이다. 그리고 그 순간, 내 마음을 가장 괴롭게 했던 것도 아내였다.

나는 쉽사리 내 마음을 드러내는 사람이 아니었다. 환자들에게 죽음이라는 청천벽력 같은 선언을 하도 많이 해서인지 내 죽음 앞에서도 나는 그리 놀란 기색을 보이지 않았다. 간암을 제거하는 수술을 하고 화학 치료를 받고 투병을 하면서도 아내와 딸들에게 그 흔한 고맙다는 말조차 해보지 않았다. 고맙지 않아서가 아니라 그런 마음은 꼭 말로 하지 않아도 다 통하게 되어 있다는 생각에서다.

끝이라는 순간에 가장 후회되는 일은

하지만 막상 이젠 정말 끝이라는 생각을 하니 가장 후회가 되는 것이 가족들에게 내 마음을 표현하지 않았던 것이었다.

프러포즈조차 제대로 하지 않은 남자를 만나 결혼하고, 일과 공부에 모든 것을 건 남자의 아내로 세 아이를 낳고, 기르고, 미국 유학 시절에는 평생 생각조차 해보지 않은 고생과 가난을 겪으면서도 단 한 번도 불평한 적이 없는 아내. 내 사랑하는 아내에게 죽기 전에 꼭 한번 고맙다는 말을 해야겠다는 생각이 들었다.

아니, 좀 더 솔직하게 말해 내가 이토록 고맙게 생각하는 것을 아내가 모르면 어쩌나 하는 조바심이 생겼다.

암이 전이되어 입원한 이후 더욱 말이 없어진 아내는 좀처럼 나와 눈을 마주치려 들지 않았다. 병실에 단 둘이 남게 되면 하릴 없이 냉장고 안을 정리하고 사물함을 정리한다며 바삐 움직였다. 사실 나와 눈이 마주치면 언제든 울 채비가 되어 있는 사람이었다. 무심하고, 냉랭하기 그지 없는 남자를 의지하고 살아온 내 아내. 사랑한다는 말, 고맙다는 말 한번 제대로 못 들어봤어도 그저 그러려니 해준 무던하기만 한 내 아내.

"여보!"

그러나 아내는 뒤돌아 보지 않았다. 하지만 말없는 아내의 어깨만 봐도 나는 이미 아내가 눈물을 흘리고 있다는 것쯤은 알 수 있었다.

"당신 없었으면 나, 벌써 죽었을 거야."

"……"

아내는 여전히 묵묵부답이었다. 하지만 끝내 참지 못하고 터져 나오는 울음을 똑똑히 들었다.

"그런데 나도 참…… 당신한테 고맙고… 사랑해. …… 그리고 미안해."

40여 년 만에 처음 나는 아내에게 사랑을 고백했다. 그리고 그 힘들었던 고맙다는 말을 해냈다.

아무리 의연한 척, 암을 친구 삼아 잘 돌려보냈다며 말하고 다니지만, 그 당시의 상황은 공포스러웠음을 부인할 수 없다. 하지만 암이 나에게 무엇이든 빼앗아가기만 한 것은 아니라는 생각이 든다.

암이 아니었으면 지금껏 생각하고 있지도 않았을 사랑한다, 고맙다 그리고 미안하다는 말을 사랑하는 사람에게, 고마운 사람에게, 미안한 사람에게 더 늦기 전에 할 수 있었을까? 그러니 그것만큼은 얻은 게 아닐까?

당신이 할 수 있는 일과 할 수 없는 일

철학자 에픽테토스는 세상에는 자기가 변화시킬 수 있는 일과 자기가 변화시킬 수 없는 일이 있다고 하였다. 자기가 변화시킬 수 있는 일은 최선을 다해서 좋은 쪽으로 변화시켜야 하지만 자기가 변화시킬 수 없는 일은 겸허하게 받아들여야 한다. 그는 이 두 가지를 구별할 수 있는 지혜를 갖추어야 한다고 하였다. 암에 걸린 것은 내가 어떻게 할 수 있는 일이 아니었지만, 암을 친구로 만들어서 돌려보내는 일은 내가 할 수 있는 일이었다. 나는 최선을 다하였고 그 결과 오늘의 건강을 지킨 것이다.

내가 할 수 있는 일.

그리고 내가 할 수 없는 일.

나에게 어려움이 닥쳤을 때, 나의 노력으로 이겨내는 것이 가능하다면 최선을 다해 이겨내라. 하지만 나의 노력으로 이겨내기 불가능한 것이라면 그것을 받아들이고 가능한 부분을 찾아 최선을 다하라. 암에 걸린 것을 후회한들, 억울해 한들 없었던 것으로 되돌릴 수는 없다. 그렇다면 암을 이기기 위해 노력하는 것만이 내가 할 수 있는 일이다.

하지만 그것도 불가능하다면 암과 사귀어 평생토록 함께 살아갈 수도 있지 않은가!

할 수 있는 일은 열심히 하라

1998년 간암 진단을 받은 후 혼란스럽고 떨리는 마음을 가까스로 추스른 다음에야 나는 어렵사리 아내에게 말을 꺼냈다.

"내 간에 문제가 생겼어. 수술 받아야 할 것 같아."

아내는 멍한 눈으로 나를 쳐다보았다. 더 이상 말을 하지 않았지만 아내는 내 말의 뜻을 이해하고 있었다. 세 딸들도 참담한 표정으로 나를 쳐다볼 뿐 아무런 말을 하지 못했다.

나 역시 처음에는 그들과 똑같은 마음이었다.

하지만 이내 평정심을 되찾았고, 내게 일어난 일과 변화에 대해 하나 하나 정리하기 시작했다.

'나는 암에 걸렸다.'

'그리고 완쾌할 가능성은 희박하다.'
'하지만 이것은 없었던 일로 할 수도 돌이킬 수도 없는 일이다.'
'남은 것은 있는 그대로 받아들는 것뿐이다.'

 죽음은 두렵지 않았다. 두렵지 않았다기 보다는 두려워한다고 해서 죽음이 관대하게 물러서주지 않는다는 것쯤은 알고 있었다.
 그렇게 마음을 정리하고 나니 암에 걸렸다는 사실이 마치 불편한 친구와 동거를 하게 된 정도로 느껴졌다. 그렇게 한결 가벼운 기분으로 바뀌었다.
 '어쩔 수 없이 암이라는 불편한 친구와 동거를 하게 되었구나. 한 번 잘 구슬려서 떠나보내도록 노력은 해보자. 안 되면 어쩔 수 없는 일이고.'
 암 선고를 받은 환자의 첫 반응은 대부분 '왜 하필 나에게…'라는 것이다. 나는 특별히 잘못한 것도 없는데, 나는 아직 젊은데, 고생고생하다 이제 좀 허리 펴고 살만 한데 등등 하필 나에게 이런 시련이 닥친 것이 억울하고 분통한 이유는 가지 가지이다. 그러나 중요한 것은 '하필'이 아니라 '어쩌다 보니'라는 것이다. 어쩌다 보니 암이라는 반갑지 않은 친구가 나에게 찾아든 것일 뿐이다.
 그렇다면 암이 찾아든 것은 내가 어쩔 수 있는 일이 아닌 것이다. 내 힘으로 막을 수 있는 일도 아니고, 피할 수 있는 일도 아니다. 내가 할 수 있는 일은 받을 수 있는 모든 치료를 열심히 받는 것 그리고 가능한 잘 먹고 조금이라도 움직이는 것이었다. 그것이 지금 내가 할 수 있는 최선의 일이고, 유일한 일이었다.

내일 죽는다고 해도

이런 나의 모습을 본 주위 사람들은 내가 살고자 하는 의지가 강하다고 생각했다. 오히려 나는 하는 데까지 해보고 죽는다 해도 어쩔 수 없다는 생각을 하고 있었는데 말이다.

'내일 죽는다 해도 지금 이 순간에 최선을 다하자.'

나는 이 한 가지 마음만으로 투병 생활을 이어갔다.

나를 괴롭히는 일들은 내가 더 이상은 괴롭다고 생각하지 않을 때 물러가버리는 모양이다. 피난 시절에도 마찬가지였다. 두 분 형님이 모두 군에 입대하고 남은 가족들의 얼굴을 보면서 처음에는 절망감을 느꼈다. 하지만 나는 곧 이렇게 생각했다.

'전쟁이 난 것과 형님들이 입대한 것은 이미 벌어진 일이다. 내가 절망에 빠져 울고 있다고 해서 도와줄 사람이 갑자기 나타나는 것도 아니고, 눈을 감는다고 꿈이 되어버리는 것도 아니다. 지금 할 수 있는 최선은 피난 가는 것이고 그것이 위험하더라도 해보는 것이 가만히 앉아 죽는 것보다는 낫다.'

사람들은 나를 두고 그늘이 없고 매사에 자신감이 넘치는 사람이라고 말한다. 그래서 내가 어린 시절에 부모님을 모두 여의었다는 이야기를 꺼내면 의외라는 표정을 짓는다. 감수성 예민한 십대 시절, 부모님을 여읜 사람답지 않게 어두운 구석이 없어 보인다는 것이다. 천성이 여린 면이 없고 씩씩해서일까? 아니면 천애 고아는 아니었기 때문일까?

지금까지의 인생에서 내가 만난 시련을 꼽아보면 첫 번째가 어린 시절 부모님을 여읜 것이고, 두 번째가 6·25 전쟁 당시 험난했던 피난 생활이고, 세 번째가 간암이 폐로 전이된 일이다. 그러나 그 어느 것도 내 인생을 송두리째 뒤흔들거나 변화시키지 못했다. 나는 매번 그 시련을 받아들였고, 끄떡없다는 듯이 웃을 수 있었다.

물론 그 시련들이 나에게 아무런 괴로움을 주지 않았던 것은 아니다. 당연히 나도 나약하기 그지없는 한 인간일 뿐이다. 내가 겪었던 일들은 매번 나를 휘청이게 했고 절망하게 했다. 다만 나는 그 괴로움과 절망의 늪에서 남보다 빨리 빠져나오려 노력했을 뿐이다.

인생은 참으로 긴 여정이다. 좋은 일이 있는 반면 나쁜 일고 있고, 주체할 수 없는 슬픈 일이 있는가 하면 더할 나위 없이 즐거운 일도 있다. 어느날 갑자기 사랑하는 사람을 잃을 수도 있고, 다른 사람의 잘못으로 인해 재산을 몽땅 날려버릴 수도 있다. 혹은 느닷없이 중병에 걸릴 수도 있다.

'왜 하필 나야?' 하는 생각이 들게 만드는 일은 인생의 길목마다 복병처럼 숨어 느닷없이 뒤통수를 친다. 그 모든 일에 의연하고 꿋꿋해야 한다는 말은 아니다. 다만 잠시만 괴로워하고 곧 내가 할 수 있는 일을 찾으라는 것이다. 내가 할 수 있는 일과 내가 할 수 없는 일을 분명하게 구분하고 난 다음에 나에게 남은 일은 할 수 있는 일을 열심히 하는 것뿐이다.

스피노자는 '내일 당장 지구가 멸망한다 해도 나는 오늘 한 그루의 사과나무를 심겠다'고 말했다고 한다. 그러나 어쩌면 스피노자는 한 알의 사과가 또 다시 세상을 바꿀 것이라는 기대를 했던 것이 아니라 지구 멸망 앞에서 그가 딱히 할 수 있는 일이 사과나무 한 그루를 심는 것뿐이었던 것은 아닐까?

하나의 문이 닫히면

우리는 흔히 인간 승리의 표본을 말할 때, 헬렌 켈러를 예로 든다. 시각과 청각, 언애 장애라는 복합장애를 가지고 있으면서도 사회사업가로서 저술가로서 비장애인 못지 않은 업적을 남긴 그야말로 인간 승리의 상징과도 같은 존재이다.

그녀가 이런 말을 했다고 한다.

"행복의 문 하나가 닫히면 곧 다른 문이 열린다. 그러나 우리는 이미 닫힌 문을 바라보느라 새로 열린 문을 보지 못할 때가 있다."

과연 보이지도, 들리지도 않으며 말할 수도 없는 그녀에게 굳게 닫힌 그 문들 대신 새로 열린 행복의 문은 무엇이었을까? 과연 그 문이 존재하기는 했을까?

암이 재발했다는 얘기를 처음 들었을 때, 나는 헬렌켈러가 했다는 이 말을 다시 한 번 떠올렸다. 지금 내 행복의 문 하나가 닫혔다. 그렇다면 곧 열린 다른 문은 도대체 무엇이란 말인가? 그러나 아무리 생각해도 그 문은 존재하지 않는 것만 같았다. 죽음이란 이렇듯 누구에게나 세상의 모든 문이 다 닫혀버리는 듯한 절망의 순간일 것이다. 그야 말로 '끝'이라는 단어 이외에 그 어떤 말로도 표현할 수 없다.

그러나 나는 암 발병과 재발을 통해 처음 죽음을 직면했을 때나 지금이나 인간에게 있어 '죽음'은 절대로 거스를 수 없는 불가항력이라고 생각한다. 그것이 신의 영역인지, 의학의 영역인지 한 사람의 인간으로서도, 또 한 사람의 의사로서도 확언할 수 없지만 '죽음'은 내가 어떻게 할 수 없는 일 중에 가장 어떻게 할 수 없는 일이다.

그러나 그 죽음을 받아들이는 일이 정작 실제 죽고 사는 일보다 훨씬 더 어려운 일인 것도 사실이다. 하지만 우리가 정말 두려워하는 것은 '죽음=끝'이라는 사실보다는 나의 죽음이, 내 끝이 과연 얼마만큼 인간적인 품위를 지킬 수 있느냐의 문제일 것이다.

나는 암과 친구로 지내는 것과 동시에 이미 죽음과도 친구로 지낼 마음의 준비를 해야 했다. 그러나 조금은 아이러니하게도 나는 암과는 이미 친구가 되었지만 죽음과는 아직 친구가 되지 못했다. 죽음이란 그런 것이다. 세상 그 어떤 방법으로도 거스를 수 없는 운명 같은 것이면서도 친구처럼 받아들이기 어려운 것!

병이 들었거나 건강하거나, 늙었거나 젊었거나 이것은 우리 모두에게 동일하며 공평하다. 부정적인 표현이기는 하지만 엄밀히 말해 우리는 매일 조금씩 늙어가고, 매일 조금씩 죽어가는 것이다. 삶이란 원래 그런 것이다. 죽음을 향해 한 발자국씩 다가가는 긴 여정. 이것이 바로 삶의 다른 표현이다.

나는 내 삶의 그 긴 여정이 활기차고 점잖기를 희망한다. 특히나 죽음을 향해 점차 가까워질수록 내가 내딛는 발자국이 더욱 점잖고 인간적인 품위를 잃지 않기를 간절히 소망한다.

소소한 행복도 있다

암 투병 이후 내 아내와 가족들은 한동안 집안의 모든 행사와 일에 특별한 의미를 부여하거나 필요 이상으로 확대하는 일을 종종 벌였다. 행복의 문 하나가 닫히는 순간 그들도 나처럼 아찔한 절망감을 느꼈을 것이고, 이루 말할 수 없는 후회가 밀려왔을 것이다. 그리고 간절히 소망하고 또 수없이 다짐했을 것이다. 아버지가 다시 일어나면, 남편의 병이 나으면 두 번 다시 이런 절망감과 후회를 느끼지 않기 위해 해야 할 많은 일들에 대해 생각해두었을 것이다.

그러나 어느 순간 나는 그 모든 것들이 불필요한 일이라는 생각을 하게 되었다. 이것이야말로 언젠가 닫힐지 모르는 문 하나를 바라보느라 이미 열리기 시작한 다른 행복의 문을 보지 못하는 일이지 않을까?

죽음은 누구에게나 예정되어 있는 불가항력의 일이고, 그 누구도 함부로 예측하거나 장담할 수 없다면 우리에게 남은 것은 결국 일상인 것이다. 반복되는 일상의 사소한 규칙을 지키며, 소소한 즐거움을 찾고, 어제와 같은 오늘, 오늘과 같은 내일을 즐겁고 행복하게 살아가는 것! 그렇게 하루 하루의 일상을 살아가다가 어느 순간 예정된 시간을 의연하게 맞이하는 것이다.

우리 삶에는 언젠가는 닫힐 게 뻔한 문 하나가 있다. 그 문은 매일 매일 조금씩 닫히고 있으며 어느 순간 반드시 굳게 닫힐 것이다. 그것을 피해갈 재간이 있는 사람은 이 세상에 아무도 없다. 그러나 매일 조금씩 닫혀가는 그 문을 바라보느라 이미 활짝 열린 작은 행복의 문을 보지 못하는 과오를 저지를 수는 없다. 일상은 이렇게 아름답고 행복한데 말이다.

에 | 필 | 로 | 그

'나'를 지킬 수 있는 힘은
내 안에 있다

병상에 있을 때 헤밍웨이의 『노인과 바다』를 다시 읽었다.

노인은 멕시코 만류(灣流)에 조각배를 띄우고 고기잡이를 하는 어부이다. 하지만 언제부턴가 단 한 마리의 물고기도 잡지 못한 채 허송세월만 하고 있다. 마을 사람들은 노인이 '살라오'를 만났다고 수군거린다. 살라오란 스페인어로 '최악의 불운'을 뜻한다. 마을 사람들은 끝끝내 고기잡이를 포기하지 않는 노인에게 연민과 조소를 보낸다.

그러던 어느 날 노인은 바다에서 거대한 청새치를 만나 싸움을 벌이게 된다. 사흘 동안이나 계속된 그 싸움에서 노인은 승리한다. 그러나 기쁨도 잠시, 청새치가 흘린 피 냄새를 맡고 상어들이 몰려들고 만다. 노인은 변변한 무기도 하나 없이 상어 떼에 맞서 처절한 사투를 벌인다.

마침내 노인이 항구로 돌아왔을 때 청새치는 뼈만 앙상하게 남아 있는 상태였다. 그러나 마을 사람들은 거대한 뼈를 보고 놀라움을 감추지 못한다. 그리고 침묵으로써 노인이 승리했다는 것을 인정한다.

나는 그 책을 읽으면서 내 처지가 노인과 비슷하다는 생각을 했다.

노인은 마을 사람들의 시선, 그리고 자신의 배보다 큰 청새치와 차례로 맞서야 했다. 그리고 마침내 '나는 승리했다'고 생각하는 순간 가장 어려운 상어 떼와의 사투에 직면하게 된다.

내가 간암 선고를 받고 가장 먼저 마주해야 했던 것도 사람들의 동정 어린 시선이었다. 사람들은 어쩌면 이렇게 생각했는지도 모른다.

'평생 환자를 돌본 의사도 결국 암으로 죽는구나.'

하지만 나는 간암이라는 존재와 대적한 끝에 내 몸에서 병을 돌려보낼 수 있었다. 그러나 '나는 이겼다'는 승리감에 도취해 있는 사이에 더 큰 난관이 나를 덮쳐왔다. 완치된 줄 알았던 암이 폐로 전이된 것이다. 나는 처음 간암 선고를 받았을 때보다 암이 폐로 전이되었다는 사실을 알았을 때 더 흔들렸다. 그렇지만 주저앉아 있을 시간이 없었다.

'내가 나를 믿지 않으면 절대 이겨낼 수 없다.'

의료진과 가족은 최선을 다해 치료에 매달릴 각오가 되어 있는데, 정작 암에 걸린 당사자인 내가 흔들린다면 그 결과는 보지 않아도 자명했다.

그때부터 마음을 가다듬고 다시 치료에 전념하기 시작했다. 항암 치료는 상상했던 것 이상의 고통이었다. 그야말로 벼랑 끝까지 내몰린 기분마저 들었다. 그러나 고통이 더해갈수록 삶에 대한 열망도 커졌다. 삶에 대한 희구는 내게 최선을 다하려는 의지를 불러일으켰고, 나는 결국 『노인과 바다』의 노인처럼 지독한 살라오에서 벗어날 수 있었다.

일단 환자 자신이 어떤 것에도 휘둘리지 않는 치료의 주체로 서야 한다. 어느 누구도 아닌 나 자신만이 암을 몰아낼 수 있다는 믿음과 자신감을 가져야 한다. 감히 말하지만 환자 자신이 믿음과 자신감을 가지고 치료의 주체로 서지 않는 한 암과 지내는 시간은 혼란과 방황의 연속일 수밖에 없다. 환자가 치료의 주체로 서지 못하면 어떤 명약이나 치료법으로도 효과를 볼 수 없다.

특히 치료의 진전이 없거나 다른 치료법을 모색해야 할 경우, 환자가 겪게 되는 불안과 혼란은 이루 말할 수가 없다. 이때 많은 이들이 암 치료에 대한 갖가지 비방에 귀를 열고 마음을 내주게 된다. 애써 마음을 가라앉히더라도 혹시나 하는 헛된 희망마저 떨쳐버리기가 쉽지 않다. 그러다 보면 결국 남들도 다 하는데 나라고 못하랴 싶어 출처도 분명치 않은 건강식품이나 비방에 몸을 내맡기고 마는 것이다.

다시 한번 강조하지만 환자 스스로 치료의 주체로 온전히 섰을 때만이 암에 대한 갖가지 뜬소문과 그릇된 정보, 끊임없이 나를 괴롭히는 상황에 굴복하지 않는 의연한 태도를 가질 수 있다. 또한 그랬을 때만 현대 의학도 자신이 가진 한계를 넘어 최대한의 힘을 발휘하는 최고의 조력자가 되어줄 것이다.

솔직히 말하자면 나는 암에 걸리고 나서야 생사의 갈림길에 선 환자들의 마음을 이해하게 되었다. 40년 동안이나 의사 노릇을 하면서도 알지 못했던 것을 비로소 깨닫게 되었다고 할까. 암에 걸린 뒤 나는 의술이나 치료 행위만으로 사람의 병을 고칠 수 있다는 생각을 버렸다. 바꿔 말하면 의사나 의사의 역할을 하는 제3자가 병을 고치는 것이 아니라는 말이다.

모든 것은 나로부터 시작되어 나로 인해 끝난다. 내 몸에 생겨난 암이라는 녀석을 잘 끼고 살다가 다독거려서 돌려보내야 하는 것은 다름 아닌 나 자신이다.

지금 당장 자신에게 물어보자.

'나는 지금 어떠한 상황에 처해있는가? 나는 나에게 주어진 상황 속에서 어떻게 행동해야 할 것인가?'

이런저런 이야기에 현혹되거나 현대 의학에 불신의 눈길을 보내기 전에 먼저 나 자신부터 돌아보자. 나는 과연 내 몸에 찾아온 암과 제대로 맞설 준비가 되어 있는지, 어떤 상황에서도 당황하지 않고 꿋꿋이 버텨낼 수 있는 믿음과 자신감을 가지고 있는지 한번쯤 생각해보라는 말이다. 그것이 선행되지 않고서는 암이라는 존재가 찾아온 이 현실에 굴복할 수밖에 없다.

『노인과 바다』에서 마을 사람들은 꼬박 84일 동안 단 한 마리의 물고기도 잡지 못했으면서도 끝내 고기잡이를 포기하지 않는 노인을 비웃었다. 하지만 노인은 자신에 대한 믿음과 자부심을 버리지 않았다. 그리고 마침내 거대한 청새치를 낚아 올린다. 비록 청새치는 상어의 공격을 받아 뼈만 앙상하게 남았지만 노인은 진정한 승리자였다. 노인은 자신을 믿고 자신과의 약속을 지킴으로써 불운한 어부가 아닌 진정한 승리자로 거듭날 수 있었다.

　암 환자가 진정한 승리자가 되기 위해서는 암이나 주변 사람들과의 싸움보다 자기 자신과의 싸움에서 이겨야 한다. 남의 말에 현혹되어 불안해하고, 남이 하는 대로 쫓아가려는 나약한 자신을 먼저 다독이자. 그리고 자신을 치료의 주체로 단단하게 세워야 한다. 아무것에도 흔들리지 않고 굳건한 자기 의지로 암과 더불어 살아가려는 자신을 말이다. 그렇게 흔들림 없는 의지로 나를 다시 일으켜 세울 때, 희망은 어느새 우리 곁에 성큼 다가온다. 그리고 그때 암은 잠시 머물렀던 친구처럼 내 몸에서 멀리 떠나갈 것이다.

부록 1

한국인이 잘 걸리는
6대암의 증상과 치료, 예방법

6대 암의 증상과 치료, 예방법에 대한 내용은
국가암정보센터(www.cancer.go.kr)의 공인된 자료를 기초로 작성했습니다.

위암

위는 섭취된 음식물을 잘게 부수고 소화시키는 기능을 한다. 소화기관 중 가장 넓은 부분으로 우리 몸의 한가운데 자리한다. 위암이라고 하면 대개 위의 가장 안쪽을 싸고 있는 점막층에서 발생하는 '위선암'을 뜻한다. 위암은 완치 가능성에 따라 조기 위암과 진행성 위암으로 나누는데, 조기 위암 단계에서 치료를 시작하면 치료 후 5년간 생존할 확률이 90퍼센트에 이른다.

위암은 우리나라 전체 암 발생의 1~2위를 차지한다. 남녀 모두 흔하게 발생하는 암으로 남성 암 중에서는 1위, 여성 암 중에서는 4위이다. 위암의 위험요인으로는 기존의 위 관련 질환과 헬리코박터 파일로리(Helicobacter pylori) 감염, 가족력, 식생활 등이 꼽힌다.

증상▶ 초기 위암 단계에서는 대부분 환자들이 특별한 증상을 느끼지 못한다. 증상이 있어도 다른 일반적인 위장 질환과 구분이 어려워 무시하기 쉽다. 따라서 건강한 성인, 특히 노년층의 건강하던 사람이 소화기와 관련된 이상 증상을 느끼면 반드시 검진을 받아야 한다.

진행성 위암으로 발전된 경우에는 대개 입맛이 없어지고, 체중이 감소하며, 속쓰림과 상복부 불쾌감, 팽만감 등의 증상이 나타난다. 암의 발생 위치가 위의 입구인 경우에는 음식물을 삼키기가 어려워지거나 식후 즉시 구토가 일어난다. 후기 위암으로 진행되면서 출혈이 있는 경우 혈변, 토혈 증세가 나타날 수 있고, 이로 인해 빈혈이 나타날 수도 있다. 때로 배에서 덩어리가 만져지기도 한다. 하지만 말기가 되기까지 특이 증상을 느끼지 못하는 경우도 있어 증상만으로 조기 진단이 어렵다.

치료법▶ 위암의 치료 방법으로는 수술, 내시경적 치료, 항암 화학 요법, 방사선 요법 등이 있다. 아직까지 약으로 위암을 고칠 수 있는 방법은 없기 때문에 현재까지 위암은 수술이 가장 기본적인 치료법이다. 항암 화학 요법이나 방사선 요법은 보조적인 역할에 그친다.

수술은 암이 다른 곳으로 퍼지지 않고 위장과 위장 주위의 일부 림프절 전이에 국한되어 있을 경우, 다시 말해 수술로 암을 모두 제거할 수 있을 때 시행한다. 개복 여부에 따라 개복 수술과 복강경 수술로 크게 나눌 수 있다.

암을 아주 초기에 발견하면 위를 자르지 않고 내시경으로 암 부위를 도려내는 내시경적 치료를 적용할 수 있다. 특수 제작된 나이프로 위장 점막을 도려내는데, 시술시간이 30~60분으로 짧고, 수술 상처가 없으며, 무엇보다 위를 보존할 수 있어 수술 후유증이 적다. 암을 도려내면서 생긴 상처는 한 달 정도 약을 복용하면 아물고, 치료 후에는 2~3일 만에 퇴원할 수 있다.

수술을 하더라도시 암이 많이 진행된 경우 재발 위험이 높다. 치료 후 재발이 되는 경우는 대개 온몸으로 퍼지기 때문에 치료가 쉽지 않다. 위암 수술을 받고 재발하는 환자 중 80퍼센트 정도는 2년 이내에 재발하며, 적어도 5년 동안은 병원에서 주기적으로 검진을 받아야 한다.

예방법▶ 위암은 초기에는 증상도 없고, 빨리 발견하면 완치율이 매우 높기 때문에 무엇보다 정기검진을 통한 조기 발견이 중요하다. 40세 이상의 성인은 증상이 없어도 1년에 한 번씩 검진을 받는 것이 좋다. 특히 위암의 전 단계로 밝혀진 만성위축성 위염이나 장상피화생(염증이 오래 지속되어 위 세포가 장 세포와 유사한 세포로 바뀌는 현상)을 진단 받은 사람, 또 위암 가족력이 있는 경우에는 40세 이전이라도 위 내시경 검사를 받아볼 필요가 있다.

위장은 소화가 아직 되지 않은 상태의 음식물이 가장 오래 머물러 있는 장기이다. 때문에 그만큼 음식물에 포함된 발암물질들이 가장 직접적인 영향을 미칠 수 있다. 특히 우리나라 사람들은 짜고 매운 음식을 좋아하는데, 세계 위암 발병국 선두그룹을 차지하는 것과 무관하다고 보기 어렵다. 짠 음식은 위점막을 지속적으로 손상시켜 궤양을 만들고, 발암물질의 작용을 쉽게 한다. 염분은 위암으로 발전할 수 있는 만성위축성 위염을 일으키는 직접적 원인이기도 하다.

미국으로 이민을 간 아시아 사람들이 식생활이 바뀌면서 위암 발생도 적어졌다는 연구 결과는 아주 유명하다. 위암 발생은 비슷한 식습관을 가진 아시아 지역에서 높게 나타나는데, 서양에서는 비교적 채소와 과일, 우유를 많이 섭취하기 때문에 염분의 작용을 중화하거나 약화시켜 암 발생을 억제하는 것으로 보인다.

음식의 신선도도 중요하다. 냉장고 보급이 확산되면서 위암 발생률이 급격히 줄어들었다는 연구 결과가 있다. 신선한 상태의 음식물을 섭취하는 것이 위암을 예방하는 데 얼마나 중요한가 알 수 있다.

흡연자가 위암에 걸릴 확률은 비흡연자에 비해 3~4배 높은 것으로 알려져 있다. 세계보건기구(WHO)에서는 담배를 위암을 발생시키는 발암물질로 규정하고 있다. 일반적으로 담배 연기에는 청산가스, 비소, 페놀 등 사람들이 섭취해서는 안 되는 69종의 발암물질과 4,000여 가지의 독성 화학 물질을 포함하고 있다.

우리나라 위암 발생률이 높은 만큼 40대 이후로 1년에 한 번씩 위 내시경이나 위 조영 검사를 정기적으로 받는 것이 좋다.

간암

―

간은 우리 몸에 필요한 각종 영양소를 만들고 해독 작용을 한다. 간암이라고 하면 흔히 간세포에서 발생하는 악성 종양 '간세포암'을 뜻한다. 간의 특성상, 위장이나 다른 기관에서 생긴 암들도 간으로 잘 전이가 되는데, 이런 경우에는 전이성 간암이라고 부른다. 간암의 흔한 원인은 만성 B형, C형 간염 바이러스와 술이다.

간암은 아시아 지역 발병률이 70퍼센트, 그 중에서도 한국, 중국, 일본 등 극동지역에서 많이 발생한다. 우리나라의 경우 남자가 여자보다 세 배 정도 많이 걸린다.

증상▶ 간은 일반적으로 '침묵의 장기'라고 불릴 정도로 증상이 늦게 나타난다. 뚜렷한 증상이 나타나면 대부분 이미 상당히 진행된 경우이다. 주요 증상으로는 윗배에 덩어리 만져짐, 상복부 통증, 식욕 부진, 체중 감소, 심한 피로감 등이다. 그러나 대부분 별다른 증상이 없다가 우연히, 혹은 정기 검사에서 발견된다.

치료법▶ 간암은 이미 진행된 상태에서 진단되거나 간경변증 등을 동반하는 경우가 많아, 간암 환자의 30퍼센트만이 수술이나 간 이식 같이 완치를 기대할 수 있는 치료를 받을 수 있다.

간 절제술은 일반적으로 크기가 작은 종양에서 시행될 때 최상의 예후를 보인다. 간 절제술 이후 추적 관찰을 해서 재발을 조기 발견하는 것이 중요하다.

간 이식은 간암의 원인을 제공한 '병든 간'을 완전히 제거하고 새로운 간을 이식하는 방법이다. 최근 초기 간암 환자에게 간 이식을 했을 때 좋은 결과들이 보고되고 있다. 우리나라는 뇌사자 장기기증이 절대적으로 부족해, 건강한 정상인의 간 일부분을 간 질환 환자에게 이식해주는 생체 간 이식이 주로 시행된다.

수술을 하지 못할 경우, 가장 흔히 사용되는 치료법은 경동맥 화학 색전술이다. 쉽게 말해 간암에 영양분과 산소를 공급하는 혈관을 막는 방법인데, 종양이 큰 경우에는 이 방법으로 종양을 완전히 괴사시키기기 어렵다. 하지만 수술로 절제할 수 없는 간암에서 생존율을 향상시키는 것이 입증된 표준 치료법으로 통한다. 경동맥 화학 색전술의 치료 회수나 간격은 환자 상태에 따라 차이가 크다. 경동맥 화학 색전술을 시행한 경우라도 수술, 고주파 치료, 방사선 치료 등 다른 치료법과 병행 치료가 필요할 수 있다.

간암의 전반적인 생존율은 다른 암과 비교하면 낮은 편이지만 과거에 비해 많이 향상되었다. 5년 생존율은 최근 30퍼센트로, 서구의 평균 치료 성적과 비교하면 우리나라의 간암 진료는 세계적 수준이다.

예방법▶ 간암은 다른 암에 비해 위험 인자가 비교적 잘 알려져 있다. 우리나라 간암 환자 중 약 75퍼센트가 B형 간염, 약 10퍼센트 정도가 C형 간염이다. B형 간염은 백신을 접종하면 방어 항체가 만들어져서 걸리지 않는다. 하지만 C형 간염에 대한 예방백신은 개발되지 않았다.

B형, C형 간염 바이러스는 혈액, 침, 정액 등 체액 내에 존재한다. 이러한 체액이 상처 등 손상된 점막을 통해 들어오는 경우 감염될 수 있다. 우리나라의 B형 간염 바이러스는 대부분 어릴 때 부모로부터 감염되고, 성인이 된 이후 감염되는 경우는 상대적으로 적다. 간염 환자나 보균자와의 일상적인 접촉, 침구와 식기를 같이 쓰거나 하는 것으로 감염될 확률은 극히 낮다.

간암 예방을 위해 술과 담배 모두 자제하는 것이 좋다. 술은 종류와 상관없이 얼마나 많이 마시는지, 얼마나 자주 마시느냐에 따라 간 질환이 발생한다. 특히 여성들은 적은 양의 술을 마셔도 간이 손상될 수 있다. 알코올성 간 질환은 술을 끊으면 상당히 회복될 수 있는 질환이다. 간 질환을 갖고 있는 경우에는 절대 금연해야 한다. 흡연자가 음주를 하면 간암 발생 위험은 더욱 커진다.

이미 간염이나 간경변증 같은 위험인자를 가지고 있는 경우라면 주기적인 검진을 통해 조기 진단하는 것이 매우 중요하다. 간암은 특히 자각 증상이 늦게 나타나기 때문에, 증상이 생겨 병원을 찾은 경우에는 대부분 완치가 가능한 시기를 지난 경우가 많다는 걸 기억하자. 또한 예방을 위해 일 년에 한 번씩 정기적으로 간 초음파 검사 혹은 CT 검사를 받아 조기 진단에 힘써야 한다.

폐암

폐는 생명 유지의 기본 기능인 호흡 작용을 한다. 오른쪽, 왼쪽 가슴에 각각 1개씩 있다. 폐암은 폐에 생기는 악성 종양을 말한다. 폐암은 소세포 폐암과 비소세포 폐암으로 나누는데, 암세포의 크기가 작은 경우 한자의 작을 소(小)자를 써서 소세포폐암이라고 하고, 작지 않을 경우 비소세포 폐암이라고 한다. 이렇게 나누는 이유는 임상경과와 치료가 다르기 때문이다. 비소세포 폐암은 폐암 환자의 약 80~85퍼센트로 조기에 진단해서 수술로 완치를 기대할 수 있고, 소세포 폐암은 폐암 환자의 약 15~25퍼센트에서 발생하며 대부분 진단 당시에 수술이 어려울 정도로 진행된 경우가 많다. 하지만 소세포 폐암은 항암 화학 요법이나 방사선 치료에 잘 반응한다.

폐암은 우리나라에서 네 번째로 많이 발생하는 암이다. 남성 암 중에서는 3위, 여성 암 중에서는 5위이다. 폐암의 약 85퍼센트 이상은 흡연에 의한 것으로 보고되고 있다. 그 외 유전적 소인, 방사선, 석면, 공해, 간접흡연 등이 위험 요인으로 꼽힌다.

증상 ▶ 초기에는 전혀 증상이 없고, 어느 정도 진행된 후에도 일반 감기와 비슷한 기침, 객담 등의 증상만 나타나는 경우가 있어 진단이 매우 어렵다. 또 암이 발생한 위치에 따라 증상도 다르게 나타난다.

폐암의 가장 흔한 증상으로는 기침, 객혈, 가슴 통증, 호흡 곤란 등이다. 기침은 폐암의 초기 증상 중 가장 흔하다. 폐암 환자의 75퍼센트가 잦은 기침을 호소한다. 하지만 흡연자들은 기침이 생겨도 담배 때문인 것으로 알고 지나치는 경우가 있으니 주의해야 한다. 객혈 역시 폐암의 증상 중 하나이다. 폐에서 출혈이 있는 경우에는 피가 가래와 섞여 있고 붉은 빛이다. 일단 피 섞인 가래나 피가 나오는 증상이 있으면 의사의 진료를 받아야 한다. 또한 폐암 환자의 약 반 정도는 숨이 차다고 느낀다.

폐암이 생긴 부위에 따라 나타나는 특별한 증상으로는 암세포 덩어리가 식도를 압박하는 경우 음식물을 삼키기 어려울 수 있고, 발성에 관여하는 신경을 침범하는 경우에는 쉰 목소리를 내기도 한다.

치료 ▶ 비소세포 폐암은 비교적 서서히 진행한다. 조기 발견할 경우 수술로 완치를 기대할 수도 있다. 하지만 소세포 폐암은 비소세포 폐암과는 달리 항암 화학 요법이 치료의 원칙이다. 소세포 폐암은 매우 빨리 자라고 전신으로 퍼져 나가는 암으로 대개의 경우 수술이 불가능하다. 소세포 폐암은 비교적 초기에 발견된다 하더라도 대부분의 경우 눈에 보이지 않는 미세 전이가 신체 곳곳에 퍼져있을 가능성이 높아서 수술이 그다지 도움이 되지 않는다. 하지만 항암 화학 요법과 방사선 치료에 대한 반응은 좋다.

수술은 폐의 일부 또는 한쪽 폐 전부를 절제하는 전폐 절제술을 할 수 있다. 폐 기능에 따라 차이가 있지만, 한쪽 폐 전부를 절제해도 남은 한쪽 폐만으로도 충분히 호흡할 수 있는 경우가 많다. 물론 전폐 절제술을 시행하기 전에 호흡 기능에 관련된 모든 검사를 시행하므로 걱정하지 않아도 된다.

항암 화학 요법은 소세포 폐암의 주된 치료 원칙이다. 반응이 좋은 일부 환자는 상당기간 동안 병이 안정되어 일상생활을 큰 문제없이 할 수도 있으며, 그 중 일부는 장기 생존까지 기대할 수 있다. 항암 화학 요법을 반복적으로 사용하다보면 암세포에 내성이 생기기도 한다. 항암 화학 요법 2~3회마다 흉부 CT 촬영을 해서 치료에 대한 반응을 살피는데, 치료 효과가 없거나 부작용이 심하면 치료를 중단하고 다른 항암제로 바꾼다.

폐암은 다른 암들에 비해 대체로 경과가 좋지 않은 암이다. 재발(전이)이 많고, 완치율이 낮아 다른 암에 비해 사망률이 높다. 5년 생존율은 약 15퍼센트에 지나지 않는다.

예방 ▶ 폐암 예방의 첫 번째는 담배를 멀리하는 것이다. 모든 폐암의 약 85퍼센트 이상이 흡연이 원인이라고 추정되고 있다. 매일 1갑 이상 흡연을 40년 지속하였을 때, 흡연자는 비흡연자에 비해 폐암 발생 위험이 약 20배 가량 높은 것으로 조사됐다. 흡연자가 금연을 시작하면 폐암의 위험은 차츰 감소하는데, 약 15년이 지나면 비흡연자의 2배 정도로 위험이 줄어든다. 따라서 폐암의 예방을 위해 흡연을 시작하지 않는 것, 흡연 중이라면 가능한 빨리 금연하는 것이 중요하다.

간접흡연도 폐암의 위험 인자이다. 간접적인 담배 연기에는 흡연자가 내쉬는 연기와 담배가 타면서 생기는 연기가 모두 포함된다. 간접흡연은 적은 양이라 할지라도 흡연자와 같은 유해 물질에 노출된다. 참고로 폐암 환자의 15퍼센트는 비흡연자이다.

방사선 노출이나 대기 오염, 또 작업 환경에서 주로 노출될 수 있는 석면, 비소, 크롬 등도 폐암을 유발할 수 있다. 라돈 가스도 폐암의 주요 유발 요인 중 하나인데, 라돈은 바위나 토양에서 방출되는 방사선 기체로 건축물의 실내, 바닥이나 벽 등에서 발견될 수 있다.

일 년에 한 번 흉부 엑스선 검사를 받거나, 저선량 흉부 CT 검사를 통해 조기 진단에 힘써야 한다.

유방암

유방암은 여성 암 중에서 두 번째로 많이 발생하는 암이다. 유방암 위험인자로는 여성 호르몬(에스트로겐), 연령 및 출산 경험, 방사선 노출, 고지방식 음식물과 음주, 유전 요인 등이 알려져 있다. 유방암은 40대 이후에 주로 발생했으나 최근 젊은 여성에게도 발견되는 사례가 늘고 있으니 유의해야 한다.

증상▶ 유방암 초기에는 대부분 아무런 증상이 없다. 증상 없이 정기검진에 의해 발견되는 경우도 20퍼센트 정도 된다. 유방의 통증도 초기 유방암의 일반적인 증상은 아니다. 유방에 통증이 느껴지는 유방통은 전체 여성의 반 이상이 경험하는 증상이지만, 유방암과 연관되는 경우는 드물다.

가장 흔히 나타나는 증상은 통증이 없는 멍울이 만져지는 것인데, 이는 유방암 증상 가운데 약 70퍼센트를 차지한다. 병이 진행되면 유방뿐만 아니라 겨드랑이에서 덩어리가 만져질 수 있다. 그 다음으로 흔한 증상은 유두에서 분비물이 나오거나 젖꼭지에 잘 낫지 않는 습진이 생기는 경우인데, 암이 의심되면 정밀 검사를 받도록 하자.

유방암이 진행된 경우에는 유방 피부 혹은 유두가 유방 속으로 끌려들어가 움푹 패이거나 유두가 함몰되기도 한다. 드물게 유방의 염증 증상도 있는데, 이러한 염증성 유방암은 멍울은 잘 만져지지 않으면서 피부가 빨갛게 붓고 통증이 느껴지는 특수한 형태의 유방암이다.

치료▶ 다른 장기에 전이가 없는 유방암 환자는 수술을 한다. 유방암 수술은 정상 유방 일부만을 제거하는 유방 보존술, 유방 전체를 절제하는 유방 전 절제술 등이 있다.

유방절제술 후에는 근육이나 인공 보조물을 삽입하는 유방재건술이 이뤄진다. 수술 후 미용 효과와 심리적 만족감을 주기 때문에 환자들의 관심이 많은 부분이다. 유방 재건술은 유방암을 수술하면서 바로 시행할 수도 있고, 3~6개월 이후에 하기도 한다. 또, 본인의 근육을 이용하는 방법과 보형물을 이용하는 방법도 있다. 때로는 유방 일부를 보존하는 유방 보존술을 시행한 후에도 결손이 큰 경우, 본인의 근육을 이용해서 메우기도 한다.

유방암은 수술로 완전히 제거를 했다고 해도 다른 곳에서 병이 재발할 가능성이 있다. 따라서 수술 후에도 남아 있을 수 있는 미세한 암세포를 없애 재발 가능성을 감소시키기 위해 보조 약물 요법을 시행한다. 약물 요법으로는 항호르몬 요법, 항암 화학 요법, 표적 치료 등이 있는데, 환자의 연령과 폐경 유무, 환자의 병기 등에 따라 결정한다. 유방암은 위암, 간암 등 다른 암에 비해 보조 항암 화학 요법의 효과가 더 좋다. 최근엔 어느 정도 진행된 유방암의 경우 수술 전 항암 치료를 하기도 한다.

또, 유방 보존술을 한 경우 대부분 방사선 치료를 한다. 유방 종양 부근, 림프절 조직 등에 남아 있을 수 있는 숨은 암세포를 죽여 재발을 방지하기 위해서이다. 보존술 후 방사선 치료를 하지 않을 경우 국소 재발률은 크게 증가한다. 또 유방 전 절제술을 하였어도 종양의 크기가 5센티미터 이상이거나 4개 이상의 겨드랑이 림프절 전이가 있는 경우, 수술 후 절제면이 암세포와 가까운 경우에는 방사선 치료가 필요할 수 있다. 또 유방암이 뼈, 뇌 등으로 전이되어 통증이나 골절 등의 부작용을 일으키는 경우, 이를 완화시키기 위해 일시적으로 방사선 치료를 하기도 한다.

유방암은 다른 암에 비해 치료 방법이 많고 치료 효과도 뛰어나다. 특히 조기에 발견할 경우 비교적 치료가 잘 되는 암으로 치료 후 5년 생존율이 평균 92퍼센트 정도이다. 특히 0기암과 1기암의 경우는 약 90~100퍼센트의 5년 생존율을 보인다.

예방 ▶ 유방암은 아직까지 확실한 예방 수칙이 없다. 우리나라가 최근 들어 유방암이 급증한 원인 중 하나로 서구화된 식생활을 꼽기도 한다. 금연, 절주, 운동, 신선한 채소와 과일 섭취, 30세 이전 첫 출산, 수유 기간의 연장 등이 예방법이라 할 수 있다. 비만은 폐경 후 여성의 유방암 발생 위험을 높이는 것으로 알려져 있다.

30세 이상의 여성은 매월 유방 자가 검진을, 35세 이상은 2년간격으로 의사에 의한 임상 진찰을, 40세 이상은 매년 유방 촬영술을 하는 것이 좋다. 의사의 진찰 및 유방의 영상학적 검사에서 의심스러울 경우 조직 검사를 통해 진단한다.

대장암

―

 대장은 우리 몸의 마지막 소화기관으로 주로 수분 및 전해질을 흡수하며, 변을 형성하는 기능을 한다. 암이 발생하는 위치에 따라 결장에 생기는 암을 결장암, 직장에 생기는 암을 직장암이라 부르고, 통칭해서 대장암이라 부른다.

 대장암은 우리나라 암 발생 3위다. 남성 암 중에서는 2위, 여성 암 중에서는 3위로 남성에게 더 많이 발생하는 편이다. 대장암은 연령에 비례하여 발생하는 경향이 있는데, 특히 50세 이상의 연령층에서 흔하게 발생하는 양상을 보인다. 대장암은 원래 미국을 포함한 서구에서 흔히 발생하는 암이었으나, 최근 아시아 국가에서 급속도로 증가하고 있다. 이에 대해서 서구화된 식습관이 대장암 발병을 높인다고 보고 있다.

 증상▶ 초기에는 아무런 증상도 나타나지 않는다. 증상이 없는 경우에도 장출혈로 빈혈이 생길 수 있으며, 간혹 식욕 부진과 체중 감소가 나타나기도 한다.

 암이 진행된 경우에는 갑자기 변을 보기 힘들어지거나 변을 보는 횟수가 변하는 등 배변 습관의 변화가 생긴다. 설사, 변비, 배변 후 변이 남는 느낌, 항문에서 피가 나오는 직장 출혈, 예전보다 가늘어진 변, 복통, 복부 불편감 등의 증상, 또 배에서 평소 만져지지 않던 덩어리가 만져질 수 있다.

치료▶ 대장암은 종양의 크기가 아니라 종양이 얼마나 조직에 침투했는가에 따라 치료 방법을 결정한다.

수술, 항암 화학 요법, 방사선 치료를 병행하며, 가장 기본이 되는 치료법은 수술이다. 항암제 치료는 수술 후 재발의 위험을 낮추기 위한 보조 요법, 또 전이나 재발이 됐을 경우의 치료 목적으로 사용된다.

비교적 초기의 대장암은 개복하지 않고 복강경을 통해 수술할 수 있다. 복강경 수술은 커다란 절개창을 내야 하는 개복술과는 달리, 복강경용 카메라와 복강경용 수술 기구들이 들어갈 수 있는 작은 절개공을 통해 수술하는 방법을 말한다. 복강경 수술의 장점은 수술 후 통증이 적고 회복이 빠르다는 것이다.

대장암 5년 생존율은 남녀 전체 약 75.6퍼센트로 보고됐다.(2013년 통계) 대장암은 다른 소화기 암에 비해 예후가 좋은 편이다.

예방▶ 대장암 발병의 위험 요인으로는 50세 이상의 연령, 육류 및 육가공품의 다량 섭취, 비만, 음주, 가족력, 관련 대장 질환 등이 꼽힌다.

식사와 대장암의 관련성은 가장 많이 연구된 분야이다. 육류, 특히 돼지고기와 소고기, 양고기와 같은 붉고 어두운 색을 띤 육류가 대장암 발생률을 높인다는 연구가 있으나 아직까지 확실하게 정립

된 근거는 없다. 그러나 붉은색 고기는 대부분 지방 함유량이 높아서 칼로리가 높을 뿐만 아니라, 튀기고 직접 불에 굽고 훈제하는 요리 방법을 거치는 경우가 많기 때문에, 이런 요리 방법에서 발암물질이 만들어진다고 추측된다.

많은 연구에서 섬유질이 풍부한 야채류, 과일류를 충분한 섭취했을 때 대장암 예방 효과가 있다고 밝혀지고 있다. 섬유질은 음식물이 장을 통과하는 시간을 단축시킴으로써 발암물질과 장 점막과의 접촉시간을 단축시키고 장 내 발암물질을 희석시키는 작용을 한다.

초기 증상이 없기 때문에 정기 검진을 통한 조기 발견이 중요하다. 가족력이 없고 증상이 없는 저위험군인 경우, 50세 이후부터 매 5년마다 대장 내시경 검사 또는 대장 엑스선 이중 조영 검사를 받는 것이 좋다. 가족력이 있고 관련 대장 질환이 있는 고위험군은 전문의와 상담 후 검사 방법과 검사 간격을 결정하여 정기적인 대장 검사를 받는 것이 필요하다.

대부분의 대장암은 선종성 용종이라는 암의 전 단계를 거쳐 암으로 발전한다. 선종성 용종은 대장에 생기는 혹으로, 증상이 없는 50세 이상의 성인이 대장 내시경을 할 경우 약 30퍼센트 정도에서 발견된다.

선종성 용종 크기가 1센티미터보다 작은 경우는 암세포가 들어 있을 확률이 1퍼센트 정도이지만, 2센티미터보다 크면 암세포가 들어있을 확률이 약 35~50퍼센트나 된다.

염증성 장 질환인 궤양성 대장염과 크론병이 있을 경우 대장암 발병 위험이 증가한다. 궤양성 대장염의 경우는 일반인보다 대장암 발생 위험률이 10배 이상 증가하고, 크론병의 경우 일반인에 비해 대장암 발생률이 4~7배 증가한다고 알려져 있다. 따라서 염증성 장 질환이 있는 경우 주기적으로 대장 검사를 받아야 한다.

갑상선암

갑상선은 기도를 감싸고 있는 목의 앞부분에 위치한 장기다. 갑상선에서 만드는 갑상선 호르몬은 인체 모든 기관의 기능을 적절히 유지시키는 중요한 역할을 한다. 이러한 갑상선에 혹에 생긴 것을 갑상선 결절이라 하고, 크게 양성과 악성으로 나눈다. 이 중 악성 결절을 갑상선암이라고 부르는데, 암으로 진단 받는 건 약 5퍼센트 정도이다.

갑상선암은 남성보다 여성이 더 많이 걸린다. 최근 갑상선암 발생률이 높아진 이유는 유방암 초음파 검사를 할 때 갑상선 초음파 검사를 같이 하면서 진단율이 늘어났기 때문이다. 갑상선암의 위험 요인으로는 방사선 노출, 유전적 요인 등이 알려져 있다.

증상▶ 대부분의 갑상선암은 특별한 증상이 없다. 흔한 증상으로는 목에서 덩어리가 만져지는 경우인데, 통증이 없는 경우가 일반적이다. 따라서 신체 검사 때 우연히 발견되는 경우도 많다. 목에서 만져지는 덩어리가 커지거나, 갑상선에 덩어리가 있으면서 목소리 변화가 같이 올 때, 호흡 곤란이나 연하 곤란(음식물 삼킴 장애) 등의 증상이 나타날 때 갑상선암의 가능성이 있다고 할 수 있다.

치료▶ 갑상선의 치료법으로는 수술, 방사성 요오드 치료, 갑상선호르몬 치료, 외부 방사선 조사, 항암제 치료 등이 있다. 대부분의 갑상선암은 다른 암과 달리 완치가 가능하고 예후도 좋다. 전이가 되었더라도 적극적인 치료를 하면 좋은 결과를 기대할 수 있다.

최선의 치료법은 수술이다. 갑상선 수술은 대부분 안전하며 회복도 빠르다. 대부분 수술 후 3~4일 안에 퇴원이 가능하고, 1~2주 후에는 일상생활로 복귀가 가능하다.

아주 초기인 경우와 특수 상황에서는 갑상선의 일부를, 그 외의 경우에는 거의 전부를 제거한다. 최근에는 내시경 수술을 통해 목에 상처를 내지 않고 가슴이나 겨드랑이 등 외부에서 보이지 않는 부분을 통해 수술하는 기법이 개발되어 미용적으로도 좋은 결과를 내고 있다. 하지만 갑상선암의 경우 내시경적 수술을 할 수 있는 경우는 아직 제한적이다.

수술을 통해 눈에 보이는 갑상선암을 다 절제했더라도 갑상선 암세포들이 남아 있다가 천천히 자라서 재발할 수 있다. 이러한 재발 가능성을 최소화하기 위해 방사성 요오드 치료를 한다. 또 수술 후에는 갑상선 호르몬이 분비되지 않으므로 평생 갑상선 호르몬을 보충해야 한다. 항암 치료는 갑상선암에 잘 반응하지 않아서 널리 사용되지는 않는다.

갑상선암의 5년 상대 생존율은 기준 남녀 전체 99.7퍼센트에 이르는 것으로 보고되고 있다. 그러나 갑상선암도 폐나 뼈 등 전신의 각 장기로 퍼진 경우에는 암이 목에만 국한된 경우보다 예후가 나쁘다.

예방▶ 갑상선암의 가장 중요한 위험 요인은 치료적 방사선 노출과 환경 재해로 인한 방사선 노출이다. 노출된 방사선 용량에 비례하여 갑상선암의 발병 위험도가 증가한다.

  어릴 적 머리나 목 부위에 여러 이유로 방사선 치료를 받은 경우 갑상선암의 발생이 증가하므로 방사선에 노출되지 않도록 주의하며, 악성 치료 등의 이유로 피할 수 없는 경우에는 관련 증상이 발생하는지 주의해서 지켜 봐야 한다.

부록 2

암 환자들이 가장 궁금해 하는
37가지 베스트 질문

친구를 사귀려면 먼저 그 사람에 대해 알아야 한다. 암도 마찬가지이다.
암과 친구가 되려면 암에 대해 배워야 한다. 암에 대한 핵심 정보를 Q&A로 소개한다.

1. 악성 종양과 양성 종양은 어떻게 다른가?

종양은 크게 악성과 양성으로 나눌 수 있다. 양성 종양은 인체에 큰 해가 없는 것으로 사마귀나 물혹 등이 여기에 속한다. 악성 종양은 암을 말하는데, 같은 종양이라도 양성과 악성은 커다란 차이가 있다.

악성 종양은 무한정 증식하고 다른 장기에 전이를 일으키나 양성은 제한적 성장만을 하기 때문에 인체에 해가 거의 없다.

양성 종양은 종양을 이루는 세포가 정상적인 세포와 유사하다. 단지 그 세포가 비정상적으로 많이 모여 있을 뿐이다.

반면 악성 종양은 정상 세포와는 확연하게 다른 세포 조직을 지니고 있다. 일반적으로 정상 세포는 어느 정도 증식이 되면 성장을 멈춘다. 그러나 암세포는 끊임없이 증식하면서 정상 세포를 공격한다.

한편 양성 종양은 수술이 용이하고 수술 후에 재발하는 일도 거의 없다. 그러나 악성 종양은 그 경계가 분명치 않아서 다른 정상 세포도 많이 제거해야 하고 수술 후 재발 가능성도 크다.

마지막으로 양성 종양의 경우, 그 종양만 제거하면 다른 부위에 전이가 일어나지 않는다. 반면 악성 종양은 혈관이나 림프를 통해 그 종양과 인접해 있지 않은 부분에도 전이를 일으킬 수 있다.

2 · 대장암에 걸리는 이유와 폴립과의 연관성은?

폴립은 사마귀나 뾰루지 비슷한 용종을 말한다. 대장의 폴립은 대장암의 중요한 원인 중 하나인데, 폴립의 점막 세포 일부가 이상 증식을 하여 혹이 되고 여러 단계를 거쳐 최종적으로 암으로 발전할 수도 있다. 대개 폴립은 엑스선 조영제 검사나 내시경 검사 등을 통해 우연히 발견되는 경우가 많다.

일단 폴립이 발견되면 제거 여부부터 결정해야 한다. 특히 위험한 것은 대장 안에 1백 개 이상의 폴립이 산발적으로 돋아난 '가족성 용종증'이 그것이다. 가족성 용종증은 100퍼센트 대장암으로 이어진다. 그러나 일반적으로 소수의 폴립이 발견되었을 경우에는 양성 판정이 내려지더라도 시간을 두고 추적 검사를 통해 수술 여부를 판단한다.

폴립 절제술은 다른 수술과 달리 아주 간단하다. 위 내시경 수술과 마찬가지로 대장에 수술 도구가 달린 내시경을 넣고 육안으로 살피며 해당 폴립을 잘라낸다. 장 점막에는 통증을 느끼는 신경이 없기 때문에 수술 시의 고통을 염려할 필요도 없다. 폴립이 발생한 부위와 그 수에 따라 대장의 일부 또는 전체를 절제하는 수술을 받아야 할 경우도 있다.

중년의 나이에 접어들면 적어도 3~5년에 한 번씩은 엑스선 조영제 검사나 대장 내시경 검사를 받아보는 것이 좋다. 특히 가족성 용종증의 가족력이 있는 사람들은 나이에 구애받지 않고 주기적으로 검진을 받을 필요가 있다.

3 · 혈액 검사 중 암 표지자 수치는 무엇을 의미하는가?

암 표지자 검사란 암이 생산하는 특수 물질이 피 속으로 흘러들어가 있는데, 이를 검사 측정하는 방법이다. 그러나 암 표지자 검사 결과가 양성이더라도 반드시 암이라고 진단되는 것은 아니다.

다시 말해 암이 아닌 다른 원인에 의해서도 암 표지자 수치가 높게 나올 수 있다는 말이다. 따라서 암 표지자 검사 수치는 암을 진단하는 데 있어 참고 사항으로만 쓰이는 경우가 많다. 다른 모든 소견이 정상인데 암 표지자 검사 수치만 높을 때는 암이라고 진단하지 않는다.

암 표지자 검사가 유용하게 쓰이는 것은 치료에 대한 경과를 관찰할 때이다. 치료의 효과가 기대치에 이르고 있는지 아닌지를 판단할 때 주로 이 검사가 쓰인다.

만일 수술이나 항암 치료 후 암 표지자 검사 수치가 정상이었다가 경과 관찰을 하는 동안 높아졌다면 재발했을 가능성이 크다. 그러나 이 수치가 정상인데도 재발하는 경우가 있어 모든 환자의 재발 여부를 알아낼 수 있는 것은 아니다. 통상 쓰이는 것이 AFP, CEA, CA 19-9 , PSA 같은 검사이다. 이 검사만으로는 초기의 병변을 놓치기 쉬우며, 어느 부위에서 재발되었는지 알 수 없다. 암 환자의 혈액 내에 이 종양 표지자가 증가했을 경우에는 재발 여부를 알아내기 위해 전문가의 지시에 따라 엑스선 검사, 내시경 검사, 초음파, CT 및 MRI 검사 같은 정밀 검사를 받아보아야 한다.

4·추적 검사를 어떻게 해야 하나?

추적 검사는 발견된 종양이 양성인지 악성인지 파악하기 어려울 때 1~3개월 등 일정 기간을 두고 정기적으로 검사를 받으면서 그 추이를 살피는 것이다. 의사들이 수술과 추적 검사를 놓고 고민하는 이유는 간혹 양성 종양과 악성 종양의 구분이 어려운 경우가 있기 때문이다. 이런 경우 담당 의사는 수술과 추적 검사의 필요성을 모두 제기한다. 환자는 담당 의사와 충분히 상의한 후 수술이나 추적 검사를 결정하는 것이 좋다.

종양이 양성인지 악성인지 파악되지 않은 상태에서 하는 추적 검사가의 종양의 악성 여부와 변화 추이를 살피기 위한 것이라면, 암 치료 후의 추적 검사는 암의 호전 또는 재발이나 전이 여부를 파악하기 위한 것이다. 다시 강조하지만 항암 치료가 끝난 후에도 3개월에서 6개월 단위로 정기적인 추적 검사를 해서 재발과 전이에 대처해야 한다.

5·관해와 완치의 차이점은?

암에 걸리면 수술이나 화학 요법, 방사선 요법 등 체계적인 항암 치료를 받게 된다. 이런 치료를 통해 암 덩어리가 사라져 육안이나 기타 모든 검사로써도 발견되지 않는 상태를 관해라고 한다. 그러나 관해가 곧 완치라고 말하기는 어렵다. 암은 양성 종양과는 달리 눈에 보이는 종양만 제거했다고 완전하게 치료되는 것이 아니다.

암세포가 몸 안이나 다른 장기에 숨어있을 가능성이 크기 때문이다.

6. 위암으로 인해 위장이 막혔을 때 어떻게 해야 하나?

치료가 불가능하다면 어떻게 하면 남은 여생을 편안하게 보낼 수 있는가에 중점을 두어야 한다. 만일 식사가 전혀 불가능한 상태라면 영양제 주사에 의존하기보다는 인공 튜브나 스탠트를 이용하여 위나 소장으로 직접 음식물을 공급하는 것이 좋다. 이 방법은 시술이 간단하여 환자에게도 큰 부담이 되지 않는다. 생명 연장을 위한 고식적 수술도 생각해볼 수 있다. 고식적 수술이란 완치를 목표로 한 근본적 절게 수술이 불가능할 경우, 즉 전이로 인해 이렇다 할 방법이 없을 경우에 통증이나 소화 장애 등의 증상을 완화시켜 남은 생을 좀 더 편안하게 보낼 수 있도록 하기 위한 수술이다.

7. 항암 치료의 기간은 얼마나 되는가?

암이 발견되면 여러 검사를 통해 상태를 파악한 다음 그에 맞는 치료법을 결정하게 된다. 수술을 받을 경우, 수술 전후에 화학 요법이나 방사선 치료 같은 다른 항암 치료를 병행하는 경우도 있다. 수술 후에 하는 항암 치료는 혹시 남아있을지도 모르는 암세포를 제거하여 재발이나 전이를 방지하기 위한 것이다.

항암 치료는 환자의 상태나 항암 요법에 따라 다르기 때문에 그 기간이 일정치 않다. 일반적으로는 암세포가 완전 관해에 이르고 다른 곳으로 전이되지 않았을 경우를 목표로 한다. 그러나 완전 관해에 이른 후에도 재발 및 전이 방지를 위해 조금 더 항암 치료를 하는 경우도 있다.

특히 유방암은 암세포의 완전 관해가 이루어졌다고 해도 항암 치료를 계속한다. 한쪽 유방에 암이 발생하면 다른 쪽에서도 암이 발생할 확률이 매우 높기 때문이다. 따라서 화학 요법이나 방사선 요법 같은 보조적인 치료를 지속해야 무병 기간과 생존 기간을 연장할 수 있는 경우가 많다.

8 · 나이가 많은 환자도 수술을 할 수 있나?

현재 암 수술법은 날이 갈수록 향상되어 수술시 출혈도 적고 수술에 따른 고통이나 합병증도 그다지 문제가 되지 않는다. 물론 어떤 경우에라도 수술에는 어느 정도 위험이 따르게 마련이다. 그러나 연령이 높다고 반드시 더 위험한 것은 아니다. 나이가 많은 환자라도 건강 상태가 양호한 편이라면 큰 수술도 문제없다. 현대 의학, 특히 마취학의 발전이 이를 가능하게 한다.

환자의 건강 상태가 양호하고 담당 의사와 상의가 이루어졌다면 수술을 받는 것이 좋다

9 · 글리벡으로 대표되는 분자 표적 치료법이란 무엇인가?

기존의 항암 치료법은 암세포뿐만 아니라 정상 세포까지 파괴해 왔다. 따라서 치료 과정에 탈모, 메스꺼움 같은 부작용과 극심한 체력 소모가 뒤따를 수밖에 없었다.

이러한 문제점을 해결하기 위한 치료법 중 하나가 분자 표적 치료법(molecular targeted therapy)이다. 암세포의 특정 부분을 정확히 추적해 공격하는 분자 표적 치료법은 차세대 항암 치료법으로 각광받고 있다. 이 치료법을 근거로 개발된 각종 항암제들은 특정 암세포에게만 작용하기 때문에 부작용이 적고 치료 효과가 높은 것이 큰 장점이다.

분자 표적 치료제의 선두 주자는 스위스 노바티사가 개발한 만성 골수성 백혈병 치료제인 글리벡이다. 글리벡은 현재 만성 골수성 백혈병 외에도 특별한 위 악성 종양(GIST) 등을 대상으로 상당한 효과를 보이고 있다.

현재 분자 표적 치료제가 많이 개발되어 수십 종이 임상에서 이용되고 있다. 그중에서도 아바스틴(폐암, 위암, 대장암), 이레사(폐암), 넥사바(간암, 심장약), 허셉틴(유방암) 등이 사용되고 있다. 그밖에도 폐암, 유방암, 결장암, 피부암, 전립선암, 췌장암, 난소암, 다발성 골수종, 간암, 백혈병, 두경부암, 뇌암, 위암, 방광암 등을 대상으로 한 다양한 치료제가 연구 개발 중이다.

12. 당뇨 환자도 암 치료를 할 수 있는가?

당뇨병은 인슐린이 부족하거나 제대로 작용하지 못해 혈당이 올라가는 병이다. 체내에서 합성되는 인슐린은 음식물을 에너지로 바꿔 주는 역할을 한다. 그러나 당뇨병 환자의 경우에는 이 인슐린이 부족하기 때문에 체력이 떨어지고 면역 체계가 나빠져 합병증에 걸리기 쉽다.

당뇨병 환자라고 해서 암 치료를 받지 못하는 것은 아니다. 단지 당뇨 증상이 심해 인슐린을 투여 받고 있는 사람이라면 일반인 보다 치료가 어려운 것은 사실이다. 항암 치료는 당뇨가 없는 사람에게도 매우 고통스럽고 합병증의 위험이 뒤따른다. 따라서 당뇨병 환자의 경우에는 그 고통이 더욱 커지며 치료 중에 합병증에 걸릴 가능성도 크다.

그러나 당뇨병 환자가 암에 걸렸는데 수술이 불가능하다면 당뇨병 때문은 아닌 경우가 많다. 이미 수술이 어려울 정도로 암이 진행되었거나 다른 곳에 전이됐을 수 있기 때문이다. 수술이 불가능할 경우에는 화학 요법이나 방사선 치료를 할 수 있다.

당뇨병 환자의 경우에는 항암 치료에 뒤따르는 고통도 크고 합병증에 걸릴 확률도 높기 때문에 환자나 가족의 생각만으로 결정하기보다는 담당 의사나 내과 암 전문의와 함께 상의하여 결정하는 것이 좋다.

11 · 위 내시경 수술법이란?

위 내시경 수술이란 몸에 칼을 대지 않고 입을 통해 내시경을 넣어 시술하는 간편한 위암 제거 방법을 말한다. 식도를 통해 치료 내시경을 넣은 뒤 내시경 끝에 달린 수술 도구로 암 조직을 떼어내는 것이다.

내시경 수술은 배를 열 필요가 없기 때문에 마취를 하지 않아도 되고, 다른 기관에 손상을 입힐 위험이 없기 때문에 환자가 부담 없이 시술을 받을 수 있다는 장점이 있다. 더욱이 심장이나 폐 기능이 떨어져 있거나 다른 질환으로 수술이 불가능할 경우에 요긴하게 쓰인다.

그러나 모든 환자에게 내시경 수술이 적용될 수 있는 것은 아니다. 내시경 수술은 암 조직이 점막에 국한되어 있는 조기 위암인 경우, 육안으로 식별될 수 있을 만큼 뚜렷하게 튀어 올라오고, 직경이 2~3센티미터 이하일 경우에만 가능하다. 따라서 위 내시경 수술을 받기 위해서는 조기 위암 진단이 필수적이고 재발에 대비한 추적 검사도 뒤따라야 한다.

12 · 위암에도 글리벡이 효과가 있나?

글리벡은 만성 골수성 백혈병 환자의 98퍼센트가 가진 특별한 암 유전자를 타깃으로 하는 백혈병 항암 치료제이다. 연구 발표에 따르면 위장 간질 세포암 환자의 상당수에서 효과를 나타냈다고 한다.

위암 간질암은 일반적인 위암과는 달리 매우 보기 드문 종양의 하나로 국내에서는 환자의 수가 매우 낮다. 따라서 우리나라 사람들에게서 높은 발병률을 보이는 위암과 그다지 관계가 없는 병이라고 보면 된다. 그 밖에도 몇 가지 소세포성 폐암, 전립선암을 대상으로 소규모 임상 시험이 진행 중인데 현재까지 그 효과가 명확하게 밝혀지지는 않았다.

글리벡이 차세대 암 치료제로서 큰 획을 그은 것은 사실이지만, 모든 암에도 효과가 있는 특효약이라고 생각하는 것은 옳지 않다.

13. 간동맥 색전술은 무엇인가?

간 동백 색전술이란 혈액을 공급하는 간 동맥을 막고 항암제를 주입함으로써 암을 치료하는 방법을 말한다. 간에 혈액을 공급하는 혈관은 간동맥과 간문맥이 있는데, 그 중 간동맥이 암세포에 혈액을 공급한다. 따라서 간 동맥을 막아 암세포로 가는 혈액을 차단하면 효과적으로 암을 치료할 수 있다.

간동맥 색전술은 여러 가지 이유로 수술 받기 곤란한 환자들을 대상으로 시술한다. 간 동맥 색전술을 하면 개복 수술을 하지 않아도 되어 환자들에게 큰 부담을 주지 않는다.

간동맥 색전술의 장점으로 완전 관해 후 재발이 되더라도 다시 치료를 받을 수 있다는 것을 들 수 있다.

14· 간암 에탄올 주입 요법, 고주파열 치료법이란?

에탄올 주입 요법이란 100퍼센트 에탄올, 즉 순수 알코올을 직접 간에 있는 암 덩어리 중심에 주입해 알코올의 화학 작용으로 암세포를 사멸시키는 치료법이다.

이 치료법을 시술하려면 먼저 초음파 검사를 통해 암의 위치와 크기 등을 정확하게 파악하는 것이 중요하다. 모든 암세포에 빈틈없이 알코올을 접촉시켜야 하고, 정상 세포와의 접촉은 최대한 줄여야 하기 때문이다.

두 방법 간 차이가 있지만 일반적으로 암의 크기가 3센티미터 보다 작고 그 수가 3개 이하인 경우에만 사용한다.

고주파열 치료법은 초음파 또는 CT 검사로 암의 위치를 정확히 파악하고 전극이 달린 바늘을 암조직에 찌른 다음 전류를 흘려 고주파를 발생케 하여 그 열로 암조직을 파괴하는 방법이다. 이들 치료법의 장점으로는 다른 항암 치료에 비해 부작용이 적다는 것과 간 절제나 간동맥 색전술에 비해 회복이 빠르다는 것을 들 수 있다. 하지만 암의 크기 등에 제한이 있어 모든 간암에 사용할 수 없다는 것이 단점이다.

15· 체력 보강을 위해 보약을 복용해도 되나?

의학적 근거 없이 단지 영양학적 측면만 강조하여 함부로 보약을 먹는 것은 바람직하지 않다. 평소에는 아무 문제없이 복용하던 보약이라도 암에 걸려 질병에 대한 저항력과 면역력이 떨어진 상태에서는 장애를 일으킬 수도 있기 때문이다. 따라서 '암에 걸린 사람이 무엇을 먹고 기력을 회복했다'는 소문만 듣고 보약 등을 임의로 복용하는 것은 위험하기 짝이 없는 일이다. 일상적인 식생활에서 벗어난 건강 식품이나 약을 복용할 경우에는 반드시 담당 의사와 상의하여 그 지시에 따라야 한다.

모든 약은 약인 동시에 독이라는 측면에서 볼 때, 보약 역시 부작용을 일으킬 가능성을 배제할 수 없다. 그 부작용은 환자의 개인적 특성에서 비롯된 것일 수도 있고, 복용 방법이 잘못되었기 때문일 수도 있으며, 약 자체에 부작용을 일으키는 성분이 들어있기 때문일 수도 있다. 더욱이 보약에 쓰이는 한약재는 현재 알려진 것만 해도 수천 종에 이르지만 그것이 임상적으로 어떤 효과가 있는지에 대해서는 전혀 밝혀진 바가 없다.

항암 치료를 받고 있을 때는 항암제의 효과에 영향을 미칠 수 있다고 하여 가벼운 항생제나 감기약조차 담당 의사의 처방에 따라 복용하도록 한다. 이럴 때 과학적 검증을 거치지 않은 보약을 함부로 복용하는 것은 자칫 암 치료에 나쁜 결과를 초래할 수도 있다.

16. 암 환자에게 육류가 좋지 않나?

암에 걸렸다고 해서 육류를 금하는 것은 옳지 않다. 동물성 지방이 몸에 나쁘다는 것은 암에 걸리기 전의 건강 유지 차원에서나 통하는 말이다. 이미 암에 걸린 사람이 동물성 지방을 먹는다고 해서 암이 악화되거나 새로운 암이 생겨나는 것은 아니다.

암 환자는 무엇보다도 체력 보강이 중요하므로 가능한 충분한 영양을 섭취하는 것이 좋다. 수술이나 화학 요법, 방사선 치료를 받게 되면 체력 소모가 심해 체중이 급격히 줄어드는데, 이런 경우에는 고단백질, 고칼로리 식품을 충분히 섭취하여 정상 체중을 유지할 수 있도록 노력해야 한다. 따라서 소고기나 돼지고기, 닭고기 같은 육류를 충분히 섭취하는 것이 오히려 암 치료에 도움이 된다고 하겠다. 최근 들어 채식을 위주로 한 암 치료식이 유행하고 있지만 채식이 암 치료에 도움이 된다는 과학적 근거는 어디에도 없다. 무리한 채식은 오히려 환자의 체력을 떨어뜨리거나 설사, 복통 등 신체적 이상을 불러올 수 있다. 무엇이든지 먹고 싶은 것이 있다면 거리낌없이 먹는 편이 차라리 현명하다.

17. 암 환자는 매운 음식을 먹지 말아야 하나?

맵고 짠 음식이 발암 인자의 하나라는 설이 있지만 그런 음식을 피하는 것은 단지 암 예방 차원에 지나지 않는다. 이미 암에 걸려 치료 중인 사람에게는 다른 시각이 필요하다. 음식을 제한하는 것은 암에 걸리지 않기 위한 것일 뿐 이미 발생한 암을 극복하는 데는 아무런 도움이 되지 않는다는 말이다. 암은 우리 몸의 영양분을 빼앗아가며 증식하기 때문에 아무리 건강하던 사람도 암에 걸리면 쇠약해지게 마련이다. 더구나 수술이나 화학 요법, 방사선 치료 등을 받게 되면 설상가상으로 식욕마저 떨어진다. 따라서 일단 암에 걸려 투병 중이라면 어떤 음식이든 가리지 않고 먹는 것이 좋다. 환자의 건강을 생각하면 발암 식품이라고 알려진 음식을 제한하는 경우가 있는데 이는 바람직하지 못하다. 무엇이건 환자가 먹고자 하는 의욕이 있다면 다행이라 여기고 기력 회복에 최선을 다해야 한다.

암 환자에게 매운 음식이 나쁘다는 이유로 즐겨 먹던 김치조차 못 먹게하는 경우도 많은데, 막을 이유가 전혀 없다. 더구나 매운 음식이 암을 유발한다는 설에 대해서는 아직까지 이견이 많다.

암 환자는 매운 음식이든, 짠 음식이든, 인스턴트 식품이든 먹고 싶은 것은 일단 먹고 봐야 한다. 소화시킬 수만 있다면 먹을 수 있는 음식은 최대한 많이 먹는 것이 암을 이겨내기 위한 방법이라는 사실을 잊지 말자.

13. 암 환자는 어떤 운동을 해야 하나?

수술이나 화학 요법, 방사선 치료 등을 받으면 고통이나 부작용으로 인해 신체 기능과 체력이 급격히 떨어지게 마련이다. 그래서 많은 암 환자들이 신체적인 피로를 극복하기 위해 충분한 휴식과 안정을 취한다.

그러나 오랜 기간 침상에 누워만 지내다 보면 심폐 기능과 근력 및 관절의 힘이 떨어지고 면역 기능이 약해져 빠른 회복에 해가 된다. 지나친 휴식이 오히려 독이 된다는 말이다.

암 환자에게 운동은 약해진 신체 기능을 회복시키고, 적당한 피로감으로 숙면을 취할 수 있게 하며, 떨어진 식욕을 다시 불러일으키는 역할을 한다. 다만 그 방법이 일반인과 다를 뿐이다.

일반적으로 암 환자는 체력이 약해져 있기 때문에 몸에 무리가 가지 않는 선에서 가볍게 운동을 하는 것이 기력 회복이나 체력 보강에 도움이 된다. 무리한 운동은 오히려 신체 내에서 스트레스로 작용하여 면역력을 떨어뜨리고 근육을 손상시킬 우려가 있다. 따라서 간단한 맨손 체조나 가벼운 산책 정도가 적당하다. 또한 운동을 시작하기 전에 자신에게 가장 효과적인 운동은 무엇인지, 운동을 할 때 피해야 할 점은 무엇인지 담당 의사와 상의하는 것이 좋다.

만일 운동 중에 호흡이 가빠오거나 심한 피로감, 현기증, 통증 등이 느껴질 경우에는 운동량을 줄이거나 다른 운동을 찾아보도록 한다. 운동 몇 시간 전에 설사를 했을 경우에도 운동량을 줄이거나 쉬는 것이 좋다. 특히 항암 요법을 받고 있는 환자는 일반인에 비해 면역력이 떨어지므로 사람이 많은 공공장소나 공해에 노출된 지역에서의 운동은 피해야 한다.

19 · 보신탕을 먹어도 되나?

흔히 수술 직후나 회복기에 몸을 보한다며 건강 식품을 찾는 경우가 많다. 그러나 대부분의 건강 식품이 뚜렷한 임상 효과가 과학적으로 증명된 것들이 아니다. 수술이나 암 치료 후에 몸보신에 신경을 쓰라는 것은 입맛이나 소화 기능이 떨어져 회복이 더디거나 영양 결핍에 이르는 경우가 많기 때문이다. 이때 식사만 제대로 한다면 충분히 기력을 회복할 수 있다.

　암 환자는 특별한 영양식을 찾기보다는 모든 음식을 골고루 섭취하는 것이 좋다. 특히 수술 직후에는 칼로리가 높고 단백질이 많은 음식을 섭취해야 한다. 보신탕도 나쁘지 않다. 그러나 평소에 즐겨 먹던 것이 아니라면 일부러 찾아가며 먹을 필요는 없다. 보신탕에 들어있는 영양소는 소고기나 돼지고기와 별반 다를 바가 없기 때문이다. 자칫 생경한 음식을 입에 대어 탈이 날 경우, 체력 손실이 크다는 점을 감안하여 무리하지 않는 범위 내에서 먹는 것이 좋을 것이다.

20. 수술 후 합병증이 생겼는데 병원을 바꿔야 하나?

　모든 수술에는 합병증이 따를 수 있다. 때로는 한 합병증이 다른 합병증을 야기해 최악의 경우를 초래하기도 한다. 위암의 경우 예상할 수 있는 합병증은 복막염과 이에 따른 패혈증, 호흡 부전, 신부전 등이 있다. 이런 합병증이 일어나면 대증 치료를 통해 증상을 완화시키면서 회복을 기다릴 수밖에 없다.

　합병증은 수술에 뒤따르는 최소한의 위험으로 어떤 수술에서도 일어날 수 있다. 따라서 수술 후 합병증이 생겼다고 무작정 병원을 바꾸는 것은 옳지 않다. 환자가 현재 중환자실에 입원한 상태라면 장거리 이동이 무리가 될 수도 있다. 병원을 옮기는 일에는 그야말로 신중에 신중을 기해야 한다.

　굳이 합병증이 아니더라도 이름 있는 큰 병원에 대한 맹목적인 신뢰 때문에 다니던 병원을 바꾸는 일도 더러 있는 것으로 안다. 그러나 이미 수술이 끝났거나 화학 치료를 받고 있는 상태라면 병원을 옮기기 보다는 담당 의사와의 충분한 상담을 통해 신뢰를 쌓는 것이 중요하다. 예기치 못하게 합병증이 일어날지라도 환자의 수술 전 상태나, 현 상황, 앞으로의 치료에 대해 현재의 담당 의사만큼 정확하고 자세하게 알고 있는 사람은 없기 때문이다.

합병증이 일어났을 때는 현재 상태에 대해 궁금한 점을 솔직히 물어 우선 오해부터 없애야 한다. 합병증의 원인은 무엇인지, 예후는 어떻게 되는지, 환자와 환자 가족이 할 수 있는 일이 무엇인지 알아보자. 그래도 의심되는 바가 있다면 현재 환자의 상태를 파악할 수 있는 진단 기록과 검사 차트를 갖고 제3자의 의견을 듣는 것도 한 방법이 될 수 있겠다. 무엇보다 조심해야 할 점은 환자나 보호자의 감정 때문에 현 상황을 객관적으로 파악하지 못하여 돌이킬 수 없는 결과를 초래해선 안 된다는 것이다.

21. 암 예방을 위한 식생활 원칙은?

식생활이 암의 한 요인이 될 수는 있지만 식생활을 바꾼다고 해서 암으로부터 완전히 자유로워질 수 있는 것은 아니다. 그러나 건강한 삶을 유지해나가기 위해서 올바른 식생활을 할 필요가 있다는 사실에는 이견이 없다.

1. 신선한 식품을 먹어라

현대인들의 식탁에서 빠지지 않는 것이 바로 인스턴트 식품과 저장 식품일 것이다. 그러나 이들 식품은 유통 기간을 늘이기 위해 반드시 화학 처리를 거치게 되어 있다. 뿐만 아니라 소비 욕구를 자극하기 위해 인공 색소나 향신료 같은 백해무익한 첨가물들도 너무 많이 들어간다.

특히 인스턴트 식품을 즐겨 먹으면 고른 영양 섭취를 할 수 없어 영양소 결핍에 따른 각종 질병의 확률이 높아진다. 인공 포장된 육류나 당분이 가미된 음료 등이 비만을 부르고 그것이 암을 비롯한 각종 성인병의 인자가 된다는 것은 이미 과학적으로 입증된 사실이다.

2. 과음은 금물

술에서 직접적인 발암 인자가 발견된 것은 아니다. 그러나 술은 간염이나 간경변의 중요한 인자가 된다. 나아가 간염이나 간경변이 암으로 발전할 수 있다는 점에서도 주의해야 한다.

지나친 음주가 연일 계속될 경우, 간이 혹사당해 나빠질 수밖에 없다. 간의 기능이 떨어진다는 것은 결국 간염이나 간경변에 걸릴 확률이 높아질 뿐 아니라 술 이외의 다른 독소들의 해독 작용도 하지 못하게 된다는 이야기이다.

그렇다고 아예 술을 마시지 말라는 것은 아니다. 하루 두 잔 정도의 음주는 해롭지 않다. 무엇보다도 중요한 것은 적당량 이상을 마시지 않도록 자신을 컨트롤하는 것이다.

3. 골고루 먹어라

　모든 약은 독성과 약성을 동시에 가지고 있다. 그것은 비단 약에 국한된 이야기가 아니다. 모든 음식에는 몸에 득이 되는 영양소와 해가 되는 물질이 들어 있다. 때문에 몸에 좋다고 해서 한 음식만 계속적으로 먹다가는 그 음식에 들어 있는 해가 되는 물질로 인해 반작용이 일어날 수도 있다. 뿐만 아니라 영양소 섭취가 한쪽으로 치중되어 영양소 결핍으로 인한 질병에 걸릴 확률이 높아진다.

　일례로 암을 예방하기 위해서는 육류를 먹지 말고 채소만 먹어야 한다고 생각하는 사람들이 있다. 그 이유는 동물성 지방 때문이다. 하지만 동물성 지방은 인체를 구성하는 중요한 요소 중 하나이다. 육류만을 계속 섭취해 비정상적으로 동물성 지방이 많아진다면 문제가 되겠지만 채소와 과일을 함께 먹는다면 문제가 되지 않는다. 채소나 과일에 섬유질이 많다면 육류에는 우리 몸에 꼭 필요한 단백질이 많다. 즉 몸에 특별히 좋거나 특별히 나쁜 음식은 없다는 말이다. 어떤 음식이든 골고루 먹어야 체내 영양소의 균형이 흐트러지지 않는다.

4. 영양제는 NO! 음식으로 영양소를 섭취하라

　현대인들은 바쁜 생활로 인해 비타민이나 피로 회복제 등을 자주 복용한다. 하지만 이러한 비타민이나 영양제가 오히려 영양의 불균형을 가져올 수도 있다.

　비타민은 우리 몸에 꼭 필요한 영양소이지만 너무 과다 섭취할 경우 오히려 해가 될 수도 있다. 특히 정제된 형태로 섭취할 경우

다른 영양소와 함께 섭취하는 것이 아니기 때문에 영양 불균형 상태를 가져올 수도 있고, 과잉 섭취된 영양소가 체내에 축적되어 해가 될 수도 있다. 따라서 비타민은 곡식, 채소나 과일 등의 음식을 통해 섭취하는 것이 가장 바람직하다.

음식을 통해 영양소를 섭취하면 하나의 영양소만을 집중적으로 섭취하는 것이 아니라 고루 섭취할 수 있어서 가장 이상적이다. 즉, 영양소의 불균형 상태가 일어나지 않는다는 것이다.

물론 영양소의 섭취가 적을 경우 정제된 약 형태라도 복용해야 한다. 하지만 음식을 통해 영양소를 섭취하는 것이 최선이고, 정제된 영양소의 복용은 차선이라는 점을 잊지 말자.

5. 규칙적으로 먹어라

옛말에 '밥이 보약'이라 했다. 나는 이 말이 건강을 지키는 진리라고 생각한다. 식사만으로도 우리가 살아가는 데 필요한 영양소를 충분히 섭취할 수 있기 때문이다.

하루 세 끼 밥을 잘 먹는 사람이 몸을 보양한다고 보약을 먹을 경우 영양소 과잉으로 비만이나 설사 같은 부작용이 일어날 수도 있다. 굳이 부작용의 위험을 안고 보약이나 영양제를 복용하는 것보다 식사를 통한 영양소의 섭취가 최선이다.

올바른 식습관만으로도 충분히 건강한 삶을 살 수 있다. 하지만 어떠한 식습관이 정답이라고는 할 수 없다. 그리고 식습관을 고친다고 해서 암에 걸리지 않는 것은 아니다. 여태까지 잘못된 식습관을 가지고 있었는데, 그것을 고친다고 하루아침에 체내에 쌓여 있던 암 발병 인자가 사라지는 것은 아니다. 그러나 암 예방이 아닌 건강 증진 차원에서라도 올바른 식습관을 가질 필요가 있다.

22· 암을 예방할 수 있는 생활 습관이란?

암이 생겨나는 원인은 무척 많지만 정확하게 밝혀진 것은 몇 가지 되지 않는다. 일반적으로 발병 원인이라고 하는 것들은 확률을 근거로 한 추론일 뿐이기 때문이다.

따라서 암을 예방하는 생활 습관도 이거다 저거다 분명하게 말할 수는 없다. 단지 암을 비롯한 모든 병을 예방하기 위해서는 건강 관리가 필수적이고, 건강 관리를 위해서는 올바른 생활 습관을 가져야 한다는 점 정도를 말할 수 있을 뿐이다. 그리고 사실 그것이야말로 암을 예방할 수 있는 최선책이기도 하다.

건강한 생활의 기본은 바로 규칙적인 식생활과 청결한 생활이다. 모든 병은 청결하지 않은 상황에서 걸리기 쉽다. 청결하지 않다는 것은 그만큼 바이러스에 노출되어 있다는 뜻이다. 몸이나 주변 환경이 청결하다면 그만큼 바이러스에 감염될 확률이 줄어든다.

한편 현대인들에게 가장 흔하게 나타나는 질병 중의 하나는 '스트레스성 질환'이다. 현대 사회를 살아가면서 스트레스를 받지 않기란 쉬운 일이 아니다. 그리고 이러한 스트레스는 만병의 근원이 된다.

흔히 말하듯 '마음이 편해야 몸도 편하다'. 정신 건강을 위해서는 자신의 마음을 잘 조절할 수 있어야 한다. 즉 긍정적인 사고로 스트레스를 최소화하고, 스트레스가 생기면 바로바로 풀어버리는 것이 건강한 생활의 지름길이다.

23. 말기 암 환자가 여생을 현명하게 보내는 방법?

말기 암 환자가 최악의 상황에 놓일 때 환자와 그 가족들은 선택을 해야 한다. 조금이라도 수명을 연장시키기 위해 계속해서 항암 치료를 받아야 하는지, 아니면 고통스러운 항암 치료를 포기하고 여생을 편안하게 보낼지에 대한 결정을 내려야 하는 것이다.

가족들은 환자의 생이 얼마 남지 않았다는 사실을 알려야 할 것인지, 알리지 말아야 할 것인지부터 고민하기 시작한다. 그러나 아무리 괴롭더라도 환자에게 사실을 알리는 것이 바람직하다. 더 이상 치료가 불가능한 상태에서 남은 생을 어떻게 살아가야 할지는 환자 스스로 결정을 내려야 하기 때문이다.

얼마 남지 않은 생을 고통과 두려움 속에서 보낼 것인가 아니면 삶의 질을 높여 여유롭게 마감할 것인가. 이 시점에서의 선택이 환자의 남은 삶을 판가름한다.

시간이 지난 후에도 환자가 너무 두려워하고 힘들어 한다면 호스피스에게 맡겨보는 것도 좋은 방법이다.

24. 통증을 느낄 때 어떻게 대처해야 하는가?

암 발병 후 찾아오는 통증은 그 원인이나 상태에 따라 처치법이 다르다. 일반적인 통증에는 주로 진통제를 처방한다. 그러나 암세포가 신경 따위를 눌러 통증을 유발할 경우에는 고식적인 수술로 통증의 원인이 되는 부위를 절제하거나 방사선 치료 등으로 암세포를 파괴하기도 한다.

중요한 것은 불필요한 진통제 사용으로 환자의 기력을 떨어뜨리거나 치료에 지장을 주어서는 안 된다는 점이다. 그러나 진통제 과용에 따른 중독을 우려하여 고통을 억지로 참는 것도 좋지 않다. 그보다는 진통제를 사용해 통증을 완화시켜 긍정적인 삶을 꾸려 가는 것이 치료에 보탬이 된다. 그리고 의사의 지시와 처방만 충실하게 따른다면 심각한 중독에 빠질 위험은 거의 없다.

병원에서 투병 중인 환자는 일단 통증이 느껴지면 아무리 경미할지라도 즉시 담당 의사에게 알려서 대증 치료를 받아야 한다. 진통제 처방만으로는 통증이 멈추지 않는다거나, 평소와는 다른 통증이 느껴지거나, 변비 등 진통제로 인한 부작용이 나타날 경우에도 임의대로 다른 방법을 찾을 것이 아니라 지시에 따라 대증 요법을 행해야 한다.

진통제 외에 통증을 치료하는 방법으로 국소적 방사선 치료와 신경절 차단술이 있다. 방사선 치료는 통증이 있는 부위에 일정량의 방사선을 쏘이는 방법이고, 신경절 차단술은 특수 약품을 통증을 일으키는 길목에 있는 신경절에 주입하는 방법이다.

암 환자는 생활 속에서도 통증을 잊기 위한 노력을 멈추지 말아야 한다. 긍정적인 생활을 할 때 체내에서 분비되는 엔돌핀은 어떤 진통제 못지 않은 통증 완화 효과가 있다. 엔돌핀이라는 말 자체가 학술적으로 '내부에서 분비되는 모르핀'이라는 뜻이다. 즉 인체 내에서 자연적으로 생성되는 천연 진통제가 바로 엔돌핀인 것이다. 따라서 아무리 힘이 들어도 운동이나 여가 생활을 통해 적극적으로 통증을 이겨내려는 자세가 필요하다.

25. 식사를 전혀 못할 경우의 대처법은?

입맛이 없어서 먹지 못하는 경우와 먹긴 먹는데 음식물이 위장관을 타고 제대로 못내려가는 경우를 나눠서 생각해 볼 수 있다.

화학 치료를 받을 때 체 흔히 체력 저하와 식욕 감퇴는 물론이고, 구토나 구역질, 소화 불량 같은 소화 기능의 장애가 뒤따르게 된다.

그러나 상황이 악화되어 재발로 이어지지만 않는다면 점진적인 회복을 기대할 수 있다. 대개 3~6개월의 시간이 걸리는데 그 과정에서 식사량이 늘고 체력도 회복된다.

이때 식사를 제대로 못하면 심각한 영양 결핍을 초래할 수 있으므로 어떻게든 영양을 섭취하는 길을 모색해야 한다. 고단백질, 고열량의 식품으로 체력을 회복하는 것이 최우선이다.

소화력이 부족한 환자를 위한 고단백질 유동식이나 식사 대용 캔음료를 먹는 것도 한 방법이다. 상황이 심각할 경우 영양제 주사를 맞을 수도 있다. 그러나 무엇보다도 소화 기능의 회복을 위해서는 소화가 잘 되는 음식을 조금씩 자주 먹는 연습을 해야 한다.

퇴원을 하여 집에서 요양을 하고 있다고 하더라도 담당 의사와 자주 상의하여 집에서 할 수 있는 방법들을 찾아보는 것이 좋다. 특히 식사는 환자의 기력 회복과 직결되는 부분이므로 무작정 나아지길 기다리는 것보다는 대증 치료를 통해 환자의 증상에 도움을 주어야 한다.

다음 기계적인 문제로 인한 통과 장애, 즉 소화기 내 굴곡이 있는 부분이 어떠한 원인에 의해 막힐 때면, 튜브나 스탠트 등 중재적 방사선 기법을 이용해 증상을 개선시킬 수 있다. 이는 비교적 간단한 시술로 암 환자의 삶의 질을 개선하는 데 큰 몫을 한다.

암 환자에게 있어 가장 중요한 것은 최대한의 영양분을 섭취하는 일이다. 환자 개인의 상태에 따라 적절한 방법을 택하여 하루 빨리 원활한 영양 섭취가 이루어질 수 있도록 노력해야 한다.

26. 대장암 수술 후 대변을 자주 보는데, 그 이유는?

과거에는 직장을 절제하면서 항문까지 제거하는 경우가 많았다. 그러나 지금은 수술법이 발달하여 항문 괄약근 가까이까지 절제를 하면서도 항문은 살려둘 수 있다. 이때 괄약근 주위에 미세한 신경들이 함께 전달되어 수술을 하고 나서 변 조절이 제대로 되지 않는 경우가 더러 있다. 변실금, 즉 변을 의지대로 조절하지 못하는 사태가 발생하는 것이다.

그러나 수술 부위가 조금씩 회복되면서 항문 괄약근의 기능도 제자리를 찾아가는 경우가 많다. 따라서 다소 불편하더라도 항문

이제 기능을 찾을 때까지 환자가 심리적 부담을 느끼지 않도록 배려하며 기다려보는 것이 좋겠다.

27. 위암 수술 후 부작용은 어떻게 대처해야 하나?

정상인의 경우, 음식물을 섭취하면 위에서 잘게 부서지고 위액과 함께 충분히 희석된 다음 괄약근을 통해 조금씩 소장으로 내려간다. 그러나 위암으로 절제 수술을 받았을 경우에는 이러한 기능이 원활하게 이루어지지 않는다. 위에 들어간 음식물이 충분히 부서지거나 희석되지 못한 채 오래 머무르다 한꺼번에 소장으로 내려가게 되는 것이다. 그러면 소장이 음식물을 희석시키기 위해 장액을 과량으로 분비하게 되고 혈류량마저 줄어 탈진 상태에 이르게 된다. 이때 동반되는 증상으로는 복통이나 구토, 오심, 현기증, 발한 등이 있다.

이를 방지하기 위해서는 음식을 소량씩 나누어 먹고, 수분이 많은 음식이나 유동식을 한 번에 많이 먹는 것이 좋지 않다.

많은 사람들이 위암 수술 후 부작용이 나타나면 불안한 마음에 약을 함부로 복용하거나 검증되지 않는 치료법을 쓰곤 한다. 하지만 그런 행동은 증상을 악화시키거나 또 다른 부작용을 불러오기 쉽다. 부작용이 나타나면 식습관부터 바로잡은 다음 인내심을 가지고 증상이 완화되기를 기다려야 한다. 상태가 심각하다면 치료를 받았던 담당 의사를 찾아 조언을 구하는 것이 좋다.

28. 수술하면 암이 금세 퍼진다는데?

흔히 '암은 칼을 대면 금방 퍼진다'고 한다. 그러나 그것은 잘못된 상식에 지나지 않는다. 암 치료법 중에 가장 많이 쓰이는 것이 바로 수술이다. 만약 수술로 암이 빨리 퍼진다면 의사들은 아예 수술로 암을 치료할 생각을 하지 않을 것이다.

물론 수술 요법이 100퍼센트 성공한다는 보장이 없다. 암의 상태가 악성이고 기수가 높으면 실패할 확률도 있다. 하지만 그럼에도 수술을 선택했다면 그것이 가장 최선의 치료법이었다는 뜻이다.

29. 폐암 수술 후 어떤 관리가 필요하나?

수술이나 화학 요법, 방사선 치료를 받은 뒤에는 무엇보다도 지속적인 추적 관찰이 중요하다. 암은 항상 재발의 위험을 안고 있는 데다 한번 재발하면 처음보다 완치율이 떨어지고 환자가 감내해야 할 고통도 커지기 때문이다.

폐암 환자는 수술을 하고 나면 폐의 용적이 감소하여 폐 기능이 떨어지게 마련이다. 특히 회복기에는 호흡기와 관련된 증상을 자주 호소하게 된다. 기침이나 발열이 가장 흔한 증상이라 하겠다.

환자에게 이상이 생기면 담당 의사에게 정확한 상태를 알리고 그에 따른 처방을 받는 것이 원칙이다. 보통 수술 환자는 퇴원하기 전에 담당 의사와 상담을 하게 되는데, 그때 받았던 주의사항을 실천하되 의심나는 점이 있으면 다시 확인하는 것이 바람직하다. 그러나 아주 특별한 이상이 없는 한 일반적인 대증 요법을 시행해도 무방하다. 단 그러한 증상이 재발에 의한 것이 아니라는 전제 아래 말이다.

일상 생활에 있어서는 항상 몸을 청결히 하고 공해에 노출되지 않도록 신경을 써야 한다. 사람이 많은 공공장소로 외출하는 일은 되도록 삼가는 것이 좋다. 과로로 면역 기능이 떨어지는 일이 없도록 주의하는 것도 잊지 말아야 한다. 적절한 운동으로 회복기를 단축시키려는 노력을 아끼지 않는다면 더할 나위가 없겠다.

30. 암에 걸리면 채소만 먹어야 하나?

암 환자는 수술 후 채소만 먹어야 한다는 잘못된 상식이 널리 퍼져 있다. 그러나 전문가들은 한결같이 다양한 음식물을 골고루 섭취하는 것이 좋다고 권한다. 항암 치료를 견디기 위해서는 체력이 뒷받침되야 하기 때문이다. 따라서 다양한 음식을 통해 영양소를 고루 섭취할 필요가 있다.

31. 항암 치료를 받으면 오히려 병세가 악화된다는데?

우리나라 사람들이 흔히 하는 말로 '병원에 와서 오히려 진짜 환자가 됐다'는 것이 있다. 들어올 때는 걸어서 들어왔는데 병원에 입원해 있으니 여기저기 아픈 곳이 생긴다는 것이다.

이러한 생각은 암 환자의 경우 더욱 심해진다. 입원할 때는 걸어서 왔는데 수술을 받거나 항암 치료를 받으면서 혼자 거동할 수 없을 정도로 몸이 쇠약해지니 환자나 환자 가족들은 그렇게 생각할 수도 있을 것이다.

그러나 그것은 잘못된 생각이다. 항암 치료는 매우 고통스럽고, 기력이 소모된다. 더구나 항암제는 독성이 매우 강한 약품이다. 그렇기 때문에 항암 치료를 받는 동안 다른 합병증이 생길 확률이 매우 높다. 하지만 항암 치료가 환자를 더욱 악화시키는 것은 아니다. 항암 치료에 따르는 고통이나 부작용은 암이라는 큰 병을 없애기 위해 어쩔 수 없이 감수해야 할 부분이다.

그리고 항암 치료 중에 합병증이 오는 경우는 체력을 유지하지 못하기 때문이다. 합병증을 막기 위해서는 영양을 골고루 섭취하고 규칙적인 운동을 해서 항암 치료를 견딜 수 있는 체력을 기르는 일이 선행되어야 할 것이다.

32. 방사선 치료를 하면 암에 걸릴 위험이 커지는가?

방사선이 발암 요인이라는 것은 이미 잘 알려진 사실이다. 하지만 방사선 치료를 받는다고 해서 암에 걸리거나 악화되는 것은 아니다.

방사선 치료는 암을 치료하기 위해서 짧은 시간 많은 양의 방사선을 발병 부위에 쬐게 하는 것이다. 그러나 그 시간이나 양이 암을 일으킬 정도와는 큰 차이가 있다.

방사선은 장시간 많은 양에 노출됐을 경우에만 발암 가능성이 있다. 환자들이 검사나 치료를 위해 방사선에 노출되는 것은 짧은 시간이기 때문에 암 유발에 대한 걱정은 하지 않아도 된다.

33·AHCC 같은 암 치료제를 믿어도 되나?

현재 AHCC처럼 면역력을 길러 암을 퇴치한다는 약제는 국내에 알려진 것만 해도 수십 가지에 이른다. 대체로 이런 약제들은 암 자체와 맞서 싸우는 것이 아니라 인체 내의 면역력을 활용하기 때문에 말기 암 환자도 치유가 가능하며 부작용이 없다는 것을 주된 이론으로 내세운다.

그러나 이러한 면역 요법은 암 치료법으로 사용되기엔 너무나 부족한 점이 많다. 우선 뚜렷한 결과를 제시할 만한 임상적 근거가 마련되지 않았고, 실제로 이러한 약들이 암을 이길 만큼의 면역 증강 효과에 대한 과학적 근거는 없다.

AHCC는 여러 버섯 균사체에서 추출한 활성화 당 화합물을 말하는데, 일본에서 말기 암 환자를 대상으로 투여한 결과 몇몇 사람에게 효과가 있었다는 주장이 제기되었다. 그러나 그 주장은 전혀 공신력이 없다. 의학적으로 인정받을 정도의 결과가 아니라는 말이다. 의학적으로 인정받기 위해서는 일단 동물 실험에서 인정을 받은 뒤, 임상 시험에 대한 허가를 받아 실제 비교 그룹을 두고 공개적인 실험으로 임상해야 하며, 예후 추적까지 마쳐야 한다.

그러나 세계적인 학술지 어디에서도 AHCC에 대한 이야기를 찾아볼 수 없다.

흔히 특정 음식이나 약초에서 암에 작용하는 어떠한 성분을 발견하면 마치 그걸로 암을 치료할 수 있을 것처럼 생각한다. 마치 일부 버섯에서 항암 성분이 발견되었다는 말을 버섯을 먹으면 암이 치료된다는 것으로 받아들이는 것처럼 말이다.

그러나 버섯 안에 항암 성분이 있다는 것은 버섯을 이루고 있는 수많은 물질 가운데 하나를 추출해 그것을 수백 배 내지 수천 배로 정제하여 동물 실험을 해본 결과 암세포가 줄어들었다는 말에 지나지 않는다. 즉 버섯 자체를 먹는다고 하여 암이 낫는 것은 아니라는 말이다.

그렇게 따지면 생약에서 추출되는 면역 증강 성분만 하더라도 이미 수백 가지가 넘는 실정인데, 그것만 먹으면 암이 다 낫는다는 말인가.

만일 그런 생약 추출물이 정말 임상 시험을 거쳐 효과가 있다는 사실이 입증되었다면 현대 의학에서 굳이 그것을 마다할 이유가 없다. 각 치료에 의한 부작용과 그 대책에 대한 연구가 계속되고 있는 마당에 부작용 없이 자연적으로 암을 치유할 수 있는 방법을 받아들이지 않을 이유가 없다는 말이다.

그러나 아이러니하게도 현실은 현대 의학의 기초적 이론 가운데 일부를 확대 해석하여 환자들을 현혹시키고 있는 실정이다.

다시 한번 강조하지만 현대 의학적 치료가 가능함에도 불구하고 급박한 환자들의 심리를 이용한 얄팍한 상술에 휘말려 들어서는 안될 것이다.

34 · 비타민이 항암 작용을 하나?

비타민은 우리 몸에 필요한 필수 영양소 중의 하나이다. 그러나 체내에서 합성되지 않는 경우가 많아서 반드시 외부로부터 섭취해야만 한다. 흔히 비타민을 약으로 잘못 알고 있지만 비타민은 과일이나 채소 같은 식품을 섭취해 얻는 영양소일 뿐이다.

최근 들어 비타민C 파동이라 할 만한 일이 벌어진 적이 있다. 비타민C를 일일 권장량보다 10배 이상 지속적으로 복용하면 암 예방은 물론 이미 발병한 암까지 치유된다는 보도가 나간 탓이었다.

그러나 오히려 암 환자가 정제된 비타민C를 과다 복용하면 암세포의 생존력이 강해진다는 연구 결과도 있다. 1일 권장량인 5백 밀리그램 이상을 복용하면 설사나 구토 등의 부작용 또한 동반될 가능성이 있으며, 독성이 생성되어 인체에 해롭다는 주장 역시 학계에 보고된 바 있다.

비타민C와 더불어 비타민A와 비타민E에 대한 논란도 끊이질 않는다. 암을 예방하겠다고 비타민A나 비타민E를 과잉 섭취하면 두통, 탈모, 피부 건조 및 가려움증, 췌장 비대증 같은 부작용이 일어날 수 있는 것으로 알려져 있다.

비타민은 우리 몸에 반드시 필요한 영양소이지만 음식이 아닌 정제된 형태로 과용할 경우 오히려 역기능을 불러올 수 있다. 정제된 형태의 비타민은 종류에 따라 과다하게 복용하면 몸 밖으로 배출되지 않고 그대로 몸 안에 쌓이는 경우도 있다. 따라서 비타민은 정제된 알약이 아닌 자연 그대로의 음식물에서 섭취하는 것이 좋다. 특별히 정제된 알약을 이용할 경우에는 의가의 지시에 따라 적당량을 사용해야 한다.

35. 미슬토 요법으로 면역력을 키울 수 있다는데?

흔히 암에 걸려 완치가 어려운 지경이 되면 병원 치료에 대한 불신 때문에 학계에서 인정받지 못한 다른 방법을 생각하기 쉽다. 그러나 기존의 치료법이 있음에도 제3의 치료법을 찾는 것은 매우 위험하다.

모든 질병의 치료에 있어 기본이 되는 것은 객관성과 재현성이다. 그러나 현대 의학으로 검증되지 않은 제3의 방법들은 이러한 객관성과 재현성이 현저히 떨어진다. 흔히 논문을 발표했다거나 동물 실험에서 효과가 있었다는 주장을 펼치는데 그것이 타당한 근거 자료가 되지는 못한다. 논문을 발표했다는 것과 학계에서 인정을 받은 것은 엄연한 차이가 있다. 동물 실험 역시 인체를 대상으로 한 임상 시험과는 차원이 다르다. 현재 항암 효과가 있다는 추출물은 수백 가지에 이르지만 임상적으로 검증된 치료제는 전무한 실정이다.

미슬토 요법 역시 이러한 한계를 지니고 있다. 각종 나무에 붙어서 기생하는 겨우살이풀에서 항암 물질을 추출하여 암 치료에 사용한다는 미슬토 요법은 아직까지 보완적인 치료법으로 쓰기에도 시기상조이다. 뚜렷한 임상시험 결과가 없어 일부 국가에서 부분적으로 시행하고 있을 뿐 학계에서 정식으로 인정받는 치료법이 아니기 때문이다. 사실 미슬토 요법은 많이 쓰이고 독일에서조차 그 효능을 인정받지 못하고 있으며, 국내 전문가들도 한결같이 부정적인 견해를 보이고 있다.

36. 버섯과 녹즙을 약용으로 써도 되나?

환자 입장에서 특별한 치료도 받지 않고 막연히 기다려야 할 때면 당연히 불안할 것이다. 하지만 그렇다고 민간 요법을 쓰는 것은 옳지 않다. 현재까지 의학적으로 검증된 민간 요법도 없거니와 부작용이 생길 경우 이렇다할 대처 방법이 없기 때문이다

특히 수술 후 간이 미처 회복되지 않은 상태에서 민간 요법을 잘못 사용하면 오히려 간을 해칠 수도 있다. 따라서 버섯을 식보로 활용하는 것이라면 몰라도 약용하는 것은 무리가 있다. 녹즙 역시 재료 선정이나 보관 방법 등에서 많은 문제가 있을 수 있으므로 녹즙보다는 과일이나 채소를 많이 섭취하는 것이 좋다.

환자가 식이요법을 원할 경우에는 담당 의사와 상의하여 선택하는 것이 바람직하다. 그러나 소화 기능이 크게 떨어지는 경우만 아니라면 균형 있는 식사가 바로 최고의 식이요법이다.

37. 임상에서 실제 응용되고 있는 분자 표적 요법에는 어떤 것이 있나요?

현재 임상에서 사용되거나 임상 시험 중인 표적 항암제는 다음과 같다. 신약의 이름과 효과가 있는 신체 부위를 병기하였다.

아바스틴(Avastin) : 대장, 신장, 유방
텔사바(Tarceva) : 폐, 췌장
넥사바(Nexavar) : 신장, 간
이레사(Iressa) : 폐
글리벡(Gleevec) : 백혈병, 위장관기질종양(GIST)
타시그나(Tasigna) : 백혈병
엘비툭스(Erbitux) : 두경부
헤르셉틴(Herceptin) : 유방, 위암
타이커브(Tykerb) : 유방
수텐트(Sutent) : 신장, 췌장
토리셀(Torisel) : 신장
아피니토(Apinitor) : 신장, 췌장
리툭산(Rituxan) : 악성 림프종
제발린(Zevalin) : 악성 림프종
벡사(Bexxar) : 악성 림프종

암과 싸우지 말고
친구가 돼라

초판 1쇄 발행 | 2018년 8월 1일
초판 6쇄 발행 | 2023년 3월 10일

지은이 | 한만청

펴낸곳 | 주식회사 시그니처
출판등록 | 제2016-000180호
주소 | 서울시 마포구 큰우물로 75 1308호(도화동, 성지빌딩)
전화 | 02)701-1700
팩스 | 02)701-9080
전자우편 | signature2016@naver.com

ⓒ 한만청, 2017
ISBN 979-11-958839-2-9

값 20,000원

- 이 책은 저작권법에 따라 보호받는 저작물입니다. 무단 전재와 복제를 금합니다.
- 이 책 내용의 전부 또는 일부를 이용하려면 반드시 저작권자와 주식회사 시그니처의 동의를 받아야 합니다.
- 잘못된 책은 바꿔드립니다.
- 주식회사 시그니처의 문을 두드려 주세요. 그 어떤 생각이라도 환영합니다.